慢性肾脏病管理手册

主　　编　左　力

副主编　王　宓　隋　准　何永洁

编　　者（按汉语拼音排序）

蔡美顺　董　葆　甘良英　隋　准　王　磊

王　宓　王　琰　韦　洮　武　蓓　燕　宇

杨　冰　于　媛　赵慧萍　赵新菊

编者单位　北京大学人民医院

U0235286

人民卫生出版社

图书在版编目（CIP）数据

慢性肾脏病管理手册/左力主编.—北京：人民卫生出版社，2018

ISBN 978-7-117-27246-9

Ⅰ.①慢…　Ⅱ.①左…　Ⅲ.①慢性病-肾疾病-诊疗-手册　Ⅳ.①R692-62

中国版本图书馆 CIP 数据核字（2018）第 182143 号

人卫智网	www.ipmph.com	医学教育、学术、考试、健康，购书智慧智能综合服务平台
人卫官网	www.pmph.com	人卫官方资讯发布平台

慢性肾脏病管理手册

主　　编：左　力
出版发行：人民卫生出版社（中继线 010-59780011）
地　　址：北京市朝阳区潘家园南里 19 号
邮　　编：100021
E - mail：pmph @ pmph.com
购书热线：010-59787592　010-59787584　010-65264830
印　　刷：北京机工印刷厂
经　　销：新华书店
开　　本：787×1092　1/16　印张：18
字　　数：438 千字
版　　次：2018 年 9 月第 1 版　2020 年 11 月第 1 版第 4 次印刷
标准书号：ISBN 978-7-117-27246-9
定　　价：76.00 元

打击盗版举报电话：010-59787491　E-mail：WQ @ pmph.com
（凡属印装质量问题请与本社市场营销中心联系退换）

前　言

　　慢性肾脏病(CKD)困扰着我国约10%的成人。该病患病率高、病程长、致残致死率高、医疗花费大，给患者及其家庭带来了灾难性的影响，给社会造成了沉重的负担。因此，防治CKD意义重大，刻不容缓，但这对医务工作者也是巨大的挑战。在CKD防治中，基层医生应该担负起管理CKD患者的重要使命，成为患者管理的重要依靠力量。然而，遗憾的是，在中国目前针对基层医生肾脏病相关的培训和继续教育仍远远不足。一方面，基层医生肾脏病相关能力和技术欠缺，不能管理这部分患者；另一方面，肾脏病患者不信任基层医生，患者首诊和随访常常到大医院。因此，国内肾脏病诊治相关的医疗发展相当不平衡，大型医院尤其是三级甲等医院医疗资源紧缺，同时，基层医生得不到锻炼，相关经验进一步减少，不能形成良性循环。

　　为了帮助培养基层肾脏病学人才，提升基层医生肾脏病诊治水平，更好满足CKD患者的健康需要，全方位全周期维护人民健康，我们组织编写了《慢性肾脏病管理手册》。同时也为助力"实施健康中国战略"，促进优质肾脏病医疗资源下沉基层，促进肾脏事业的平衡、全面发展献上绵薄之力。

　　本书共4篇32章，涵盖肾脏基础知识、CKD基本概念和外延、CKD常见病因、持续进展的机制、临床表现和诊疗措施包括常用药物及透析等。本书突破传统教材系统、全面的特点，以临床实用性为导向，对肾脏病领域关键性的概念和内容进行阐述，内容精炼、文字通俗易懂。本书撰稿人为北京大学人民医院肾内科的高年资主治医师、副主任医师和主任医师。撰稿人具有丰富的临床实践经验，同时广泛参考了国内外的重要文献，以保证本书的科学性、先进性、实用性和可操作性。本书不仅适用于基层医务工作者，也适用于本专业的临床研究生、住院医师和进修医师。

　　感谢本书的全体作者，他们的名字在各章节下，同时还要感谢北京大学人民医院肾内科的朱丽、王伊娜和刘爱春医师，她们为本书的学术做了大量细致认真的校对工作。

　　最后，本书难免有遗漏和疏忽之处，欢迎广大读者批评指正，以利于今后更正、补充和完善。

左　力

2018年6月于北京

目 录

第四篇　慢性肾脏病常用药物汇总

第一篇　肾脏基础知识

第一章

肾脏的解剖

第一节　肾脏的大体解剖

肾的形态

肾是实质性脏器,位于腹后壁,左右各一,形似蚕豆。其表面光滑,质柔软,新鲜时呈红褐色。肾分内外侧两缘,前后两面及上下两端。肾内侧缘中部四边形的凹陷为肾门,是肾的血管、神经、淋巴管及肾盂出入之门户。由肾门伸入肾实质的凹陷为肾窦,由肾血管、肾小盏、肾大盏、肾盂和脂肪所占据。肾门是肾窦的开口,肾窦是肾门的延续。肾的前面凸向前外侧,后面紧贴腹后壁,上端宽而薄,下端窄而厚。成年人肾脏长约 10cm(8~14cm),(随人的身高有所浮动)宽约 5cm(5~7cm),厚约 4cm(3~5cm),重 120~150g。

(一)肾的位置与毗邻

1. 肾的位置　肾位于脊柱两侧,腹膜后间隙内,属腹膜外位器官。肾的高度:左肾上端平第 11 胸椎体下缘,下端平第 2 腰椎体下缘;右肾上端平第 12 胸椎体上缘,下端平第 3 腰椎体上缘。因受肝的影响,右肾较左肾低 1~2cm。两肾上端相距较近,下端相距较远(外八字)。肾门约在第 1 腰椎椎体平面,相当于第 9 肋软骨前端高度,在正中线外侧约 5cm。在腰背部,肾门的体表投影点在竖脊肌外侧缘与第 12 肋的夹角处,称肾区。触压或叩击某些肾脏疾病患者该处可引起疼痛(肾内科体格检查很重要的一项),称为肾区叩击痛。

2. 肾的毗邻　肾上腺位于两肾的上方,两者虽共为肾筋膜包绕,但其间被疏松的结缔组织所分隔。故肾上腺位于肾纤维膜之外,肾下垂时肾上腺可不随肾下降。左肾前上部与胃底后面相邻,中部与胰尾和脾血管相接触,下部邻接空肠和结肠左曲。右肾前上部与肝相邻,下部与结肠右曲相接触,内侧缘邻接十二指肠降部。两肾后面上 1/3 与膈相邻,下部自内侧向外侧与腰大肌、腰方肌及腹横肌相毗邻。

(二)肾的结构

肾实质可分为表层的肾皮质和深层的肾髓质。肾皮质厚 1~1.5cm,新鲜标本为红褐色,富含血管并可见许多红色点状细小颗粒,由肾小体与肾小管组成。肾髓质色淡红,约占肾实质厚度的 2/3。可见 15~20 个圆锥形、底朝皮质、尖向肾窦、光泽致密、有许多颜色较深、放射状条纹的肾锥体,肾锥体的条纹由肾直小管和血管平行排列形成。2~3个肾锥体尖端合并成肾乳头,并突入肾小盏,肾乳头顶端有许多小孔称乳头孔,肾产生的终尿就是经乳头孔流入肾小盏内。伸入肾锥体之间的皮质称肾柱。肾小盏呈漏斗形,共有7~8个,其边缘包绕肾乳头,承接排出的尿液。在肾窦内,2~3个肾小盏合成肾大盏,再有2~3个肾大盏汇合形成一个肾盂。

（三）肾的被膜

肾皮质表面包被有由平滑肌纤维和结缔组织构成的肌织膜,它与肾实质紧密粘连,不可分离,进入肾窦,并覆于肾乳头以外的窦壁上。除肌织膜外,通常将肾脏的被膜分为三层:由内向外依次为纤维囊、脂肪囊和肾筋膜。

（隋　准）

第二节　肾脏的显微解剖

肾是由肾实质和肾间质组成,肾实质是由肾单位和集合管所组成,肾间质是由少量结缔组织、血管和神经构成。

一、肾单位

肾单位是肾脏结构和功能的基本单位,每个肾有100万~200万个肾单位。每个肾单位包括肾小体及与之相连的肾小管两部分。肾外伤、疾病或年龄的自然增长都会导致肾单位数目的减少。40岁后,有功能的肾单位每10年约减少10%,由于肾有强大的功能储备,年龄增长引起的肾单位减少并不会明显影响正常的生命活动。

二、肾小体

肾小体呈卵圆形,直径150~250μm,肉眼可见,致使皮质呈颗粒状。肾小体一侧是小动脉出入处,称为血管极。与血管极相对的一端,与近端小管相连,称为尿极。每个肾小体由肾小球和肾小囊两部分组成。

三、肾小球、系膜及毛细血管壁的构成

（一）肾小球

肾小球是一团毛细血管网,由入球小动脉分支形成。入球小动脉进入肾小球后,即分为4~6支,每支又再分出许多小分支,组成许多袢状毛细血管小叶,每一小叶以肾小球系膜为轴心而缠绕。各小叶的毛细血管汇合成出球小动脉离开肾小球。肾小球具有滤过作用,血液流经肾小球时其中液体被部分过滤到肾小囊,被滤过到肾小囊的液体称为原尿。原尿从肾小囊流入肾小管,通过肾小管的浓缩、稀释、重吸收和分泌功能,形成尿液经结合管进入肾盂。

（二）系膜

由系膜细胞及系膜基质组成。系膜位于毛细血管间,构成肾小球毛细血管丛小叶的中轴,并与毛细血管的内皮直接相邻,起到对毛细血管间袢的支持作用。

系膜细胞呈星形,在单个系膜区系膜细胞不超过3个。系膜细胞的功能主要表现在:

①球内血管系膜细胞的胞质中含有大量致密的微丝,通过这些微丝,系膜控制了毛细血管的收缩,平衡毛细血管内较高的静水压,以保持毛细血管的管径恒定。②系膜细胞能吞噬和清除滤入基质内的小分子或大分子物质,包括残留在基膜上的沉积物。系膜细胞还能通过溶酶体酶的分泌作用,释放多种蛋白水解酶,降解大分子物质或免疫复合物。细胞的吞噬和清除功能对于维持系膜的通透性及防止免疫复合物的沉积有重要生理意义。③系膜细胞能合成多种酶及生物活性物质,如系膜细胞能合成和释放肾素,能产生纤溶酶原激活因子Ⅰ、尿激酶、血小板源性生长因子(PDGF)以及纤维蛋白酶原激活抑制因子Ⅰ,系膜细胞能分泌白细胞介素-1(IL-1)(以上物质都参与了肾脏纤维化的发病机制)。④系膜细胞有合成和分泌基质成分的功能。⑤系膜细胞具有分裂能力,在病理情况下系膜细胞大量增生。

(三)肾小囊

肾小囊是中空的囊腔,分壁层和脏层,脏层紧紧绕着肾小球,壁层连接近端肾小管。肾小囊承接从肾小球滤出的原尿。

四、肾小管

肾小管包括近端小管、细段和远端小管,各段管径、长度以及细胞的形态结构有所不同。肾小管的管壁均由单层上皮围成,上皮外方为小管基膜及少量网状纤维。

近端小管紧接肾球囊的尿极,是肾单位最长最粗的一段,分曲部和直部,近端小管直部即髓袢降支粗段。近端小管的特点是在上皮细胞刷状缘有许多密集的微绒毛,是近端小管发挥重吸收作用的形态学基础。

细段也称髓袢,为连接于近端小管直部与远端小管直部之间的细直部。该段特点是管径细、管壁薄,呈单层扁平上皮,无刷状缘。在浅表肾单位只有很短的细段,构成髓袢降支细部。在髓旁肾单位细段较长,分为降支细部和升支细部。其上行和下行细支均认为不具有主动转运功能,但具有逆流倍增功能,对于尿液浓缩有重要作用。

远端小管可分为远端小管直部和曲部两部分。远端小管直部也称髓袢升支粗段,其上皮细胞能主动转运钠离子,对水的通透性低,以致小管内液渗透压比血浆低;远端小管曲部简称远曲小管,它是离子交换的重要部位,有吸收钠排出钾的作用,此过程受肾上腺盐皮质激素的调节。远曲小管还可以分泌氢离子和氨,对维持体液的酸碱平衡有重要意义。在神经垂体抗利尿激素的影响下,这段小管还可以继续吸收原尿中的水分。

集合管分为三段:弓状集合小管、直集合小管和乳头管。

正常人每天由两肾生成的超滤液总共约180L,而最终排出的尿液仅约1.5L。这表明超滤液在通过肾小管和集合管的过程中,其中约99%的水被重吸收。超滤液中的其他物质也有选择性被重吸收,有些物质还被肾小管上皮细胞分泌入小管液。例如,超滤液中的葡萄糖全部被肾小管重吸收回血液,Na^+、尿素等被不同程度地重吸收,而肌酐、尿酸和K^+等被肾小管分泌至小管液中。因此最终排出的尿液成分和肾小囊内的超滤液成分有很大差别。

肾小球旁器又称近球复合体,由球旁细胞、致密斑、球外系膜细胞和极周细胞组成,在肾小球血管极处组成三角形区域。

球旁细胞为入球小动脉的平滑肌细胞在进入血管球处演变而来,常成群分布。球旁细胞的体积较大,细胞质丰富,其功能是产生肾素及促红细胞生成素(EPO)。

致密斑是远曲小管起始部的上皮细胞,呈高柱状,使管腔内部呈现斑纹状隆起,故称为致密斑。致密斑是离子感受器,感受远端小管液钠离子浓度的变化,并将信息传递给球旁细胞。当原尿中钠离子浓度降低时,则促使球旁细胞分泌肾素。反之肾素分泌减少。

球外系膜细胞是位于入球小动脉、出球小动脉和致密斑之间的一群细胞。球外系膜细胞与球内系膜细胞相连,并且与肾小囊(鲍曼囊)壁层基膜相连,所以它除与球内系膜细胞有相同的收缩功能外,也可看成是肾小囊的一个关闭装置。

(隋 准)

第二章

肾脏的生理

第一节　调节水平衡

一、原尿的产生

进入肾小球的血管称为入球小动脉,出肾小球的血管称为出球小动脉。血液经入球小动脉进入肾小体内的毛细血管袢,大量水和小分子物质滤出血管进入肾小囊,这部分滤液称为原尿,是尿的前身。血液中分子量较小的葡萄糖和小分子蛋白质等物质能够透过肾小球基底膜进入肾小囊,而大分子蛋白质等则不能透过肾小球的滤过膜。这个过程,称为肾小球的滤过作用。正常人每天形成的原尿约有 180L,而实际每天排出的终尿量只有 1.5L 左右,并且在成分上也有变化。这些变化是由于肾小管和集合管具有重吸收、分泌和排泄作用所造成的。

原尿还不是废物,是透过肾小球滤过膜后尚未被处理的内含较多葡萄糖等营养物质的液体。在原尿流经肾小管进入集合管和肾盂的过程中,葡萄糖和氨基酸等不断被肾小管重吸收进入缠绕在肾小管周围的毛细血管,原尿中的其他营养物质会重新返回到血液中,加上肾小管的排泌功能,肾小管中液体成分的含量变得与原尿越来越不同,最终形成尿液进入肾盂和膀胱,并通过尿道排出。

二、原尿在肾小管内的浓缩和稀释过程

尿液的渗透浓度可由于体内缺水或水过剩等不同情况而出现大幅度的变动。当体内缺水时,机体将排出渗透浓度明显高于血浆渗透浓度的高渗尿,即尿被浓缩。而体内水过剩时,将排出渗透浓度低于血浆渗透浓度的低渗尿。正常人尿液的渗透浓度可在 50 ~ 1200mOsm/（kg · H_2O）波动。肾脏的这种浓缩和稀释能力对维持体液平衡和渗透压恒定极为重要。人为控制机体水负荷,根据尿的渗透浓度变化可了解肾的浓缩和稀释能力。

（一）尿液的稀释

尿液的稀释是由于小管液的溶质被重吸收比例超过水重吸收比例造成的,这种情况主要发生在髓袢升支粗段。前已述及,髓袢升支粗段能主动重吸收 Na^+ 和 Cl^-,而对水通透性差,造成髓袢升支粗段小管液为低渗。在体内水过剩而抗利尿激素释放被抑制时,集合管对水的通透性非常低。因此,髓袢升支的小管液流经远曲小管和集合管时,NaCl 继续重吸收,使小管液渗透浓度进一步下降。可降低至 50mOsm/（kg · H_2O）,形成低渗尿和尿液的稀释。

当抗利尿激素完全缺乏时,如严重尿崩症患者,每天可排出高达 20L 的低渗尿,相当于肾小球滤过率的 10%。

（二）尿液的浓缩

尿液的浓缩是由于小管液中的水被重吸收而溶质仍留在小管液中造成的。水重吸收的动力来自肾髓质渗透梯度的建立,即髓质渗透浓度从髓质外层向乳头部深入而不断升高。用冰点降低法测定鼠肾的渗透浓度观察到,肾皮质部的组织间液(包括细胞内液和细胞外液)的渗透浓度与血液渗透浓度之比为 1.0,说明皮质部组织间液与血浆是等渗的。而髓质部组织间液与血浆的渗透浓度之比,随着由髓质外层向乳头部深入而逐渐升高,分别为 2.0、3.0、4.0。这表明肾髓质的渗透浓度由外向内逐步升高,具有明确的渗透梯度。在抗利尿激素存在时,远曲小管和集合管对水通透性增加,小管液从外髓集合管向内髓集合管流动时,由于渗透作用,水便不断进入高渗的组织间液,使小管液不断被浓缩而变成高渗液,最后尿液的渗透浓度可高达 1200mOsm/(kg·H$_2$O),形成浓缩尿。可见髓质的渗透梯度成为浓缩尿的必要条件。髓袢是形成髓质渗透梯度的重要结构,只有具有髓袢的肾才能形成浓缩尿,髓袢愈长,浓缩能力就愈强。例如沙鼠的肾髓质内层特别厚,它的肾能产生 20 倍于血浆渗透浓度的高渗尿。猪的髓袢较短,只能产生 1.5 倍于血浆渗透浓度的尿液。人的髓袢具有中等长度,最多能产生 4~5 倍于血浆渗透浓度的高渗尿。

（隋　准）

第二节　调节电解质和酸碱平衡

一、肾小球滤过的过程

循环血液经过肾小球毛细血管时,血浆中的水和小分子溶质,包括少量分子量较小的血浆蛋白,可以滤入肾小囊的囊腔而形成滤过液,用微穿刺法实验证明,肾小球的滤过液就是血浆的超滤液。微穿刺法是利用显微操纵仪将外径 6~10μm 的微细玻璃插入肾小囊中。在与囊腔相接部位的近球小管内,注入石蜡油防止滤液进入肾小管。用微细玻璃管直接抽囊腔中的液体进行微量化学分析。分析表明,除了蛋白质含量甚少之外,各种晶体物质如葡萄糖、氯化物、无机磷酸盐、尿素、尿酸和肌酐等的浓度都与血浆中的非常接近,而且渗透压及酸碱度也与血浆的相似,由此证明囊内液确是血浆的超滤液。单位时间内(每分钟)两肾生成的超滤液量称为肾小球滤过率(glomerular filtration rate,GFR)。据测定,体表面积为 1.73m^2 的个体,其肾小球滤过率为 125ml/min 左右。照此计算,两侧肾每一昼夜从肾小球滤出的血浆总量将高达 180L。此值约为体重的 3 倍。

二、影响肾小球滤过的因素

（一）有效滤过压的改变

构成有效滤过压的三个因素中任一因素改变,都将影响肾小球有效滤过压,从而改变滤过率。

1. 小球毛细血管血压　当动脉血压在 10.7~24.0kPa 范围内波动时,肾血流量通过自身调节作用而保持相对稳定,使肾小球毛细血管血压无明显变化,肾小球滤过率保持不变。

但当动脉血压下降到 10.7kPa 以下时(如大失血),超过了自身调节范围,肾血流量减少,肾小球毛细血管血压明显降低,有效滤过压下降,肾小球滤过率减少,出现少尿,甚至无尿。

2. 血浆胶体渗透压 正常时血浆胶体渗透压变动很小。只有在血浆蛋白浓度降低时(如快速输入生理盐水),才会引起血浆胶体渗透压下降,有效滤过压升高,肾小球滤过率增加,原尿量增多。

3. 肾小囊内压 正常时肾小囊内压比较稳定。当某些原因使肾小管或输尿管阻塞(如肾盂或输尿管结石、肿瘤压迫),肾小囊内压升高,有效滤过压下降,肾小球滤过率降低,原尿量减少。

(二)肾小球血浆流量的改变

正常时,肾小球血浆流量约为 660ml/min。当动脉血压在一定范围内波动时,肾血管通过自身调节作用,使肾小球血浆流量保持相对稳定。只有在人体进行剧烈运动、大失血、剧痛、严重缺氧和休克时,交感神经兴奋性加强,可使肾血管收缩,肾小球血浆流量减少,肾小球滤过率下降,致使原尿量减少。

(三)肾小球滤过膜的改变

1. 滤过膜的面积 正常人双肾全部肾小球均处于活动状态,总滤过面积可达 1.5 ~ 2m^2。病理情况下,如急性肾小球肾炎,炎症部位的肾小球毛细血管管径变窄或完全阻塞,有效滤过面积减少,肾小球滤过率随之降低,导致原尿量减少。

2. 滤过膜的通透性 正常人肾小球滤过膜通透性较为稳定,一般只允许分子量小于 69 000 的物质通过。当肾小球受到炎症、缺氧或中毒等损害时,某些部位的滤过膜通透性增加,使大分子蛋白质甚至红细胞滤出,患者出现蛋白尿和血尿。

三、肾小管重吸收和分泌的过程

(一)肾小管的重吸收过程

肾小球滤过流经近端小管后,滤过液中 67% 的 Na$^+$、Cl$^-$、K$^+$ 和水被重吸收,85% 的 HCO$_3^-$ 也被重吸收,葡萄糖、氨基酸全部被重吸收;H$^+$ 则分泌到肾小管中。近球小管重吸收的关键动力是基侧膜上的 Na$^+$泵;许多溶质,包括水的重吸收都与 Na$^+$泵的活动有关。

1. NaCl 和水在近端小管前半段的重吸收 在近端小管前半段,大部分 Na$^+$ 与葡萄糖,氨基酸同向转运、与 H$^+$ 逆向转运而被主动重吸收;在近端小管前半段,由于 Na$^+$泵的作用,Na$^+$ 被泵至细胞间隙,使细胞内 Na$^+$ 浓度降低,细胞内为负电位。因此,小管液中的 Na$^+$ 和葡萄糖与管腔膜上的同向转运体结合后,Na$^+$ 顺电化学梯度通过管腔膜的同时,释放的能量将葡萄糖同向转运入细胞内。进入细胞内的 Na$^+$ 即被细胞基侧膜上的 Na$^+$泵泵出至细胞间隙。这样,一方面使细胞内 Na$^+$ 的浓度降低,小管液中的 Na$^+$-葡萄糖便可不断转运进入细胞内,细胞内的葡萄糖由易化扩散通过细胞基侧膜离开细胞回到血液中;另一方面,使细胞间隙中的 Na$^+$ 浓度升高,渗透压也升高,通过渗透作用,水随之进入细胞间隙。由于细胞间隙在管腔膜侧的紧密连接相对是密闭的,Na$^+$ 和水进入后就使其中的静水压升高,这一压力可促使 Na$^+$ 和水通过基膜进入相邻的毛细血管而被重吸收,但也可能使部分 Na$^+$ 和水通过紧密连接回漏(back-leak)至小管腔内。

2. H$^+$ 的重吸收 另一部分的 Na$^+$-H$^+$ 交换而主动重吸收。小管液中的 Na$^+$ 和细胞内的 H$^+$ 与管腔膜上的交换体结合进行逆向转运,使小管液中的 Na$^+$ 顺浓度梯度通过管腔膜进入细胞的同时,将细胞内的 H^+ 分泌到小管液中;进入细胞内的 Na^+ 随即被基侧膜上的 Na^+ 泵泵至细胞间隙而主动重吸收。分泌到小管液中的 H^+ 将有利于小管液中的 HCO_3^- 的重吸收。

3. NaCl 在近端小管后半段的重吸收　在近端小管后半段,NaCl 是通过细胞旁路和跨上皮细胞两条途径而被重吸收的。小管液进入近端小管后半段时,绝大多数的葡萄糖、氨基酸已被重吸收。由于 HCO_3^- 重吸收(HCO_3^- 的重吸收与小管上皮细胞管腔膜上的 Na^+-H^+ 交换有密切关系。HCO_3^- 在血浆中以钠盐($NaHCO_3$)的形式存在,滤过液中的 $NaHCO_3$ 滤入囊腔进入肾小管后可解离成 Na^+ 和 HCO_3^-。通过 Na^+-H^+ 交换,H^+ 由细胞内分泌到小管液中,Na^+ 进入细胞内,并与细胞内的 HCO_3^- 一起被转运回血。由于小管液中的 HCO_3^- 不易通过管腔膜,它与分泌的 H^+ 结合生成 H_2CO_3,在碳酸酐酶作用下,H_2CO_3 迅速分解为 CO_2 和水。CO_2 是高度脂溶性物质,能迅速通过管腔膜进入细胞内,在碳酸酐酶作用下,进入细胞内的 CO_2 与 H_2O 结合生成 H_2CO_3。H_2CO_3 又解离成 H^+ 和 HCO_3^-。H^+ 通过 Na^+-H^+ 交换从细胞分泌到小管液中,HCO_3^- 则与 Na^+ 一起转运回血。因此,肾小管重吸收 HCO_3^- 是以 CO_2 的形式,而不是直接以 HCO_3^- 的形式进行的。速率明显大于 Cl^- 重吸收,Cl^- 留在小管液中,造成近球小管后半段的 Cl^- 浓度比管周组织间液高 20%～40%。因此,Cl^- 顺浓度梯度经细胞旁路(即通过紧密连接进入细胞间隙)而重吸收回血。由于 Cl^- 被动重吸收是生电性的,使小管液中正离子相对较多,造成管内外电位差,管腔内带正电,管外带负电,在这种电位差作用下,Na^+ 顺电位差通过细胞旁路而被动重吸收。Cl^- 通过细胞旁路重吸收是顺浓度梯度进行的,Na^+ 通过细胞旁路重吸收是顺电位梯度进行的,因此,NaCl 重吸收都是被动的。

4. NaCl 在髓袢的重吸收　小管液流经髓袢的过程中,滤液中的 20% 的 NaCl 在这里被重吸收。髓袢各段对 NaCl 的重吸收的情况比较复杂。髓袢降支对氯化钠的通透性极低,但对水的通透性很高,由于水分不断渗透至管周围组织液,使小管中 NaCl 浓度升高。髓袢升支粗段对水几乎不通透,但对 NaCl 通透性很高,小管液中的 Na^+ 和 Cl^- 顺浓度差扩散至管周组织液,故小管液中的 Na^+ 和 Cl^- 浓度又明显降低。关于升支粗段对 NaCl 的重吸收方式,曾一度认为是由于上皮细胞主动重吸收 Cl^- 后造成跨上皮细胞电位差而将 Na^+ 被动重吸收的,但随着近年来分子生物学研究的不断深入,现已证明髓袢升支粗段上皮细胞对 NaCl 的重吸收属 Na^+-Cl^--K^+ 同向偶联转运,同向转运体按 Na^+：$2Cl^-$：K^+ 的比例将 Na^+,Cl^- 和 K^+ 一起转入胞内,进入细胞内的 Na^+ 被泵入组织液,Cl^- 经通道进入组织液,而 K^+ 又经管腔膜返回小管液中,再与同向转运体结合,参与 Na^+、Cl^- 和 K^+ 的转运。呋塞米和依他尼酸能特异地与管腔膜转运体上的 Cl^- 结合点相结合,抑制 Na^+-Cl^--K^+ 同向转运体,使 NaCl 的重吸收减少。

5. 远端小管和集合管　远端小管和集合管对 NaCl 和水的重吸收占滤液中总量的 12%,可根据机体的水、盐平衡状况进行调节。水的重吸收占水重吸收量的 20%～30%,主要受抗利尿激素调节。而 Na^+ 和 K^+ 的转运主要受醛固酮调节,属调节吸收,其余肾小管各段对 Na^+ 和水的重吸收,同机体是否缺水,Na^+ 的不足和过剩无直接关系,属必然重吸收。在远端小管后段和集合管里含有两类细胞,即主细胞和闰细胞。主细胞重吸收 Na^+ 和水,分泌 K^+。小管液中 Na^+ 顺电化学梯度通过管腔膜上的 Na^+ 通道进入细胞,然后由钠泵泵至细胞间液而被重吸收。闰细胞则主要分泌 H^+。

6. K^+ 的重吸收　肾脏是排钾和调节钾平衡的主要器官,肾小球滤液中的钾先在近曲肾小管内被完全吸收,以后远曲肾小管细胞和集合管细胞再将过剩的钾分泌出来,从尿排出,

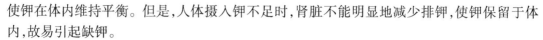

使钾在体内维持平衡。但是,人体摄入钾不足时,肾脏不能明显地减少排钾,使钾保留于体内,故易引起缺钾。

(二)肾小管和集合管的分泌

1. 泌 H^+ 肾小管和集合管上皮细胞均可分泌 H^+,其中近球小管分泌量最大。①近球小管:H^+-Na^+ 交换;②远曲小管、集合管:H^+ 泵。

意义:排酸保碱,维持机体酸碱平衡。

2. 泌 NH_4^+ 一般发生在远曲小管、集合管。上皮细胞代谢产生 NH_3,其 60% 由谷氨酰胺脱氨而来,其他的氨基酸也可氧化脱氢生成 NH_3,NH_3 是脂溶性物质,其扩散方向是朝着 pH 较低的一侧进行,故易于通过细胞膜进入小管液。进入小管液中的 NH_3 与其中的 H^+ 结合成 NH_4^+,NH_4^+ 离子的生成减少了小管液中的 H^+,有助于 H^+ 的继续分泌。NH_4^+ 是水溶性的,不能自己通过细胞膜。小管液中的 NH_4^+ 则与强酸盐(如 NaCl)的负离子结合成铵盐(NH_4Cl)随尿排出而强酸盐的正离子(如 Na^+)则与 H^+ 交换而进入肾小管细胞,然后和细胞内的 HCO_3^- 一起被转入血内,从而增加 $NaHCO_3$ 的重吸收。同时 NH_3 与 H^+ 结合形成 NH_4^+,降低了 NH_3 的浓度也有利于 NH_3 的排泄。

3. 泌 K^+ 肾脏是排钾和调节钾平衡的主要器官。肾小球滤液中的钾先在近曲肾小管髓袢内被完全吸收,以后远曲肾小管细胞和集合管细胞再将过剩的钾分泌出来,从尿排出,使钾在体内维持平衡。但是,人体摄入钾不足时,肾脏不能明显地减少排钾,使钾保留于体内,故易引起缺钾。终尿中的 K^+ 主要由远曲小管和集合管主细胞分泌,K^+ 的分泌与 Na^+ 的主动重吸收密切相关。K^+-Na^+ 交换与 H^+-Na^+ 交换具有相互竞争现象。

(隋 准)

第三节 排泄代谢废物

一、肾小球滤过膜

肾小球毛细血管内的血浆经滤过进入肾小囊,其间的结构称为滤过足突。滤过膜的内层是毛细血管内皮细胞,细胞上有许多直径为 70~90nm 的小孔,称为窗孔。小分子溶质以及小分子量的蛋白质可自由通过,但血细胞不能通过;内皮细胞表面富含唾液酸蛋白等带负电荷的糖蛋白,可阻碍带负电荷的蛋白质通过。基膜层为非细胞性结构,Ⅳ型胶原是形成基膜的基本构架。膜上有直径为 2~8nm 的多角形网孔,网孔的大小决定分子大小不同的溶质是否可以通过,以及带负电荷的硫酸肝素和蛋白聚糖,也是阻碍血浆蛋白滤过的一个重要屏障。滤过膜的外层是肾小囊上皮细胞,上皮细胞有很长突起,相互交错对插,在突起之间形成滤过裂隙膜,膜上有直径 4~11nm 的小孔,是滤过膜的最后一道屏障。足细胞裂隙膜的主要蛋白成分是 nephrin,其作用是防止蛋白质的漏出。缺乏 nephrin,尿中将出现蛋白质。

正常人两侧肾脏全部肾小球的总滤过面积达 1.5m² 左右,且保持相对稳定。不同物质通过滤过膜的能力取决于被滤过物质分子的大小及其所带的电荷。一般来说,分子有效半径小于 2.0nm 的中性物质可自由滤过(如葡萄糖);有效半径大于 4.2nm 的物质则不能滤过;有效半径 2.0~4.2nm 的各种物质随有效半径的增加,其滤过量逐渐降低。用不同有效半径的中性右旋糖酐分子进行实验,也清楚地证明滤过物质分子的大小与滤过的关系。然而,有效半径约为 3.6nm 的血浆清蛋白(分子量为 96 000)却很难滤过,这是因清蛋白带负电荷。用带不同电荷的右旋糖酐进行实验可观察到,即使有效半径相同,带负电荷的右旋糖酐也较难通过,而带正电荷的右旋糖酐则较易通过。以上结果表明滤过膜的通透性不仅取决于滤过膜孔的大小,还取决于滤过膜所带的电荷。在病理情况下,滤过膜的面积和通透性均可发生变化,从而影响肾小球的滤过。

二、代谢废物简介

在肾衰患者体内积聚、并具有引起尿毒症毒性作用的物质,称为尿毒症毒素。凡被称为尿毒症毒素的物质,应符合以下标准:①该物质的化学结构、理化性质及其在体液中的浓度必须认知;②在尿毒症患者体内该物质的浓度显著高于正常;③高浓度的该物质与特异的尿毒症临床表现相关,而体内该物质浓度降至正常时则尿毒症症状、体征应同时消失;④在其浓度与尿毒症患者体内浓度相似时,动物实验或体外实验可证实该物质对细胞、组织或观察对象产生类似毒性作用。尿毒症毒素的分类有多种方法。其中最常用的分类方法,是根据尿毒症毒素分子量的大小来分类,据此可将尿毒症毒素分为小分子物质(分子量<500)、中分子物质(分子量 500~10 000)和大分子物质(分子量>10 000),该分类方法目前仍然被多数学者所采用。如根据毒素是否与蛋白结合的性质不同,可将其分为"蛋白结合毒素""非蛋结合的毒素"。长期以来人们对"蛋白结合毒素"认识不足,重视不够,而且透析治疗效果欠佳。近年,对"蛋白结合毒素"的研究得到加强,治疗效果也有改进。

(一)按分子量分类毒素

1. 小分子物质 ①电解质和调节酸碱平衡的物质:H^+,钠,钾,磷,微量元素:铝、钒、砷等。②氨基酸类似物:同型半胱氨酸(Hcy),不对称二甲氨酸(ADMA)等。被修饰的氨基酸:氨甲酰化氨基酸等。③氮代谢产物:尿素、肌酐、尿酸、胍类(甲基胍、胍琥珀酸)、多胺、酚类、酚酸。④细菌代谢产物:甲胺、二甲胺、多胺(尸胺、腐胺、精胺、精脒)等。⑤晚期糖基化终产物(AGEs):戊糖苷、NE-羧甲基赖氨酸(CML)。⑥脂质类:3-羧-4-甲-5-丙-2-呋喃丙酸(CMPF)等。脂质过氧化终产物(ALEs):丙二酸乙醛赖氨酸(MDA-lyS)等。

2. 中分子物质 主要为多肽类,包括甲状旁腺素、瘦素、胰高糖素、利钠激素、肾上腺髓质素、趋化抑制蛋白等。

3. 大分子物质 ①蛋白质类:β_2-微球蛋白(β_2-MG),核糖核酸酶,免疫球蛋白轻链,粒细胞抑制蛋白Ⅰ(GIP-Ⅰ)、GIP-Ⅱ,中性粒细胞脱颗粒抑制蛋白Ⅰ(DIP-Ⅰ)、DIP-Ⅱ,补体D因子等。②被修饰的蛋白质类:氨甲酰化蛋白质或多肽,终末氧化蛋白产物(AOPP),AGEs修饰的蛋白质。③脂质类:脂质氧化终产物(ALES)修饰的蛋白质。

(二)按蛋白结合率分类毒素

以下毒素蛋白结合率高,普通血液透析难以清除。

1. 酚类 二甲基氧间苯二酚,对苯二酚,对甲酚,苯酚。

2. 吲哚类 3-醋酸吲哚,犬尿素,犬尿喹啉酸,褪黑激素,硫酸吲哚酚,喹啉酸。

3. 多胺 四甲烯二胺,精脒,精胺。

4. 糖基化终末产物 3-脱氧葡萄糖醛,乙二醛,甲基乙二醛,果糖赖氨酸,羧甲赖氨酸,戊糖素。

5. 肽类 瘦素,视黄醇结合蛋白。

6. 马尿酸盐 马尿酸,对羟基马尿酸。

三、肾小球功能检查

(一)肾小球滤过率的"金标准"

菊糖为外源性植物多糖,在体内不参加代谢,能自由通过肾小球,全部经肾小球滤过,肾小管不分泌也不重吸收。它是测定肾小球滤过功能理想的外源性物质。菊糖清除率(Cin)可准确反映肾小球滤过率(GFR)。此试验已成为临床检查肾小球滤过功能的标准方法。一般年轻男性(124 ± 25)ml/$(min \cdot 1.73m^2)$,女性(119 ± 12)ml/$(min \cdot 1.73m^2)$。

GFR 增加见于心排血量增多的各种情况(如高热、甲状腺功能亢进症、妊娠)、烧伤、一氧化碳中毒、高蛋白饮食、糖尿病肾病早期等。GFR 降低见于休克、出血、失水、充血性心力衰竭、高血压晚期以及各种原因导致的急性或慢性肾衰竭,例如急性或慢性肾小球肾炎、肾病综合征、肾盂肾炎、肾淀粉样变性、急性肾小管病变、输尿管阻塞、多发性骨髓瘤、肾上腺皮质功能减退、肝豆状核变性、维生素 D 抵抗性佝偻病、慢性阻塞性肺病、肝功能衰竭等。随着年龄的递增,菊粉清除率逐年下降,代表肾脏老化的过程,一般 40 岁后每 10 年 GFR 下降10ml/$(min \cdot 1.73m^2)$。

(二)肌酐清除率

肌酐是肌酸的代谢产物,在成人体内含肌酐约 100g,其中 98% 存在于肌肉,每天约更新2%。人体血液中肌酐的生成可有内、外源性两种,在严格控制饮食条件和肌肉活动相对稳定的情况下,血浆肌酐的浓度和尿的排出量较恒定,仅受内源性肌酐的影响,而且肌酐大部分是从肾小球滤过、不被肾小管重吸收、肾小管排泌量很少,其清除率称为内生肌酐清除率(Ccr),与菊糖清除率接近,临床上常用 Ccr 来评价 GFR。

测量方法:患者准确留取 24 小时尿液测量 24 小时肌酐排泄量(Ucr),同时清晨空腹取静脉血测量血肌酐浓度(Scr),Ccr=Ucr/(Scr×1440)ml/min。健康成人 80～120ml/min,新生儿 40～65ml/min。

临床意义:在现行肾小球滤过功能中肌酐清除率能较早反映肾功能的损伤,如急性肾小球肾炎。在血清肌酐和尿素两项指征尚在正常范围内时,Ccr 甚至可低于正常范围的 80% 以下。通常来说,Ccr 60～90ml/min 为肾功能轻度下降、45～59ml/min 为肾功能轻中度下降、30～44ml/min 为肾功能中度下降、15～30ml/min 为肾功能重度下降、<15ml/min 为终末期肾衰竭(详见第二篇第二章)。

(三)基于肌酐的公式

临床上测量 Ccr 并不方便,而且高蛋白饮食、留尿不准确、尿中肌酐被分解时还导致结果的不准确。为了便于临床应用,通过血肌酐的数值计算 GFR,在评价 GFR 方面更为精确。1976 年,Cockcroft 与 Gault 以 Ccr 为标准做出 C-G 公式:(140-年龄)×体重(kg)/(72×Scr)×(0.85 女性)。由于其准确性较差,2000 年,Levey 等人根据 1070 名患者的 GFR 测定结果制定出 MDRD 公式,其公式为:GFR$[$ml/$(min \cdot 1.73m^2)] = 186\times(Scr)^{-1.154}\times(年龄)^{-0.203}\times(0.742$ 女性)。该公式是从黑人与白人中得出的结果,因此,在我国的验证中证明与真实水平有较大的差异。2006 年,我国 GFR 协作组根据国人自己的 GFR 测定结果制定出适合中国人的 GFR 测定公式,其公式为 GFR$[$ml/$(min \cdot 1.73m^2)] = 175\times(Scr)^{-1.234}\times(年龄)^{-0.179}\times(0.79$ 女性)。2012 年,CKD-EPI 公式颁布,其公式为:女性:血肌酐小于 0.7mg/dl,

$GFR[ml/(min \cdot 1.73m^2)] = 144 \times (Scr/0.7)^{-0.329} \times (0.993)^{年龄}$；血肌酐大于 0.7mg/dl，$GFR[ml/(min \cdot 1.73m^2)] = 144 \times (Scr/0.7)^{-1.209} \times (0.993)^{年龄}$；男性：血肌酐小于 0.9mg/dl，$GFR[ml/(min \cdot 1.73m^2)] = 141 \times (Scr/0.9)^{-0.411} \times (0.993)^{年龄}$；血肌酐大于 0.7mg/dl，$GFR[ml/(min \cdot 1.73m^2)] = 141 \times (Scr/0.9)^{-1.209} \times (0.993)^{年龄}$。该公式目前在国际上广泛应用。目前 CKD-EPI 公式被认为是较为准确的临床估计 GFR 的方法，并得到广泛应用，但其用于我国慢性肾脏病人群时，准确性与我国 GFR 协作组颁布的公式相当。

（四）基于肌酐和（或）胱抑素 C 的公式

胱抑素 C（CysC）是一种半胱氨酸蛋白酶抑制剂，也被称为 γ-微量蛋白及 γ-后球蛋白，广泛存在于各种组织的有核细胞和体液中，是一种低分子量、碱性非糖化蛋白质，相对分子质量为 13.3kD，由 122 个氨基酸残基组成，可由机体所有有核细胞产生，产生速率恒定。循环中的 CysC 仅经肾小球滤过而被清除，是一种反映肾小球滤过率变化的内源性标志物，并在近曲小管重吸收，但重吸收后被完全代谢分解，不返回血液。因此，其血中浓度由肾小球滤过决定，而不依赖任何外来因素，如性别、年龄、饮食的影响，是一种反映肾小球滤过率变化的理想同源性标志物。

正是由于 CysC 对于肾功能测定的稳定性。CKD-EPI 协作组在 2013 年制订出基于 CysC 和 Scr 的 GFR 计算公式。该公式见表 1-2-3-1。

表 1-2-3-1 CKD-EPI 的 GFR 计算公式

	性别	年龄（岁）	CysC	GFR 公式 $[ml/(min \cdot 1.73m^2)]$
CKD-EPIcys	女	–	≤0.8	$133 \times (cys/0.8)^{-0.499} \times 0.996^{age} \times 0.932$
		–	>0.8	$133 \times (cys/0.8)^{-1.328} \times 0.996^{age} \times 0.932$
	男	–	≤0.8	$133 \times (cys/0.8)^{-0.499} \times 0.996^{age}$
		–	>0.8	$133 \times (cys/0.8)^{-1.328} \times 0.996^{age}$
CKD-EPIscr-cys	女	≤62	≤0.8	$130 \times (Scr/62)^{-0.248} \times (cys/0.8)^{-0.375} \times 0.995^{age}$
			>0.8	$130 \times (Scr/62)^{-0.248} \times (cys/0.8)^{-0.711} \times 0.995^{age}$
		>62	≤0.8	$130 \times (Scr/62)^{-0.601} \times (cys/0.8)^{-0.375} \times 0.995^{age}$
			>0.8	$130 \times (Scr/62)^{-0.601} \times (cys/0.8)^{-0.711} \times 0.995^{age}$
	男	≤80	≤0.8	$135 \times (Scr/80)^{-0.207} \times (cys/0.8)^{-0.375} \times 0.995^{age}$
			>0.8	$135 \times (Scr/80)^{-0.207} \times (cys/0.8)^{-0.711} \times 0.995^{age}$
		>80	≤0.8	$135 \times (Scr/80)^{-0.601} \times (cys/0.8)^{-0.375} \times 0.995^{age}$
			>0.8	$135 \times (Scr/80)^{-0.601} \times (cys/0.8)^{-0.711} \times 0.995^{age}$

四、肾小管功能检查

（一）尿酸化功能

机体代谢不断产生氢离子，使体液变为酸性，肾脏通过排泌氢离子与铵离子和重吸收碳酸氢根来维持体内的酸碱平衡。肾小管酸化功能检查即包括对其碳酸氢离子（HCO_3^-）重吸收功能的检查及可滴定酸及铵排泌功能的检查。尿酸化功能试验应与血气分析及阴离子间隙检测同时进行。近、远端肾小球酸中毒均为阴离子间隙正常的代谢性酸中毒。其中远端肾小管酸中毒尿中可滴定酸和（或）铵含量减少尿 pH>5.5；近端肾小管酸中毒尿中 HCO_3^- 增多，但尿 pH 仍可<5.5（此时远端肾小管排泌可滴定酸及铵仍正常，故尿 pH 仍可降至 5.5 以下）。

（二）尿比重

尿比重测量用于估计肾脏的浓缩功能，但精确度差，受影响因素多。其测定值仅供参考。尿比重高低由尿液中溶解的溶质的分子量、摩尔浓度和摩尔体积决定。尿比重是指在 4℃下与同体积的水的重量之比。是尿液中所含溶质浓度的指标。

每 100ml 尿含 1g 尿蛋白或葡萄糖时可分别使尿比重增加 0.003 和 0.004，测量时应注意矫正。从理论上讲，尿液温度较比重计所标温度（标准温度 15℃）升或降至 3℃，则尿比重应加或减 0.001。

正常范围：成人：1.015～1.025，晨尿大于 1.020；新生儿：1.002～1.004。

临床意义：肾功能正常时，尿比重的高低与饮水量有关，依赖肾脏的浓缩和稀释功能。增高见于脱水、糖尿病、急性肾炎等；降低见于尿崩症、慢性肾炎和慢性肾功能不全等。

（三）尿渗透压

尿渗透压为尿常规化验项目之一。亦称尿渗量，是反映单位容积尿中溶质分子和离子的颗粒数。正常人血浆渗量为 280～310mOsm/（kg·H_2O），正常人的尿渗量/血浆渗量比值为（3～4.5）：1，这个指标同样用于评价肾脏的浓缩稀释功能。尿渗量在 300mOsm/（kg·H_2O）时称为等渗尿；高于血浆渗量表示尿液已经被浓缩，称为高渗尿；低于血浆渗量表示尿液已被稀释，此时的尿液称为低渗尿。在禁止饮水 12 小时后，尿渗量应该大于 850mOsm/（kg·H_2O），如低于此值表明肾脏浓缩功能不好。同样条件下尿渗量/血浆渗量比值应该大于 3：1，肾脏浓缩稀释功能发生障碍时其比值可能降低到 1：1，或更低。慢性肾盂肾炎、多囊肾、急性或慢性间质性肾炎、急性肾小管坏死、慢性肾炎损伤到肾小管和肾间质时尿渗量可以降低。

（四）尿磷、氨基酸、糖排泄分数

尿排泄分数＝［（尿中物质×血肌酐）/（血中物质×尿肌酐）］×100%。其意义在于反映肾脏对某种物质的相对排泄能力。

例如对高尿酸血症的鉴别诊断，如果尿酸排泄增加、排泄分数增加则说明高尿酸血症并非肾功能下降所致。

慢性肾功能下降时，尿磷排泄总量下降，导致磷潴留和高磷血症。但受到增高的甲状旁腺激素的影响，其肾脏排泄分数可能是增加的。

氨基酸、糖的排泄分数与近端肾小管重吸收功能有关，其排泄分数增加代表近端肾小管回吸收功能不全。

（隋　准）

第二篇　慢性肾脏病基本知识

第一章

慢性肾脏病的重要性

第一节　慢性肾脏病的流行病学

一、慢性肾脏病的全球患病率

美国的国家健康和营养调查(NHANES)是目前最完善的一项关于慢性肾脏病(CKD)流行病学的研究。1988—1994 年开展的第三次全国健康与营养调查(NHANES-Ⅲ),随机抽取了 14 622 例 20 岁以上的美国公民,通过健康问卷及检测血肌酐、尿白蛋白/肌酐比值进行肾脏病及其危险因素的调查。结果显示白蛋白尿与血肌酐升高的检出率分别为 9.2% 与 6.9% 以上,美国成人 CKD 患病率约为 10.8%。美国健康与营养调查(1999—2004 年)显示美国成人 CKD 的患病率为 13.1%,提示有上升趋势;高血压及糖尿病在 CKD 患者中的检出率分别为 50.9% 及 19.3%。除美国外,其他欧美发达国家也有不同规模的 CKD 筛查,例如澳大利亚(AUSDIAB 研究),在 11 247 例成人中,至少 14% 的成年人可能患有早期 CKD,蛋白尿患病率为 2.4%,血尿患病率为 4.6%,肾功能减退的患病率 11.2%,按 CKD 的诊断标准进一步分期,CKD1~5 期的比例分别为 0.9%、2.0%、10.9%、0.3% 和 0.003%。德国 50~74 岁中老年人群 CKD 患病率为 17.4%。

二、我国慢性肾脏病的患病率

我国内地的 CKD 流行病学研究起步较晚,目前工作也主要限于部分大城市,且结果相差较大。不同地区各年龄人的 CKD 患病率,构成情况及其危险因素等数据均不清楚。北京大学第一医院肾内科在国内率先进行了 ≥40 岁人群 CKD 流行病学研究(2004 年),结果显示 CKD 患病率为 9.4%,知晓率仅为 8.3%。此后广州市区 ≥20 岁人群 CKD 患病情况调查(2006—2007 年)显示 CKD 患病率为 10.1%,知晓率仅为 9.7%,其中血尿患者占相当比例,与我国终末期肾脏病(ESRD)首要病因为肾小球肾炎相符,表明我国 CKD 病因构成与西方国家有所不同。郑州市 ≥20 岁人群 CKD 流行病学研究(2008 年)结果显示,CKD 患病率为 13.57%,知晓率仅为 8.27%。上海浦东新区最新 CKD 流行病学调查(2008 年)显示 CKD 的患病率为 11.0%。安徽省 ≥18 岁人群 CKD 流行病学研究(2012 年)结果显示,CKD 患病率为 10.4%,知晓率仅为 6.5%。2012 年,由北京大学第一医院王海燕、张路霞等组织的全国性 CKD 横断面调查表明,我国 CKD 总患病率达 10.8%,CKD 患者预计将达到近 1.2 亿,但 CKD 知晓率仅为 12.5%。

需要指出的是,上述 CKD 横断面调查均以血尿、蛋白尿与 GFR 作为 CKD 的诊断标准,因此部分影像学异常的患者可能被漏诊。另外,以上研究均采用单次尿检,重复检查时会有部分患者不再符合 CKD 诊断标准(详见第二篇第二章)。

(隋 准)

第二节　慢性肾脏病的危害

一、慢性肾脏病是心脑血管疾病的危险因素

心血管疾病(CVD)是影响 CKD 患者预后的最重要的因素。CKD 患者心血管死亡率约占这类患者总死亡率的 44%~51%。CKD 患者心血管死亡的危险性增加可能与两方面因素有关:一是 CKD 患者 CVD 的发生率高,肾衰竭患者 CVD 的发病率较同龄一般人群高 5~8 倍;二是 CKD 并发的 CVD 死亡率高,25~34 岁 CKD 患者 CVD 的死亡率较同龄一般人群高 50 倍。即使在 60 岁以上人群,CKD 患者 CVD 的死亡率仍较一般人群高 5 倍。因此 CKD 患者已被认为是心血管事件的"高度危险人群"。国外报告,透析患者冠状动脉疾病(CAD)的患病率约为 40%,左心室肥厚(LVH)的患病率约为 75%,约 40% 的透析患者有临床充血性心力衰竭的证据。2002—2003 年全国五个地区、七家三级甲等医院收治的 1239 例 CKD 患者的调查结果显示,约 64% 的 CKD5 期患者存在 LVH,39.4% 的患者在透析前已发生慢性心力衰竭。早期 CKD 患者即便无传统 CVD 危险因素,其 CVD 的发生率与死亡率亦明显增加。据一项样本超过 6000 例,随访长达 16 年的社区调查显示,轻、中度 CKD 是影响 CVD 死亡率和总死亡率的独立危险因素。肾小球滤过率(GFR)$<70ml/(min \cdot 1.73m^2)$ 者与 $\geqslant 90ml/min$ 人群相比,CVD 死亡(OR = 1.68)和总死亡(OR = 1.51)危险性均明显增加。另一项包括 15 350 例年龄在 45~64 岁人群的社区调查结果也证实,GFR 每降低 10 $[ml/(min \cdot 1.73m^2)]$,CVD 的危险增加 5%;血清肌酐值每增加 0.1mg/dl,CVD 的危险增加 4%。HOT 研究对 18 790 例高血压患者为期 4 年的随访结果表明,基线血清肌酐值 $>133\mu mol/L$ 患者的 CVD 死亡率和总死亡率是血清肌酐值正常($<133\mu mol/L$)者的 3 倍。HOPE 研究证实,血清肌酐值 $\geqslant 1.4mg/dl$ 的动脉粥样硬化患者,其心肌梗死的发生率、CVD 死亡和总死亡率均明显高于血清肌酐 $<1.4mg/dl$ 的患者。一项来自于我国的调查结果表明,GFR 在 30~89ml/$(min \cdot 1.73m^2)$ 的轻至中度 CKD(2~3 期)患者冠状动脉疾病的发生率(5.9%)和脑卒中的发病率(1.0%)已明显高于同地区一般人群。冠状动脉病、左心室肥厚、慢性心力衰竭和脑卒中的发生率均随肾功能恶化而增加。因此,慢性肾脏病患者 CVD 的危险可能比以往认识的更为严重,发生的更早。即便是轻度 CKD 亦应被视为 CVD 的高危因素。

二、慢性肾脏病持续进展导致尿毒症

慢性肾脏病导致肾脏功能渐进性不可逆性减退,直至功能丧失所出现的一系列症状和代谢紊乱所组成的临床综合征,即为尿毒症。尿毒症不是一个独立的疾病,而是各种晚期肾

脏病共有的临床综合征,是慢性肾衰竭进入终末阶段时出现的一系列临床表现所组成的综合征。

慢性肾脏病早期患者往往无症状,这也是早期慢性肾脏病被误诊的重要原因。随着肾功能下降,机体各系统逐渐出现相应的症状和体征,失去早期干预的时机。

(一)代谢性酸中毒和水、电解质平衡紊乱

1. 代谢性酸中毒 慢性肾衰尿毒症期时人体代谢的酸性产物如磷酸、硫酸等物质因肾的排泄障碍而潴留,可发生"尿毒症性酸中毒",这种酸中毒是"高阴离子间隙代谢性酸中毒"(详见第三篇第四章第三节)。轻度慢性酸中毒时,多数患者无症状或症状较少,但如动脉血 HCO_3^-<15mmol/L,则可出现明显食欲减退、呕吐、虚弱无力、呼吸深长等。

2. 水钠代谢紊乱 主要表现为水钠潴留,或低血容量和低钠血症。肾功能不全时,肾脏对钠负荷过多或容量过多的适应能力逐渐下降。尿毒症的患者如不适当地限制水分,可导致容量负荷过度,常见不同程度的皮下水肿(眼睑、双下肢)和(或)体腔积液(胸腔、腹腔),此时易出现血压升高、左心功能不全(表现为胸闷、活动耐量下降,甚至夜间不能平卧)和脑水肿。另一方面,当患者尿量不少,而又过度限制水分,或并发呕吐、腹泻等消化道症状时,又容易导致脱水。临床上以容量负荷过多较为常见,因此尿毒症患者平时应注意适当控制水的摄入(除饮水外还包括汤、稀饭、水果等含水多的食物),诊疗过程中应避免过多补液,以防发生心力衰竭肺水肿。

低钠血症往往是过度限制钠盐摄入,或食欲减退摄入不足或过度使用排钠利尿剂所致。

3. 钾代谢紊乱 当 GFR 降至 $20\sim25ml/(min \cdot 1.73m^2)$ 或更低时,肾脏排钾能力逐渐下降,此时易于出现高钾血症;尤其当钾摄入过多、酸中毒、感染、创伤、消化道出血等情况发生时,更易出现高钾血症。严重高钾血症(血清钾>6.5mmol/L)血清钾快速升高时发生心律失常的风险增加,需及时治疗抢救。有时由于钾摄入不足、胃肠道丢失过多、应用排钾利尿剂等因素,也可出现低钾血症。临床较多见的是高钾血症,因此尿毒症患者应严格限制含钾高的食物的摄入,并应定期复查血钾。

4. 钙磷代谢紊乱 主要表现为高磷血症、低钙血症和继发性甲状旁腺功能亢进症。

高磷血症的起始原因是肾脏磷排泄减少。肾功能下降的早期,甲状旁腺激素水平升高抑制肾小管的重吸收,使磷排泄分数升高,以弥补肾小球滤过的减少,可维持血磷水平正常。随着肾功能进展,即使磷排泄分数最大化仍不能维持血磷的正常水平,导致高磷血症;另外升高的甲状旁腺激素可刺激骨骼释放磷进入血液,这也是导致高磷血症的重要原因。高磷血症可抑制 $1,25\text{-}(OH)_2D_3$ 的合成,从而加重低钙血症。限制食物中磷的摄入、口服磷结合剂以减少食物中磷的吸收、治疗继发性甲状旁腺功能亢进症是处理高磷血症的重要措施。

低钙血症的原因包括:慢性肾衰时肾脏生成 $1,25\text{-}(OH)_2D_3$ 减少,使肠道对钙的吸收减少;靶器官对 $1,25\text{-}(OH)_2D_3$ 产生抵抗,使肾小管重吸收钙减少;骨骼对甲状旁腺抵抗;饮食限制。

维生素 D 缺乏、低钙血症和高磷血症共同导致继发性甲状旁腺功能亢进症。

高磷血症、低钙血症和继发性甲状旁腺功能亢进症的长期后果是骨骼发生病变、软组织钙化、血管壁平滑肌层钙化。这种慢性肾脏病导致的一系列病变称为慢性肾脏病-矿物质和骨代谢异常(CKD-MBD)。

5. 蛋白质、糖类、脂肪和维生素的代谢紊乱 CRF 患者蛋白质代谢紊乱一般表现为蛋白质代谢产物蓄积(氮质血症),包括尿素、胍类化合物、肌酐、胺类、吲哚、酚类及中分子物质等。

尿素经肾脏排泄,尿毒症时体内尿素蓄积,可能与乏力、厌食、呕吐、注意力不集中、体温降低、出血倾向等表现有关。

(1)胍类化合物:正常情况下精氨酸主要在肝脏代谢为尿素、胍乙酸和肌酐。尿毒症时尿素、肌酐蓄积,而精氨酸可通过其他途径分解为甲基胍和胍基精氨酸。其中甲基胍是毒性最大的小分子物质,体内蓄积可达正常值的 70~80 倍,与体重减轻、红细胞寿命缩短、呕吐、腹泻、嗜睡等众多临床症状相关。

(2)胺类:脂肪族胺可引起肌阵挛、扑翼样震颤和溶血;多胺(精胺、尸胺、腐胺)可引起厌食、恶心、呕吐和蛋白尿,并能促进红细胞溶解,抑制促红细胞生成素的生成,促进肾衰时肺水肿、腹水和脑水肿的发生。

6. 糖代谢异常　主要表现为糖耐量减低和低血糖两种情况,前者多见,后者少见。

高血脂症相当常见,其中多数患者表现为轻到中度高甘油三酯血症,少数患者表现为轻度高胆固醇血症,或二者兼有。

维生素代谢紊乱相当常见,如血清维生素 A 水平增高、维生素 B_6 及叶酸缺乏等。

(二)心血管系统表现

近期研究发现,尿毒症患者心血管不良事件及动脉粥样硬化性心血管病比普通人群约高 15~20 倍。心血管病变是 CKD 患者的主要并发症之一和最常见的死因。尤其是进入终末期肾病阶段(即尿毒症阶段),心血管疾病死亡率进一步增高并占尿毒症死因的 45% ~60%。

慢性肾衰竭者由于肾性高血压、酸中毒、高钾血症、钠水潴留、贫血及毒性物质等的作用,可发生心力衰竭,心律失常和心肌受损等,由于尿素(可能还有尿酸)的刺激作用,还可发生无菌性心包炎,患者有心前区疼痛,体检时闻及心包摩擦音。严重时心包腔中有纤维素及血性渗出物出现。血管钙化和动脉粥样硬化等在心血管病变中亦起着重要作用。

(三)呼吸系统症状

患者呼出的气体有尿味,这是由于细菌分解唾液中的尿素形成氨的缘故;体液过多时可出现气短、气促;酸中毒时患者呼吸慢而深,严重时可见到酸中毒的特殊性 Kussmaul 呼吸(深大呼吸)。体液过多、心功能不全可引起肺水肿或胸腔积液;由尿毒症毒素诱发的肺泡毛细血管渗透性增加、肺充血可引起"尿毒症肺水肿",此时肺部 X 线检查可出现"蝴蝶翼"征,及时利尿或透析可迅速改善上述症状;纤维素性胸膜炎是尿素刺激引起的非感染性炎症;肺钙化是钙盐在肺组织内沉积所致。

(四)胃肠道症状

尿毒症患者消化系统的最早症状是食欲减退或消化不良,病情加重时可出现厌食,恶心、呕吐或腹泻。这些症状的发生可能与酸中毒有关;也可能与肠道内细菌的尿素酶将尿素分解为氨,氨刺激胃肠道黏膜引起炎症和多发性表浅性小溃疡等有关。此外恶心、呕吐也与中枢神经系统的功能障碍有关。消化道出血也较常见,其发生率比正常人明显增高,多是由于胃黏膜糜烂或消化性溃疡。

(五)血液系统表现

CRF 患者血液系统异常主要表现为肾性贫血和出血倾向。大多数患者一般均有轻、中度贫血,其主要原因是红细胞生成素缺乏,故称为肾性贫血;如同时伴有缺铁、营养不良、出血等因素,可加重贫血程度。晚期 CRF 患者出现血小板功能异常和出血倾向,如皮肤或黏膜出血点或瘀斑、胃肠道出血、脑出血等。

(六)神经肌肉系统症状

早期症状可有失眠、注意力不集中、记忆力减退等。尿毒症时可有反应淡漠、谵妄、惊厥、幻觉、昏迷、精神异常等。周围神经病变也很常见,感觉神经障碍更为显著,最常见的是肢端袜套样分布的感觉丧失,也可有肢体麻木、烧灼感或疼痛感、深反射迟钝或消失,并可有神经肌肉兴奋性增加,如肌肉震颤、痉挛、不宁腿综合征等。这些症状的发生与下列因素有关:①某些毒性物质的蓄积可能引起神经细胞变性;②电解质和酸碱平衡紊乱;③肾性高血压所致的脑血管痉挛,缺氧和毛细血管通透性增高,可引起脑神经细胞变性和脑水肿。初次透析患者可能发生透析失衡综合征,出现恶心、呕吐、头痛、惊厥等,主要由于血透后细胞内外液渗透压失衡和脑水肿、颅内压增高所致。

（隋　准）

第二章

慢性肾脏病定义和分期

第一节　慢性肾脏病定义和分期

KDOQI 提出的慢性肾脏病(CKD)定义:各种原因引起的持续超过 3 个月的肾损害和(或)肾功能障碍。肾损害包括肾组织结构异常、肾影像学检查异常或肾损害导致的血液或尿液成分异常等;肾功能障碍是指 GFR 下降[$<60ml/(min \cdot 1.73m^2)$]。

KDOQI 将 CKD 分期如表 2-2-1-1 所示。

表 2-2-1-1　KDOQI 指南 CKD 分期

分期	描述	GFR[$ml/(min \cdot 1.73m^2)$]	说明
1	肾损伤指标(+),GFR 正常	>90	GFR 无异常,重点诊治原发病
2	肾损伤指标(+),GFR 轻度下降	60~89	减慢 CKD 进展,降低心血管病风险
3	GFR 中度下降	30~59	减慢 CKD 进展,评估治疗并发症
4	GFR 重度下降	15~29	综合治疗,治疗并发症
5	肾衰竭	<15 或透析	透析前准备及透析治疗

KDIGO 分期在 KDOQI 指南的基础上,又将 CKD3 期分为 3a(GFR45~59)与 3b(30~44)2 个亚分期,并且根据尿微量白蛋白的水平将慢性肾脏病分为 A1(正常期)、A2(微量白蛋白尿期)、A3(显性白蛋白尿期),详见表 2-2-1-2 和表 2-2-1-3。

表 2-2-1-2　KDIGO 指南的 CKD 分期(根据 GFR)

分期	肾功能	GFR[$ml/(min \cdot 1.73m^2)$]
G1	正常至高	≥90
G2	轻度降低	60~89
G3a	轻至中度降低	45~59
G3b	中至重度减低	30~44
G4	重度减低	15~29
G5	肾衰竭	<15

表 2-2-1-3 KDIGO 指南的 CKD 分期(根据蛋白尿)

分期	蛋白尿	尿蛋白(mg/g)	尿蛋白肌酐比(mg/mmol)
A1	正常至轻度升高	<30	<3
A2	中度升高	30~300	3~30
A3	重度升高	>300	>30

(隋 准)

第二节 慢性肾脏病不同分期与不良预后的关系

随着慢性肾脏病的进展,患者的预后明显恶化。2009 年,KDIGO 颁布慢性肾脏病患者预后分析(CKD-PC)。根据 45 项队列研究中 1 555 332 例患者的随访观察显示,CKD 患者的肾功能越差,其全因死亡率、心血管死亡率、肾衰竭的风险、急性肾损伤的风险和 CKD 进展的风险均明显增加。低 GFR 与高白蛋白尿者风险更高,尤其是在年轻的 CKD 患者中。

(隋 准)

第三章

慢性肾脏病常见病因和危险因素

概括来讲,所有 CKD 均有发展至终末期肾脏病(ESRD)的可能。慢性肾脏病(CKD)是具有相同临床表现的一组疾病,导致 CKD 的病因多种多样,本章将逐一介绍。当前我国正在接受透析治疗的尿毒症患者的原发病构成中,慢性肾炎位列第一,其后是糖尿病肾病、高血压肾病。

第一节　原发性肾小球疾病

在我国,虽然在一些大城市,如北京,糖尿病肾病已经成为 ESRD 的主要病因,但肾小球疾病仍是我国 ESRD 的第一位病因。其中原发性肾小球疾病是最常见的疾病类型。由于原发性肾小球疾病虽然临床表现相近,但病理类型多种多样,其治疗方案及预后也不尽相同。如无禁忌证,绝大多数肾小球疾病需要通过肾活检明确病理诊断,以便给予恰当的治疗并改善预后;有的患者在肾穿刺病理检查后治疗方案并无变化,但明确的病理类型对合理安排生活、判断肾病进展速度和患者预后也是十分有帮助的。因此,及早识别肾小球疾病的病理类型极为重要。

原发性肾小球疾病常呈隐匿起病,大多数肾小球疾病在早期可无明显自觉症状,仅在常规体检时偶然发现。建议普通人群每年常规体检中均应包括尿常规、肾功能及肾脏 B 超的检查,以便及时发现潜在肾脏疾病。

一、肾小球疾病常见临床综合征

血尿、蛋白尿是肾小球疾病最常见的临床表现,是大多数肾小球疾病患者初次就诊的主要原因。肾小球疾病的临床特点可以概括为两个临床综合征,即肾炎综合征及肾病综合征,以及单纯性血尿和(或)无症状性蛋白尿。这些临床综合征在随访过程中可相互转化。

1. **肾炎综合征**　肾炎综合征以不同程度的血尿、蛋白尿、水肿及高血压为特点,伴/不伴肾功能不全。根据病程及肾功能的改变,肾炎综合征可分为急性肾炎综合征、急进性肾炎综合征和慢性肾炎综合征。

急性肾炎综合征急性起病,在前驱感染等诱因后急性起病,典型者表现血尿、蛋白尿、水肿、高血压,可伴有肾功能急性进展,部分可自行恢复。急性肾炎综合征可以是急性链球菌感染后肾小球肾炎,即通常说的急性肾炎。无新月体形成时,此病是一种自限性疾病,大多数肾功能可完全恢复;也可以是慢性肾炎的起病形式,即前驱感染导致慢性肾炎一过性加重表现急性肾炎综合征,作为慢性肾炎的起病形式,例如 IgA 肾病常常以急性肾炎综合征起病而被发现;某些继发性肾小球肾炎也可以急性肾炎综合征的形式起病。表现为急性肾炎综合征的原发性肾小球肾炎,以急性链球菌感染后肾小球肾炎和部分 IgA 肾病最为常见,且二者临床特点相似,主要鉴别见表 2-3-1-1。

急进性肾炎综合征指肾功能急性进行性恶化,数周至数月内发展为少尿或无尿的肾衰竭。急进性肾炎综合征患者肾脏病理主要表现为新月体性肾小球肾炎,如不能及时诊断及治疗,大部分患者会发展成为慢性肾脏病甚至快速进展为 ESRD,需要依赖肾脏替代治疗。

慢性肾炎综合征以不同程度的血尿、蛋白尿、水肿和高血压为特点,病程迁延超过 1 年,肾功能持续缓慢恶化。大多数原发性肾小球肾炎患者表现为慢性肾炎综合征。继发性肾小球疾病亦可以慢性肾炎综合征起病。

表 2-3-1-1　急性链球菌感染后肾小球肾炎与 IgA 肾病的异同点

	急性链球菌感染后肾小球肾炎	IgA 肾病
前期感染	链球菌感染	各种病原感染,可无
潜伏期	1~3 周	1~3 天
临床特点	急性肾炎综合征,C3 下降,8 周自行恢复	肾炎综合征
肾组织免疫病理	IgG 沿毛细血管壁粗颗粒样沉积	IgA 系膜区团块样沉积
预后	自限性,8 周恢复	反复发作,迁延不愈

2. 肾病综合征　肾病综合征指各种原因导致的大量蛋白尿(24 小时尿蛋白定量>3.5g)、低白蛋白血症(血清白蛋白<30g/L)、水肿和(或)高血脂症的临床综合征,其中大量蛋白尿和低白蛋白血症是诊断肾病综合征的必要条件。肾病综合征可分为原发性和继发性两大类。原发性肾病综合征可由多种不同的病理类型的肾小球疾病引起,常见病理类型包括微小病变、系膜增生性肾小球肾炎、膜增生性肾小球肾炎(也称系膜毛细血管性肾小球肾炎)、膜性肾病及局灶节段性肾小球硬化症(FSGS)。成人患者表现为肾病综合征时,如无禁忌,均应行肾活检明确病理诊断,以确定治疗方案,协助判断预后。

3. 单纯性血尿和(或)无症状性蛋白尿　早期肾小球疾病患者可能仅表现为单纯镜下血尿和(或)小量蛋白尿(<1g/d),且不伴水肿、高血压、肾功能损害等症状,称为单纯性血尿和(或)无症状性蛋白尿。排除继发因素后,原发性的单纯性血尿和(或)无症状性蛋白尿可称为隐匿性肾炎。隐匿性肾炎的病理类型多种多样,系膜增生性 IgA 肾病是最为常见,也可发生于早期膜性肾病,以及薄基底膜肾病、Alport 综合征等遗传性肾脏病。所以实际上隐匿性肾炎是临床表现类似的一组疾病。系膜增生性 IgA 肾病是单纯性血尿和(或)无症状性蛋白尿最常见的病因,也可发生于早期膜性肾病,以及薄基底膜肾病、Alport 综合征等遗传性肾脏病。一般隐匿性肾炎很少进展,但仍有少数患者,在某一时间点诊断的隐匿性肾炎,在随访过程中可表现为慢性肾炎、肾病综合征、急进性肾炎等。

出现以上临床表现的肾小球疾病患者,如临床症状、体征、实验室检查及病理检查能够排除继发性及遗传性肾小球病的可能,即可诊断为原发性肾小球疾病。部分原发性肾小球疾病患者经过积极治疗,可达到临床完全缓解,部分患者可达部分缓解,还有部分原发性肾小球疾病患者病情迁延不愈,且逐渐进展,最终发展至 ESRD。

二、常见原发性肾小球疾病

（一）急性链球菌感染后肾小球肾炎

也称为急性肾小球肾炎或急性肾炎,是儿童、青少年较常见的肾小球肾炎,常因 β 溶血性链球菌"致肾炎菌株"(常见为 A 组 12 型等)感染所致,常见于上呼吸道感染(多为扁桃体炎)、猩红热、皮肤感染(多为脓疱疮)等链球菌感染后,主要是由感染所诱发的免疫反应引起。近年来,链球菌感染后的急性肾炎的发病率有降低趋势,经常可看到其他细菌(例如葡萄球菌)前驱感染后出现的急性肾炎。

急性肾小球肾炎通常与前驱感染后 1~3 周(平均 10 天左右)起病。疾病较急,典型症状表现为急性肾炎综合征,即急性起病,表现为血尿、蛋白尿、高血压,伴眼睑或双下肢水肿。重症者可发生急性肾衰竭,伴尿量减少,甚至少尿(<400ml/d),但通常为一过性肾功能受损。多于 1~2 周后尿量逐渐增加,之后数日肾功能逐渐恢复正常。急性肾小球肾炎另一重要临床特点是血清补体 C3 水平降低,但 8 周内逐渐恢复至正常,对于诊断本病帮助很大。急性肾小球肾炎的肾脏病理表现为毛细血管内增生性肾小球肾炎,部分严重病例可有新月体形成;免疫病理检查可见 IgG 及 C3 呈粗颗粒状沿毛细血管壁和(或)系膜区沉积,电镜检查可见肾小球上皮细胞下有驼峰样电子致密物沉积。

急性肾小球肾炎是自限性疾病,因此治疗以休息及对症治疗为主,急性肾衰竭患者给予透析治疗,等待疾病自行恢复,不宜应用激素等免疫抑制剂。但对于病理表现为新月体肾炎的病例是否需要免疫抑制治疗,当前观点并不一致。

少数急性肾炎患者病情迁延不能痊愈,转变为慢性肾病。

（二）IgA 肾病

IgA 肾病是一个免疫病理诊断,指肾小球系膜区以 IgA 沉积或 IgA 沉积为主的原发性肾小球肾炎。IgA 肾病是我国最常见的原发性肾小球肾炎,占我国原发性肾小球肾炎的近50%。主要发生于青壮年,是我国终末期肾病的重要病因之一。

IgA 肾病临床表现多种多样,可包括原发性肾小球疾病的各种临床表现,但几乎所有患者均有血尿。IgA 肾病患者可仅表现为单纯性血尿和(或)无症状性蛋白尿,也可表现为典型肾炎综合征,甚至合并肾病综合征;可以表现类似急性链球菌感染后肾小球肾炎的急性肾炎综合征(IgA 肾病与急性链球菌感染后肾小球肾炎的鉴别见表 2-3-1-1),也可表现为急进性肾炎综合征;可以由于发作肉眼血尿堵塞肾小管出现急性肾损伤(AKI),还可以隐匿发病,直至发展至慢性肾功能不全甚至 ESRD,并表现出相应临床症状。IgA 肾病极易并发高血压,而且是原发性肾小球疾病中恶性高血压(本章第三节)发生率最高的类型。

IgA 肾病的病理表现也呈现多样性,几乎所有肾小球疾病的病理类型都可见于 IgA 肾病。部分全身性疾病或其他器官系统疾病也可累及肾脏出现类似 IgA 肾病的临床病理表现,如过敏性紫癜性肾炎、系统性红斑狼疮、干燥综合征、强直性脊柱炎、酒精性肝硬化等,被称为继发性 IgA 肾病。诊断原发性 IgA 肾病除上述病理诊断依据外,还需根据临床表现除外继发性 IgA 肾病。

不同临床病理表现的患者,其治疗原则也各不相同。总体来讲,IgA 肾病的治疗包括:预防和避免感染,应用血管紧张素酶抑制剂/血管紧张素受体阻滞剂(ACEI/ARB)类降压药控制蛋白尿,部分患者可应用糖皮质激素和(或)细胞毒药物。对于新月体性 IgA 肾病,需按照急进性肾小球肾炎的治疗原则给以强化免疫抑制治疗(见"急进性肾小球肾炎"部分)。

IgA 肾病很难痊愈,均可视为慢性肾病患者。

(三)急进性肾小球肾炎

急进性肾小球肾炎(RPGN)是指在肾炎综合征基础上短期内出现少尿、无尿,肾功能急骤进行性下降的一组临床综合征。其病理特征为新月体性肾炎。RPGN 是最严重、最紧急的肾小球疾病,如不及时治疗,患者会在短时间内快速进展至 ESRD。因此,早期识别、早期诊断、早期治疗是改善疾病预后的关键。

急进性肾小球肾炎根据肾脏免疫病理可分为三种类型,既有共同点,也有所区别(表 2-3-1-2)。

急进性肾小球肾炎一旦诊断,即应立即开始积极强化免疫抑制治疗(甲泼尼龙冲击,糖皮质激素联合细胞毒药物),部分患者应给予血浆置换治疗。三种 RPGN 中,Ⅰ型预后最差,大部分快速发展至依赖透析治疗的终末期肾病,仅有少数诊断极早并治疗及时的患者,肾功能能够有所恢复或维持稳定毋需透析治疗;当出现少尿(每日尿量小于 400ml)或血肌酐大于 600μmmoL/L 后才开始治疗者很难摆脱透析。总体来说,Ⅱ型和Ⅲ型 RPGN 好于Ⅰ型,但Ⅱ型者预后与导致 RPGN 的原发病有关(例如 IgA 肾病、急性肾炎、狼疮性肾炎、紫癜性肾炎等),如果不能及时诊断并给以有效治疗,患者仍可能较快进展至终末期肾病(ESRD)。Ⅲ型由原发性系统性血管炎引起,经尽早的积极治疗后摆脱透析治疗的机会在这三种类型中是最大的。

急进性肾炎患者肾功能很难恢复正常,病情稳定后均被视为慢性肾病患者。

表 2-3-1-2　三种不同免疫病理类型的急进性肾小球肾炎的特点

类型	Ⅰ型	Ⅱ型	Ⅲ型
主要病因	抗肾小球基底膜(GBM)病	多种肾小球肾炎,以 IgA 肾病最常见	原发性系统性血管炎
临床表现	两个发病高峰,分别为 20~40 岁和 60~80 岁,男性多发;表现为急进性肾炎综合征,部分患者有肺出血	可发生于各年龄段,与基础肾脏病发病特点相关,急进性肾炎综合征,可有基础肾脏病的表现	好发于中老年男性,急进性肾炎综合征,多有全身多脏器受累的表现
病理表现	IgG/C3 沿 GBM 呈线条样沉积。多数肾小球新月体形成且新月体类型较为一致,常伴 GBM 及肾小囊断裂	免疫球蛋白和补体成分呈颗粒样或团块样沿肾小球毛细血管袢及系膜区沉积,肾小球细胞浸润明显。除新月体形成外,多有基础肾小球疾病的特点	无明显免疫球蛋白沉积,可有肾小球的祥坏死,新月体多新旧不等
自身抗体	抗 GBM 抗体阳性,部分合并 ANCA 阳性	根据基础肾脏疾病不同,可有(无)不同自身抗体	多数 ANCA 阳性
治疗方案	首选血浆置换;甲泼尼龙冲击疗法;糖皮质激素联合细胞毒药物	泼尼松龙冲击疗法;糖皮质激素联合细胞毒药物	泼尼松龙冲击疗法;糖皮质激素联合细胞毒药物
预后	差,多依赖肾脏替代疗法	疗效尚可,及时治疗可脱离透析	疗效较好,及时治疗可脱离透析

（四）膜性肾病和不典型膜性肾病

膜性肾病是一个病理诊断，又称特发性膜性肾病，近年来该病在我国的发病率有升高趋势。该病的发病年龄高峰是中年（近年来该病有年轻化趋势），男性较女性多见，以肾病综合征为最常见表现，镜下血尿少见。在光学显微镜下可见肾小球基底膜僵硬，系膜区未见明显增生。免疫荧光显微镜检查见 IgG 和 C3 沿肾小球基底膜颗粒样分布。近年来的研究发现，膜性肾病患者血液中存在磷脂酶 A2 受体（PLA2R）抗体，推测该抗体可与肾小球内足细胞表面的磷脂酶 A2 受体结合从而损伤足细胞，引起蛋白尿；还有的研究在膜性肾病患者血液中发现 I 型血小板域蛋白 7A（THSD7A）抗体。虽然上述抗体效价与疾病的缓解关系密切，但并非全部特发性膜性肾病患者体内均可发现这一种或两种抗体，说明这些抗体并非特发性膜性肾病发病的唯一机制。

不典型膜性肾病近几年我国发病率升高很快，占了肾活检标本的一半以上。该病与膜性肾病临床表现相似，以肾病综合征为主要表现，但镜下血尿不少见。在光学显微镜下除了肾小球基底膜僵硬，系膜区明显的细胞和基质增生。免疫荧光显微镜检查呈"满堂亮"表现，可见到多种免疫球蛋白和补体成分的多部位沉积。

不典型膜性肾病是指当前病因尚不明确的膜性肾病，这区别于继发性膜性肾病。继发性膜性肾病的光学显微镜、免疫荧光显微镜表现几乎相同，但继发性膜性肾病可找到明确的病因，例如乙型肝炎病毒相关性肾炎、狼疮性肾炎等。

虽然在特发性膜性肾病患者体内发现了 PLA2R 抗体和 THSD7A 抗体，但在部分不典型膜性肾病和继发性膜性肾病患者血清中也能检测到上述抗体。

继发性膜性肾病患者预后与原发病有关，但有反复复发的趋势。

1/3 的特发性膜性肾病患者有自愈趋势，对 24 小时尿蛋白定量小于 6g、血清白蛋白不小于 25g/L 的患者，可给予保守药物治疗 1 年。若 1 年观察期内肾功能未缓解，则需要使用激素和细胞毒药物治疗。应当注意的是，经适当治疗后，特发性膜性肾病的缓解率是 70%。过度治疗只会带来不必要的副作用。

对于不典型膜性肾病的长期预后，目前了解得较少。

经治疗，特发性、继发性或不典型膜性肾病遗留蛋白尿，就成为慢性肾病。

（五）其他原发性肾小球疾病

除上述肾小球疾病外，患者可出现其他原发性肾小球疾病，临床特点仍然以肾炎综合征和（或）肾病综合征为主。相似的临床表现可以对应不同的病理类型，因此肾活检病理对于这些患者具有重要价值。

不同病理类型的原发性肾病综合征患者，其好发年龄和临床特点也不尽相同。

一般情况下，儿童和青少年患者最常见的病理类型是微小病变和局灶节段性肾小球硬化症（FSGS）。其中微小病变起病较快，临床表现为单纯肾病综合征，不合并血尿，较少发生高血压，不易造成不可逆的肾功能损害。大多数患者对糖皮质激素治疗反应敏感，但容易复发，出现激素依赖（糖皮质激素减量到一定剂量即复发）。少数患者发生激素抵抗（足量激素治疗 8~16 周无效）。FSGS 则起病相对隐袭，大部分患者表现为肾病综合征，可伴有镜下血尿，部分患者起病即可出现肾功能损伤。但与微小病变不同的是，多数患者对糖皮质激素治疗反应不佳，或易激素依赖或激素抵抗。

青壮年患者中，最常见的病理类型是系膜增生性 IgA 肾病。这些患者几乎 100% 出现不同程度的肉眼血尿或镜下血尿,易合并肾性高血压,轻症者肾功能正常,严重者可出现肾功能异常。多数患者对糖皮质激素治疗敏感。膜增生性肾小球肾炎也是发生于青壮年肾病综合征的病理类型之一,但其发病率较低。临床常有前驱感染症状,多以肾炎综合征合并肾病综合征为表现,可合并高血压,易在疾病早期即出现肾功能减退。补体 C3 持续降低较常见。这组患者应用糖皮质激素和其他细胞毒药物治疗效果较差,肾功能易较快进展至 ESRD。

老年患者中,除膜性肾病外,微小病变也是常见的病理类型。膜性肾病通常起病隐匿,进展缓慢,早期可表现为单纯蛋白尿伴/不伴血尿,表现为肾病综合征时大多数合并镜下血尿。膜性肾病是最易合并血栓栓塞并发症的病理类型之一。疾病进展缓慢,少数患者可能最终发展至 ESRD。

(燕　宇)

第二节　糖尿病肾病

糖尿病肾病是发达国家导致终末期肾病的第一位病因。在我国,糖尿病肾病是终末期肾病第二位的主要病因。而在一些大城市,如北京,糖尿病肾病已成为导致终末期肾病的第一位主要原因。随着我国糖尿病人口不断增多,糖尿病肾病的发病率也将逐年升高。

糖尿病肾病是糖尿病微血管并发症的主要表现之一。通常 1 型糖尿病发生 5 年后易出现糖尿病肾脏损害,因此对于 1 型糖尿病患者,在发病 5 年后应开始进行糖尿病肾病的筛查。由于 2 型糖尿病起病隐匿,很多患者诊断 2 型糖尿病时即已存在糖尿病肾病,所以对于 2 型糖尿病患者从确诊时开始即应进行糖尿病肾病的筛查。筛查每年进行一次,主要内容包括点时间尿微量白蛋白/肌酐(非微量白蛋白)和血清肌酐及估计的肾小球滤过率(eGFR)的检测。微量白蛋白尿定义为尿微量白蛋白/肌酐(ACR)30~299mg/g,显性白蛋白尿定义为 ACR≥300mg/g。依据 3 次检测中至少 2 次一致的结果来判断是微量白蛋白尿还是显性白蛋白尿。

大多数合并慢性肾脏病(CKD)的糖尿病患者如果出现显性白蛋白尿或微量白蛋白合并糖尿病视网膜病变,或者 10 年以上 1 型糖尿病患者出现微量白蛋白尿时,考虑 CKD 与糖尿病相关。但是并非所有糖尿病患者合并的 CKD 都是糖尿病肾病,临床中需要仔细鉴别。当合并糖尿病的 CKD 的患者出现以下情况时,需考虑非糖尿病肾病的存在,包括:①不合并糖尿病导致的视网膜病变或周围神经病变;②较少尿蛋白时合并低肾小球滤过率(GFR)或 GFR 快速下降;③蛋白尿快速增加或快速出现的肾病综合征;④顽固性高血压;⑤存在尿沉渣异常(包括血尿、白细胞尿等);⑥有其他全身性疾病或系统性疾病(例如过敏性紫癜、系统性红斑狼疮、系统性小血管炎、乙型/丙型肝炎病毒感染);⑦开始应用血管紧张素转换酶抑制剂/血管紧张素受体阻滞剂(ACEI/ARB)类药物 2~3 个月内 GFR 下降>30%。

蛋白尿是糖尿病肾病最主要也是最早出现的临床表现。根据糖尿病肾病的病程和病理生理演变过程,Mogensen 曾建议把糖尿病肾病分为五期(表 2-3-2-1):从早期的肾小球高滤过、正常白蛋白尿发展至出现微量白蛋白尿,从显性白蛋白尿,发展至大量蛋白尿甚至慢性肾功能不全,直至发生 ESRD。

表 2-3-2-1 Mogensen 糖尿病肾病分期

分期	名称	肾脏的临床表现	病理变化
Ⅰ期	高滤过期	肾小球高滤过	肾小球增大、肾脏增大
Ⅱ期	正常白蛋白尿期	尿白蛋白排出率(UAER)正常	肾小球系膜基质增多
Ⅲ期	持续微量白蛋白尿期	UAER>20μg/min	肾小球基底膜增厚、系膜区增宽开始形成结节样病变,小动脉玻璃样变
Ⅳ期	显性白蛋白尿期	UAER>200μg/min,或蛋白尿>500mg/24h,水肿、高血压	肾脏系膜区结节样硬化
Ⅴ期	终末期肾病	GFR<15ml/(min·1.73m^2)	肾小球荒废

(燕 宇)

第三节 高血压相关肾脏损害

肾脏是高血压最常损害的靶器官之一,高血压相关的肾脏损害包括高血压肾损害(良性小动脉性肾硬化症)和恶性高血压肾损害(恶性小动脉性肾硬化症)。高血压导致的 CKD 是发达国家导致 ESRD 的第二位疾病,也是导致我国 ESRD 的主要疾病之一,且发病率也在日益增多。近年来北京市透析登记资料显示,高血压导致的 CKD 也已经是 ESRD 的第三位病因,仅次于慢性肾炎和糖尿病肾病。

一、高血压肾损害(良性小动脉性肾硬化症)

高血压肾损害通常是指由长期未控制好的原发性高血压所导致的肾脏小动脉或肾实质损害。其主要病理改变是良性小动脉性肾硬化症,主要侵犯肾脏小动脉,导致肾小动脉玻璃样变性,内膜增厚,造成动脉管腔狭窄,进而继发缺血性肾实质损害。高血压持续5~10年即可能出现良性小动脉肾硬化症的病理改变,之后出现相应临床表现。

高血压肾损害临床主要表现为蛋白尿和肾功能受损。大部分出现蛋白尿的患者表现为微量白蛋白尿,少数表现为非肾病范围的蛋白尿(<3.5g/d)。高血压患者出现微量白蛋白尿近年来越来越受到重视,目前认为它是高血压患者心脑血管预后不良的标志之一。因此在高血压患者的常规监测中,除关注其血压水平外,还应定期检测微量白蛋白尿,以期早期发现肾损伤。由于肾小管对缺血敏感,故临床首先出现肾小管浓缩功能障碍表现,即出现夜尿增多,尿比重及尿渗透压降低。随着肾损伤的加重,逐渐出现肾小球滤过率下降及血肌酐升高。高血压肾损害常伴随出现高血压眼底病变及心、脑并发症。

高血压肾损害是原发性高血压重要的靶器官损害,肾实质疾病又是继发性高血压最常见的原因之一。二者治疗原则与临床预后各不相同,其临床鉴别点见表2-3-3-1。

由于高血压肾损害早期不易发现,一旦出现相应临床症状及实验室检查异常时通常已不可逆。因此本病应重在预防,积极治疗高血压是关键。

表 2-3-3-1 高血压肾损害与肾实质性高血压的鉴别

	高血压肾损害	肾实质性高血压
发病年龄	50～60 岁以后	年龄较轻
既往高血压病史	5～10 年	无
临床表现	夜尿增多、肾功能异常为主,小量蛋白尿,肾小管功能异常为主	可表现大量蛋白尿,伴不同程度血尿
肾脏病理表现	肾脏小动脉管壁增厚、缺血性损害	基础肾小球肾炎病理表现,伴肾脏小动脉管壁增厚

二、恶性高血压肾损害（恶性小动脉性肾硬化症）

恶性高血压是指以重度高血压合并有眼底视网膜Ⅲ级和（或）Ⅳ级眼底病变为表现的一种临床综合征。其诊断标准为血压急剧升高达舒张压≥130mmHg 伴眼底视网膜水肿和出血渗出（Ⅲ级眼底病变）和（或）双侧视盘（视神经乳头）水肿。

恶性高血压肾损害也主要侵犯肾脏小动脉,引起小动脉纤维素样坏死、内膜增厚及管壁"洋葱皮"样改变,导致动脉管腔高度狭窄,甚至闭塞;肾小球缺血或出现节段坏死增生性病变。

恶性高血压肾损害进展迅速,可出现血尿、蛋白尿（可出现肾病综合征范围蛋白尿）、管型尿及无菌性白细胞尿,肾功能进行性恶化,常于发病数周至数月后出现少尿,进入终末期肾病。同时可合并多种肾外损害,与高血压相关靶器官损害有关,包括神经系统表现（头痛、头晕、脑血管意外等）;心脏受累表现（急性左心衰竭等）;血液系统表现（微血管病性溶血性贫血和血小板减少等）及电解质异常（低钾血症、代谢性碱中毒等）。

恶性高血压肾损害一旦发生,应积极给予合理、适度的降压治疗及酌情透析治疗。大约一半患者肾功能可望恢复,摆脱透析。

恶性高血压时,肾素-血管紧张素-醛固酮系统（RAAS）往往活动度很高,给予大量 RAAS 抑制剂对控制血压、促进肾功能恢复有益,但为避免 RAAS 抑制剂导致的高钾血症,需要严密监测血钾水平。

高血压导致的肾功能异常,往往很难恢复,高血压是慢性肾脏病的重要病因。

（燕　宇）

第四节　系统性疾病导致的肾损伤

一、狼疮性肾炎

系统性红斑狼疮（SLE）是一种自身免疫性疾病,病变常累及全身多个器官系统,产生各种不同临床表现。其中狼疮性肾炎是最常见的表现,其严重程度也直接影响 SLE 的预后。

狼疮性肾炎最常发生于育龄女性,少年儿童、男性和绝经期的女性中也有发病,但比例明显低于育龄女性。相当一部分系统性红斑狼疮是以肾脏病变为首发表现的。这些患者的表现与原发性肾小球肾炎有许多类似之处。患者可出现尿中泡沫增多、肉眼血尿、水肿、尿量减少等症状,严重水肿时还可能出现胸闷、憋气,活动后气短、腹胀、食欲减退等症状。与其他肾炎相似,有些狼疮性肾炎的患者可以没有任何自觉症状,仅在体检时发现尿检异常或肾功能异常,表现为尿常规显示尿蛋白阳性,尿中有红细胞等,甚至出现血清白蛋白的减少和血肌酐升高。最常见的表现是肾炎综合征和(或)肾病综合征,轻症者也可表现为单纯性血尿和(或)无症状性蛋白尿。此外,高血压也是狼疮性肾炎非常常见的表现之一。高血压可能是某些狼疮性肾炎患者最早发现的症状。但多数患者没有自觉症状,严重时可有头晕、头痛、视物模糊等现象。狼疮性肾炎患者的高血压是否能够很好地控制对肾脏的长期预后具有重要作用。

狼疮性肾炎是我国较常见的继发性肾小球疾病之一。所有出现肾小球损伤的患者,尤其是育龄期女性均应仔细排除狼疮性肾炎的可能。系统性红斑狼疮是一个可以影响全身各个器官系统的疾病,因此绝大多数狼疮性肾炎的患者,在发生肾病的同时,或多或少会同时存在其他器官或系统病变相关的表现。常见表现包括:①发热、疲倦、乏力、体重下降等。很多患者因发热反复应用各种抗生素均无明显效果。②皮肤黏膜病变:80%患者会出现各种类型皮疹,最典型的是分布在双侧面颊及鼻背的像蝴蝶形状的红斑,称为蝶形红斑。还可以出现其他红斑、皮肤出血点(紫癜)。40%患者在日晒后会出现光过敏。30%患者可以出现反复发作的口腔溃疡伴轻微疼痛。40%患者有脱发现象。③关节痛也是狼疮患者常见的表现之一。通常这种关节痛发生在多个关节,而且双侧对称,但无关节红肿。④很多患者在确诊系统性红斑狼疮前多年就已经出现血液系统的异常。最常见表现为血小板减少,其次为贫血。化验检查还可以发现血白细胞的减少。⑤30%患者有心血管症状。可表现为左侧前胸部位的疼痛,也可有气短、心慌、心律失常等症状。⑥一部分患者病变可以累及肺,引起发热、干咳、气短甚至呼吸困难,胸片或肺部 CT 检查可见异常表现,但不易与普通肺部感染进行区别。⑦约 1/4 患者中,狼疮可以影响脑,出现头痛、呕吐、偏瘫、癫痫发作、意识障碍等情况,有些患者还可以表现为性格、脾气改变,易猜疑、幻觉、妄想等精神异常。这些表现都是狼疮的危重症状,应及时就诊积极治疗。⑧有些患者还可以出现消化道症状,出现食欲减退、腹痛、呕吐、腹泻等症状。

作为自身免疫性疾病,系统性红斑狼疮患者血清中存在多种自身抗体及免疫学指标异常,是诊断系统性红斑狼疮的重要依据。这些自身抗体包括:抗核抗体(ANA)、抗双链 DNA抗体(抗 dsDNA 抗体)、抗 ENA 抗体谱(包括抗 Sm 抗体、抗 SSA 抗体、抗 SSB 抗体、抗 RNP抗体、抗 rRNP 抗体等)、抗磷脂抗体(包括抗心磷脂抗体、狼疮抗凝物、抗 β_2-糖蛋白 I 抗体、梅毒血清试验假阳性等)。其中抗 dsDNA 抗体及抗 Sm 抗体是系统性红斑狼疮的标记性抗体。同时活动性系统性红斑狼疮患者常存在补体 C3、C4 水平下降,类风湿因子水平升高等免疫学指标的异常。

结合患者的临床症状、体征及实验室检查,根据 1997 年美国风湿病学学会修订的 SLE分类诊断标准,多数可明确诊断 SLE。

1. SLE 分类诊断标准 在美国风湿病协会于 1997 年提出的 SLE 分类诊断标准的基础上,系统性红斑狼疮国际临床协作组(SLICC)于 2009 年提出新的诊断标准,该修订的标准使SLE 的诊断敏感性从 83% 上升到 97%,特异性稍有牺牲(从 96% 下降到 84%)。由于 SLICC的分类诊断标准更注重脏器受累、更强调临床和免疫的结合,而且并未变得更复杂,因此总体上还是优于既往标准(表 2-3-4-1)。

表 2-3-4-1 系统性红斑狼疮的 SLICC 分类诊断标准

临床标准	免疫学标准
1. 急性或亚急性皮肤型狼疮	1. 抗核抗体阳性
2. 慢性皮肤型狼疮	2. 抗双链 DNA 抗体阳性(ELISA 法需 2 次阳性)
3. 口鼻部溃疡	3. 抗 Sm 抗体阳性
4. 脱发	4. 抗磷脂抗体阳性:狼疮抗凝物阳性或梅毒血清学实验假阳性或高水平阳性的抗心磷脂抗体或 β_2 糖蛋白 I 阳性
5. 关节炎	5. 补体降低:C3、C4 或 CH50
6. 浆膜炎:胸膜炎和心包炎	6. 直接抗人球蛋白实验(Coombs)阳性(无溶血性贫血)
7. 肾脏病变:尿蛋白肌酐比值>0.5g/g,或 24 小时尿蛋白定量>0.5g,或有红细胞管型	
8. 神经病变:癫痫、精神病、多发性单神经炎、脊髓炎、外周或脑神经病变、急性精神混乱状态	
9. 溶血性贫血	
10. 至少一次白细胞减少(<4×10⁹/L)或淋巴细胞减少(<1×10⁹/L)	
11. 至少一次血小板减少(<100×10⁹/L)	

确诊标准:满足上述 4 项标准,包括至少 1 项临床标准和 1 项免疫学标准;或肾活检证实狼疮性肾炎,同时抗核抗体阳性或抗双链 DNA 抗体阳性

2. SLE 活动度判断 一般用系统性红斑狼疮活动性指数(SLEDAI)来判断(表 2-3-4-2)。SLEDAI 积分对 SLE 病情的判断:0~4 分基本无活动,5~9 分轻度活动,10~14 分中度活动,≥15 重度活动。

表 2-3-4-2 SLEDAI 评估表

临床表现	积分
癫痫发作:最近开始发作的,除外代谢、感染、药物所致	8
精神症状:严重紊乱干扰正常活动。除外尿毒症、药物影响	8
器质性脑病:智力的改变伴定向力、记忆力或其他智力功能的损害并出现反复不定的临床症状,至少同时有以下两项:感觉紊乱、不连贯的松散语言、失眠或白天瞌睡、精神运动性活动↑或↓。除外代谢、感染、药物所致	8
视觉障碍:SLE 视网膜病变,除外高血压、感染、药物所致	8
脑神经病变:累及脑神经的新出现的感觉、运动神经病变	8
狼疮性头痛:严重持续性头痛,麻醉性镇痛药无效	8
脑血管意外:新出现的脑血管意外。应除外动脉硬化	8

续表

临床表现	积分
脉管炎:溃疡、坏疽、有触痛的手指小结节、甲周碎片状梗死、出血或经活检、血管造影证实	8
关节炎:2个以上关节痛和炎性体征(压痛、肿胀、渗出)	4
肌炎:近端肌痛或无力伴 CPK↑,或肌电图改变或活检证实	4
管型尿:Hb、颗粒管型或 RBC 管型	4
血尿:RBC>5/HP,除外结石、感染和其他原因	4
蛋白尿:>0.5g/24h,新出现或近期↑	4
脓尿:WBC>5/HP,除外感染	4
脱发:新出现或复发的异常斑片状或弥散性脱发	2
新出现皮疹:新出现或复发的炎症性皮疹	2
黏膜溃疡:新出现或复发的口腔或鼻黏膜溃疡	2
胸膜炎:胸膜炎性胸痛伴胸膜摩擦音、渗出或胸膜肥厚	2
发热:体温大于或等于38℃,排除感染原因	1
血小板减少:<100×10⁹/L	1

3. SLE 危象 SLE 危象是指急性的危及生命的重症 SLE,包括急进性狼疮性肾炎、严重的中枢神经系统损害、严重的溶血性贫血、血小板减少性紫癜、粒细胞缺乏症、严重心脏损害、严重的狼疮性肺炎、严重的狼疮性肝炎、严重的血管炎等。重症狼疮可包括:①冠状动脉、心内膜、心肌、心包受累;②肺动脉高压、肺出血、间质性肺炎等;③肠系膜血管炎和胰腺炎;④溶血性贫血、粒细胞减少和血小板减少;⑤急进性肾炎和持续不缓解的狼疮性肾炎;⑥癫痫、意识障碍、卒中、脊髓炎、精神性发作等;⑦严重的皮损、溃疡或大疱等。

临床诊断符合 SLE 合并肾损害的患者如无禁忌均建议完善肾活检病理检查,对狼疮性肾炎进行病理分型,从而指导临床治疗方案的选择,并有助于判断疾病的预后。

1. Ⅰ型系膜微小病变性狼疮肾炎(minimal mesangial lupus nephritis) 定义为在光镜下肾小球正常,但是在免疫荧光下可以看到系膜区有免疫复合物的沉积。

2. Ⅱ型系膜增生性狼疮肾炎(mesangial proliferative lupus nephritis) 在光镜下可以看到有任何程度的系膜细胞增生肥大和系膜基质的扩增同时有免疫复合物的沉积。可以在免疫荧光和电镜下看到有肾小球内皮细胞和(或)上皮细胞下免疫复合物的散在沉积,但是在光镜下没有发现。

3. Ⅲ型局灶性狼疮肾炎(focal lupus nephritis) 病变累及<50%的肾小球,可呈局灶性、节段性或者球性的毛细血管内或毛细血管外的肾小球肾炎,同时内皮下有免疫复合物的局部沉积。可伴或不伴系膜区的改变。Class Ⅲ(A)活动性损伤:局灶增生性狼疮肾炎(focal proliferative lupus nephritis);Class Ⅲ(A/C)活动和慢性混合性损伤:局灶增生性和坏死性狼疮肾炎(focal proliferative and sclerosing lupus nephritis);Class Ⅲ(C)慢性非活动性损伤伴有纤维化:局灶硬化性狼疮肾炎(focal sclerosing lupus nephritis)。

4. Ⅳ型弥漫性狼疮肾小球肾炎(diffuse lupus nephritis)　病变累及>50%的肾小球,可呈弥漫性、节段性或者球性的毛细血管内或毛细血管外的肾小球肾炎,同时内皮下有免疫复合物的弥漫沉积。可伴或不伴系膜区的改变。本型又可分为弥漫型节段性狼疮肾炎(Ⅳ-S)和弥漫性球性狼疮肾炎(Ⅳ-G)两种。所谓的节段性定义为肾小球毛细血管袢受损小于一半,包括弥漫性的钢丝套圈(wire loop)样免疫复合物的沉积但是没有或很少毛细血管袢的增生。

5. Ⅴ型膜性狼疮肾炎(Class Ⅴ membranous lupus nephritis)　在光镜、免疫荧光下或电镜下发现球性或节段性上皮细胞下免疫复合物沉积,可伴或不伴有系膜区的改变。Ⅴ型狼疮往往可以和Ⅲ型或Ⅳ型同时存在,此时需要同时作出两种诊断。

6. Ⅵ型　硬化性狼疮肾炎(advanced sclerosis lupus nephritis)>90%的肾小球发生硬化。

对于临床表现不能明确诊断SLE的患者,肾活检病理检查有可能提供某些诊断线索。

狼疮性肾炎一旦确诊,应积极给以免疫抑制治疗,以期诱导疾病尽快获得临床缓解并长期维持稳定,避免或减少复发,保护肾脏功能,尽可能减少并发症。狼疮性肾炎不能获得临床缓解或反复复发者易逐渐进展成为慢性肾脏病,并最终进展至终末期肾病(ESRD)。

二、干燥综合征肾损害

干燥综合征是以侵犯涎腺、泪腺等外分泌腺体,具有高度淋巴细胞浸润为特征的弥漫性结缔组织病,可累及多个器官系统,肾脏是其重要累及器官之一。

干燥综合征肾损害以肾小管间质性损害最多见。临床可表现为肾小管酸中毒、肾脏浓缩功能障碍及肾性尿崩症等。其中肾小管酸中毒是最常见的临床表现,以Ⅰ型肾小管酸中毒最为常见。Ⅰ型肾小管酸中毒以高血氯性代谢性酸中毒、低钾血症和钙磷代谢障碍为主要表现。不少患者以低钾麻痹为首发症状就诊,合并高氯血症和阴离子间隙正常的代谢性酸中毒,以及高血钙、高血磷和低尿钙、低尿磷。尿酸化功能监测提示存在远端肾小管泌氢功能障碍。远端肾小管浓缩功能受损可使患者出现多饮多尿和夜尿增多症状,这常是干燥综合征患者最早期出现的症状。肾小管重吸收蛋白的减少还可表现为肾小管性蛋白尿的出现,这种蛋白尿以小分子蛋白为主,24小时定量<1g,尿 β_2-微球蛋白、NAG等升高明显。

干燥综合征肾损害也可出现肾小球损害,患者可表现为肾炎综合征,部分可出现肾病综合征。此外,干燥综合征肾损害引起肾功能不全者并不少见。发生肾功能不全的危险因素包括高龄、男性患者、大量蛋白尿、血 γ 球蛋白升高,未及时使用糖皮质激素或免疫抑制剂治疗。

干燥综合征患者出现上述以间质小管病变为主的表现时应考虑干燥综合征肾损害。肾活检病理发现间质灶状淋巴细胞浸润及肾小管萎缩及纤维化者更支持干燥综合征肾损害的诊断。

干燥综合征肾损害患者表现为单纯肾小管酸中毒时以对症治疗为主,发生肾功能损害的可能性较小。对于表现为肾小球损害为主的干燥综合征患者,应给予糖皮质激素及免疫抑制剂治疗。出现肾功能损害时,及时应用糖皮质激素及细胞毒药物治疗,大部分患者肾功能可得到恢复。仍有部分患者最终进展至终末期肾病(ESRD)。

三、原发性小血管炎肾损害

系统性血管炎是指以血管壁的炎症和纤维素样坏死为病理特征的一组系统性疾病，可分为原发性和继发性。1994 年在美国的 Chapel Hill 召开的有关系统性血管炎命名的国际会议上，根据受累血管的大小将系统性血管炎分为三类，即大血管炎、中等血管炎和小血管炎。小血管是指小静脉、毛细血管、微小动脉和实质器官内连接微小动脉近端的动脉弓。

抗中性粒细胞胞质抗体（ANCA）是一种以中性粒细胞和单核细胞胞质成分为靶抗原的自身抗体，目前已成为部分原发性小血管炎的特异性血清学诊断工具。目前将肉芽肿性多血管炎（GPA，也称韦格纳肉芽肿）、嗜酸细胞肉芽肿性多血管炎（EPGA，也称为变应性肉芽肿性血管炎）、显微镜下型多血管炎（MPA）和大部分少免疫沉积型节段坏死性新月体性肾炎（NCGN）称为 ANCA 相关性小血管炎（AASV）。

肾脏是 AASV 中最常受累的器官之一。活动期血尿较为突出，缓解期血尿可消失。AASV 肾损害以肾炎综合征为主要表现，肾功能受累常见，半数以上患者表现为急进性肾小球肾炎（RPGN）。虽然 AASV 中，肾脏可以作为唯一受累器官，但作为自身免疫性疾病，AASV 常合并其他肾外器官系统的损害。患者常有不规则发热、疲乏、皮疹、关节痛、体重下降、肌肉痛等非特异性症状。本病几乎可以累及任何一个器官系统，较常见的是肺、皮肤、关节等损害。尤其是肺部病变，肺出血发生率较高，严重者可因肺泡广泛出血发生呼吸衰竭而危及生命。与狼疮性肾炎类似，AASV 肾损害患者，肾活检病理检查对于协助诊断、指导治疗及判断肾功能损伤情况和预后具有重要作用。

AASV 一旦确诊，也需要积极的免疫抑制治疗诱导疾病缓解，改善肾功能。对于重症患者，需给予更为积极的治疗，包括大剂量糖皮质激素冲击治疗和血浆置换治疗。在维持缓解治疗阶段应给予小剂量糖皮质激素联合细胞毒药物以尽量避免疾病的复发。诊断或治疗不及时、未能获得有效临床缓解或反复复发的患者，易进展至终末期肾病（ESRD）。

四、过敏性紫癜性肾炎

过敏性紫癜性属于系统性小血管炎，但属于非 AASV 血管炎。过敏性紫癜主要侵犯皮肤、胃肠道、关节和肾脏，但临床上这四个器官系统并非全部受累。

过敏性紫癜的皮诊多发生于四肢，也可以发生于臀部和躯干，多为略高出皮面的出血性斑点，可成批出现，也可融合成片。单纯皮肤受累时称为单纯型过敏性紫癜。胃肠道受累（腹型）可表现为腹部绞痛、恶心、呕吐、黑便和鲜血便。关节受累（关节型）多发生于踝关节和膝关节，可表现为关节痛、关节积液等，一般不会发生关节变形。肾脏受累（肾型）时肾脏表现与 IgA 肾病相似，呈多样性。肾脏病理检查也与 IgA 肾病类似，以 IgA 沉积或 IgA 沉积为主，表现为系膜增生性肾小球肾炎，其病理表现也呈多样性特点，被认为是继发性 IgA 肾病。皮肤紫癜合并以上两种临床表现时称为混合型紫癜。

过敏性紫癜的治疗以消除致病因素，对症抗过敏为主。部分患者可应用糖皮质激素治疗。临床表现较重、特别是肾活检病理表现为较多新月体形成或符合 Ⅱ 型新月体性肾小球肾炎的患者还可应用糖皮质激素联合细胞毒药物，甚至血浆置换治疗。本病的远期预后与IgA 肾病相似，尿蛋白持续>1g/d 的患者肾功能易逐渐进展至终末期肾病（ESRD）。

五、单克隆免疫球蛋白病导致的肾损伤

单克隆免疫球蛋白血症是指血清中出现单克隆免疫球蛋白或其片段(轻链或重链),血清蛋白电泳及血清免疫固定电泳中可出现异常的峰或条带(称为 M 蛋白)。这些单克隆免疫球蛋白或其片段是由异常克隆增生的浆细胞或 B 细胞产生的。

这些单克隆免疫球蛋白或其片段的产生可以不引起任何器官、组织和系统的异常病理损伤,也未找到它们的来源,所以被称为意义未明的单克隆免疫球蛋白血症(MGUS)。更多情况下,这些单克隆免疫球蛋白或其片段的产生来源于某种浆细胞病,并引起相关器官、组织和系统的损害。肾脏是主要受累器官之一。由单克隆免疫球蛋白或其片段在肾脏沉积引起的肾脏损害被称为单克隆免疫球蛋白血症肾损害,相关疾病包括 AL 型淀粉样变性病(轻链型)、AH 型淀粉样变性病(重链型)、单克隆免疫球蛋白沉积病(包括轻链沉积病、重链沉积病、轻链-重链沉积病)、管型肾病(骨髓瘤肾病)、轻链近端肾小管病、华氏巨球蛋白血症肾损害、免疫触须样肾小球病、I 型冷球蛋白血症肾损害等。有时候,这些单克隆免疫球蛋白或其片段甚至可引起机体的免疫反应,再导致肾脏的免疫损伤。

单克隆免疫球蛋白血症肾损害主要表现为不同程度的蛋白尿,伴/不伴肾功能损伤。其中尿蛋白定量与定性不平行是其重要特点,即尿常规蛋白定性检测结果阴性或微量时,尿蛋白定量出现大量蛋白尿。主要原因在于蛋白尿是中以单克隆免疫球蛋白片段为主的溢出性蛋白尿。淀粉样变性肾损害和单克隆免疫球蛋白沉积病时,肾病综合征较为常见。肾功能损伤可表现为急性肾损伤(常见于管型肾病),也可表现为肾功能逐渐减退,直至进展至终末期肾病(ESRD)。

以往仅有单克隆免疫球蛋白血症而无骨髓异常证据的患者,即使合并 M 蛋白相关的肾脏损害,也被称为 MGUS,而毋需治疗。近年来,提出了单克隆免疫球蛋白病肾损害(MGRS)的概念:当血清中检测到来源不明的 M 蛋白(骨髓浆细胞<10%),肾活检证实肾脏病变与 M 蛋白的直接沉积或继发性作用相关,可诊断为 MGRS。早期针对 MGRS 的适当处理有助于保持肾功能稳定,因此,当患者血清 M 蛋白阳性合并原因未明的肾脏损害时,肾活检病理检查有助于明确疾病诊断,并确定是否需要开始治疗。

对于存在原发血液系统疾病的 MGRS,其治疗主要是针对原发的血液系统疾病,通常可采用化疗,部分疾病可在化疗基础上行自体干细胞移植治疗。虽然化疗对血液系统损伤的缓解率较好,但仍有部分患者虽然获得血液系统的完全缓解,但是肾脏病变持续不能恢复,从而发展为 ESRD。

六、其他系统性疾病导致的肾损害

除上述常见易导致肾损害的系统性疾病外,其他系统性疾病,例如系统性硬化症、抗磷脂综合征等疾病也可出现肾脏损害,成为慢性肾脏病(CKD)的病因之一。

(燕　宇)

第五节　急性肾损伤遗留慢性肾病

虽然多数急性肾损伤(AKI)患者经过积极治疗,肾功能可以逐渐恢复,但是仍有部分患

者的肾脏损伤不可逆转或仅有部分恢复,而遗留不同程度的慢性肾功能不全,成为慢性肾脏病(CKD)。急性肾损伤患者肾脏预后的影响因素包括以下几方面:

一、患者的基础健康情况

1. 年龄 尽管大样本临床研究未证明年龄是影响预后的独立因素,但近年来急性肾损伤患者的平均年龄显著增高,高龄患者因肾小球滤过率(GFR)本身已有下降,在低容量或应用潜在肾毒性药物时更易发生 AKI。由于其常有多种基础疾病存在,因此 AKI 的预后往往较差。

2. 存在基础疾病或基础肾功能不全 在既往有基础肾脏病尤其是有基础肾功能不全的患者,AKI 后的肾功能可能不能再恢复至 AKI 前的水平。

二、患者的临床状况

1. 发生 AKI 的原因 一般来讲,内源性及外源性毒素(包括肾毒性药物等)导致的 AKI、梗阻性疾病导致的 AKI、肾前性 AKI(发热大汗、腹泻及低白蛋白血症等导致有效血容量不足)、急性肾小球肾炎、非创伤性横纹肌溶解(如服用降脂药物)以及急性间质性肾炎等原因导致的 AKI 相对预后较好,而各种手术、心源性或感染性休克、急性胰腺炎、心肌梗死、呼吸衰竭、败血症、肿瘤、烧伤等原因导致的 AKI 预后较差。

2. 急性病因过程的严重程度及可逆性 有些疾病一旦发生 AKI,尤其是达到需要透析治疗的程度时,即不可逆转而称为 CKD 并会逐渐进展至 ESRD。例如抗 GBM 病、非典型 HUS(aHUS)等。

3. 同时发生的其他脏器衰竭的情况 患者发生多脏器衰竭时发生的 AKI 通常预后较差,而且随着受累器官越多,尤其是受累重要脏器越多,其预后越差。

4. 发生败血症或其他并发症。

三、肾功能减退的严重程度

1. 肌酐升高的程度。
2. 是否存在少尿或无尿。
3. 是否需要肾脏替代治疗。
4. 发生肾衰竭的时间长短。例如在抗 GBM 病,如果及时诊断并及时治疗,疾病可以逆转。但是当患者血肌酐>600μmol/l,出现少尿或无尿以及肾脏病理中新月体>85%时即不可逆。

(燕 宇)

第六节 遗传和先天性肾脏病

遗传因素在绝大多数肾脏病中发挥着不同程度的作用。其中遗传和先天性肾脏病的发病主要与遗传基因的缺陷或遗传基因的异常突变有关。这些疾病包括:Alport 综合征、薄基底膜肾病、先天性肾病综合征、Fabry 病、指甲-髌骨综合征、遗传性肾小管疾病以及常染色体显性多囊肾病(ADPKD)等。以下对较常见几种异常和先天性肾脏病做简要介绍。

一、Alport 综合征

Alport 综合征是较常见的遗传性肾脏病。它有三种异常方式，即：X 连锁显性遗传（XL）、常染色体隐性遗传（AR）和常染色体显性遗传（AD）。其中，X 连锁显性遗传最常见。此种遗传型 Alport 综合征男女均可患病，但男性较女性患者病情重；男性患者的女儿都将发病，儿子都正常，即没有父传子现象；而女性患者的子女，无论男女都将有 1/2 的发病机会。

Alport 综合征以血尿、感音神经性耳聋和进行性肾功能减退为其临床特点，其中血尿最常见，大多为肾小球性血尿。X 连锁型 Alport 综合征男性迟早会出现蛋白尿，甚至发展至肾病综合征。X 连锁型 Alport 综合征男性患者肾脏预后差，几乎全部将发展至终末期肾病（ESRD）。通常从肾功能开始异常至 ESRD 需要大约 5~10 年。患者同时伴有感音神经性耳聋及眼部病变，包括出现前圆锥形晶状体、黄斑周围或视网膜赤道部出现暗淡或苍白的点状和斑点状病变。因此也曾被称为"眼耳肾综合征"

二、薄基底膜肾病

薄基底膜肾病是一个依赖病史和肾脏超微病理检查诊断的遗传性肾脏病。由于其临床表现主要为单纯性血尿，既往也被称为"良性家族性血尿"。有作者认为，薄基底膜肾病是持续性血尿的最常见的病因，甚至比 IgA 肾病更为常见。

绝大多数患者表现为血尿，其中多数为持续性镜下血尿。成人患者中约一半合并轻度蛋白尿（≤0.5g/d），约 1/3 患者（女性为主）有腰部钝痛或酸痛感。绝大部分患者预后良好，肾功能长期维持正常，但也有少数患者可产生轻度氮质血症。

三、常染色体显性多囊肾病（ADPKD）

常染色体显性多囊肾病（ADPKD）是最常见的遗传性肾脏病，全世界发病率约为 1/400~1/1000。主要病理特征是双肾广泛形成囊肿，囊肿进行性长大，最终破坏肾脏的结构和功能。60 岁患者中，50% 以上进入终末期肾病（ESRD），占 ESRD 病因的 10% 左右。ADPKD 除累及肾脏外，还可引起肝、胰囊肿、心瓣膜病和脑动脉瘤等脏器病变。

ADPKD 的肾脏表现包括结构和功能异常。肾脏主要结构改变即囊肿的形成。随着囊肿的不断增多、增大，肾脏体积也逐渐增大，双侧肾脏大小可不对称。当肾脏增大到一定程度，即可在腹部扪及。背部或胁腹部疼痛和高血压是 ADPDK 最常见的早期症状之一。约 30%~50% 患者有肉眼血尿或镜下血尿，多为自发性。研究发现，血尿的发生频率随高血压程度加重，随囊肿增大而增加，且与肾功能恶化速度成正比。ADPKD 患者易因泌尿道和囊肿感染出现发热，致病菌多为大肠杆菌、克雷伯杆菌、金黄色葡萄球菌和其他肠球菌。20% 患者可合并肾结石。部分患者可出现持续性蛋白尿，尿蛋白定量多 <1g/d。ADPKD 患者最终出现肾功能减退，逐渐进展至 ESRD。ADPKD 肾功能恶化的速度明显快于其他肾病引起的肾功能损害，在西方国家 ESRD 病因中占第三位。

（燕　宇）

第七节 梗阻性肾病

泌尿系统梗阻是泌尿系统疾病的常见表现,并不是一个独立的疾病。泌尿系统大部分是管道器官,肾盏、肾盂、输尿管、膀胱和尿道任何部位的梗阻,最终都将引起肾脏的积水和肾功能的减退,最终可能发展至终末期肾病(ESRD)。膀胱以上部位的梗阻,仅影响一侧肾脏,而膀胱以下的梗阻,对肾脏的影响一般发生较晚,但一旦梗阻加重引起肾积水,造成双肾的损害时,更容易引起肾衰竭。

肾脏的结石、肿瘤、炎症、结核、先天性疾病、创伤后瘢痕形成等均可造成梗阻,导致肾积水。输尿管本身较细,容易梗阻。包括结石、肿瘤、炎症、结核、先天性疾病、手术创伤等常可造成输尿管梗阻,输尿管膀胱壁内段的抗反流机制被破坏或功能不全(如结核性膀胱挛缩)时,可以出现膀胱内尿液反流至输尿管或肾盂而造成梗阻。膀胱的梗阻包括机械性梗阻和动力性梗阻。机械性梗阻最常见原因是良性前列腺增生症导致的膀胱颈梗阻。膀胱神经性功能障碍可以引起动力性梗阻。尿道的梗阻最常见的原因则是尿道狭窄,包皮口、尿道口和尿道任何部位都可以因为炎症、创伤造成尿道狭窄,尿道结石、结核、肿瘤、憩室和异物等也可使尿道梗阻。

泌尿系统梗阻最终均引起肾积水,肾积水本身没有典型临床特征,主要以原发疾病表现为主,因此肾积水大多到非常严重的程度,如腹部出现肿物和肾功能不全,甚至无尿时才被发现。常见表现包括:疼痛、肿物、排尿困难和尿量改变以及感染。长时间的梗阻可以导致肾脏浓缩功能减退,出现夜尿增多。泌尿系统梗阻最简便、常用的检查是超声检查,此外还可通过泌尿系统造影、CT和放射性核素检查等方式明确。

泌尿系梗阻性疾病最理想的治疗是祛除病因,从而解除梗阻。如果梗阻没有造成不可恢复的损害,肾功能多数可以恢复。但梗阻时间较长,已对肾脏造成不可逆损伤时,解除梗阻后肾功能也很难恢复。这些不可逆的损伤最终使患者进展至终末期肾病(ESRD)。

(燕 宇)

第八节 肾动脉狭窄

引起肾动脉狭窄的常见病因有纤维肌性发育不良、大动脉炎和动脉粥样硬化。动脉粥样硬化性肾动脉狭窄(ARAS)是西方国家肾动脉狭窄的首要病因。以往我国大动脉炎是肾动脉狭窄的首要病因,但随着我国人口老龄化及生活水平的提高,ARAS已成为我国肾动脉狭窄的首要病因。

ARAS的临床后果主要包括两个方面:肾血管性高血压和缺血性肾脏病。肾血管性高血压是继发性高血压的常见原因。ARAS导致的肾血管性高血压多于50岁以上发病,多存在肾素-血管紧张素-醛固酮系统的激活,可出现低钾血症。常表现为顽固性高血压,需联合应用多种降压药。肾动脉狭窄是缺血性肾脏病最常见的病因。一般当肾动脉管腔狭窄≥70%时,肾脏灌注压的下降超过自动调节代偿的低限,就会出现缺血性肾损伤。主要临床表现为肾功能的进行性减退,以肾小管浓缩功能障碍最为突出,患者出现夜尿增多,尿比重降低,伴轻微蛋白尿,无明显血尿及白细胞尿。随着时间的推移,肾脏损伤不断进展直至肾萎缩,最终将导致肾脏结构和功能完整性的丢失。当病变累及单侧肾脏时,狭窄侧肾脏会发生萎缩,而对侧肾脏可能出现代偿性增大,导致双侧肾脏大小不一致。当双侧肾脏长径相差超过1.5cm时对于单侧肾动脉狭窄具有诊断意义。

ARAS发病隐匿,缺乏特异性的临床表现。当患者出现以下临床线索时应考虑ARAS诊断:

1. 高血压合并下列一种情况:①<20岁或>50岁发生高血压,特别是无高血压家族史者;②先前血压正常或血压控制良好者,病程中出现中-重度高血压;③经3种降压药物足量、正规治疗后仍难以控制的血压;④高血压患者应用利尿剂后血压反而升高;⑤有腹部血管杂音。

2. 肾功能损害合并下列一种情况:①有或无高血压者出现了不能解释的肾功能恶化;②应用血管紧张素转换酶抑制剂(ACEI)后出现的急性肾衰竭。

3. 反复发作的肺水肿或不能解释的充血性心力衰竭,在肾血管病变纠正后大多可消失。

4. 存在全身的动脉粥样硬化性血管疾病,包括冠状动脉或周围血管疾病等。

ARAS可通过一些影像学检查确定。其中卡托普利肾动态显像和肾动脉彩超检查可作为初筛检查,而螺旋CT、核磁血管造影和肾动脉血管造影是主要诊断手段,其中肾动脉血管造影是ARAS诊断的"金标准"。

ARAS作为动脉粥样硬化性疾病的一部分,抗动脉粥样硬化治疗是最重要的内容,包括合理膳食及良好的生活方式的调整,药物治疗包括抗血小板聚集、控制血脂、控制血糖、控制血压及治疗高同型半胱氨酸血症。介入治疗由于存在较高的发生造影剂肾病、胆固醇结晶栓塞和介入后再狭窄等并发症的风险,目前不推荐作为首选治疗方式,目前ARAS治疗以药物治疗为主。手术治疗主要适用于同时伴有主动脉闭塞性疾病或主动脉瘤的患者,有时自体肾移植也是解决肾动脉狭窄的手术措施。

（燕　宇）

第九节　溶血尿毒综合征

溶血尿毒综合征(HUS)是经典血栓性微血管病(TMA)的主要类型之一。血栓性微血管病是指一组急性临床综合征,以微血管病性溶血性贫血、血小板减少以及由于微循环中血小板血栓造成的器官受累为主要表现。

HUS临床表现包括"三联征":微血管病性溶血性贫血(贫血、网织红细胞增多、血清结合珠蛋白减少、游离血红蛋白增多、间接胆红素升高、外周血破碎红细胞增多、血清乳酸脱氢酶升高)、血小板减少以及急性肾衰竭。

HUS发病机制主要与各种原因导致体内补体系统的调节异常有关。这些原因既可以是某些感染,如产vero毒素的大肠杆菌(大肠杆菌$O_{157}:H_7$血清型)感染导致的出血性结肠炎、产神经氨酸酶的肺炎链球菌感染导致的肺炎或脑膜炎等;也可以是患者自身存在补体调节因子的基因异常或体内产生针对这些调节因子的自身抗体。其中,感染导致的HUS多数预后较好,多数肾功能可恢复正常。由于补体调节因子的基因异常或体内产生针对这些调节因子的自身抗体导致的HUS被称为非典型HUS(aHUS)。患者常有严重胃肠道前驱症状、急性无尿和恶性高血压,由于严重的胃肠道受累、神经系统受累和约50%进展至终末期肾病

（ESRD），这种患者预后差，死亡率高。这组患者发生急性肾衰竭后，多数肾功能难以恢复，成为导致 ESRD 的原因之一。

（燕　宇）

第十节　慢性间质性肾炎

慢性间质性肾炎又称为慢性肾小管间质肾炎、慢性肾小管间质肾病，是由多种病因引起、临床表现为肾小管功能异常及进展性肾衰竭、病理以不同程度肾小管萎缩、肾间质炎性细胞浸润及纤维化病变为基本特征的一组临床病理综合征。

慢性间质性肾炎的病因多种多样，常见病因包括：

一、药物

最常见致病药物包括解热镇痛药、含马兜铃酸类中草药、钙调磷酸酶抑制剂以及锂制剂等。镇痛剂肾病常与滥用解热镇痛药包括其中具有抗炎、抗风湿作用的非甾体类抗炎药（NSAIDs）所致的用药时间过长、累积剂量过多相关，且大多为联合服用两种以上药物所致，其致病累积剂量常需大约 1~3kg。服用含马兜铃酸类成分的植物或中草药可导致马兜铃酸肾病。常见含有马兜铃酸类成分的中草药包括关木通、青木香、广防己、马兜铃、天仙藤等，常见以含马兜铃酸类中草药为成分的中成药包括龙胆泻肝丸、冠心苏合丸、排石颗粒、妇科分清丸等。环孢素和他克莫司均为钙调磷酸酶抑制剂，常用于治疗器官移植排异及治疗自身免疫相关疾病及部分肾小球疾病。这类药物具有急性和慢性肾毒性，其慢性肾毒性作用与药物剂量相关。长期应用钙调磷酸酶抑制剂，可产生慢性间质性肾炎，统称为钙调磷酸酶抑制剂相关肾病。锂制剂是一类治疗精神抑郁躁狂疾病的常用药物，它既可导致急性肾毒性损伤，又可导致肾性尿崩症及慢性肾毒性损伤。由于其慢性肾毒性作用导致的慢性肾小管间质肾病被称为锂相关肾病。

二、代谢异常

因不同原因引起的体内代谢物质或电解质代谢失调所致。最常见类型包括慢性尿酸肾病（又称为痛风性肾病）、低钾性肾病和高钙性肾病。

三、免疫相关

各类自身免疫性疾病（如干燥综合征、系统性红斑狼疮、原发性小血管炎、结节病等）、肾移植慢性排异以及部分 TINU 综合征患者的急性间质性肾炎病情慢性化也可进展为慢性间质性肾炎。

慢性间质性肾炎多缓慢隐袭进展，常首先出现肾小管功能损害。远端肾小管浓缩功能障碍出现夜尿增多，尿比重及尿渗透压降低；近端肾小管重吸收功能障碍出现肾性糖尿，乃至范可尼综合征；远端或近端肾小管酸化功能障碍均可出现肾小管酸中毒。患者尿常规变化轻微，仅有轻度蛋白尿，少量红、白细胞及管型。肾小球功能逐渐受损，出现肾小球滤过率逐渐下降，直至发展成终末期肾病（ESRD）。随着肾功能减退，肾脏逐渐缩小，出现肾性贫血及高血压。

（燕　宇）

第十一节 其他病因

除上述常见的慢性肾脏病的病因外,还有很多其他肾脏疾病可以成为 CKD 的病因,并使肾脏逐渐进展至 ESRD。这些疾病包括:①严重慢性尿路感染,如慢性肾盂肾炎、泌尿系结核等。②感染性疾病导致的肾脏损害,包括乙肝及丙肝病毒相关性肾小球肾炎,乙肝或丙肝病毒导致的冷球蛋白血症肾损害,HIV 相关肾脏病,感染性心内膜炎肾损害等。③终末期心脏、肝脏等重要脏器疾病肾损害,包括肝硬化相关肾损害、肝肾综合征、心肾综合征、肺肾综合征等。④恶性肿瘤相关肾损害,如白血病、淋巴瘤或各类实体肿瘤相关肾损害。可以为肿瘤直接浸润、肿瘤产物(例如副蛋白肾病)、肿瘤导致的免疫反应以及肿瘤治疗导致的肾损害。⑤有肾脏意义的单克隆免疫球蛋白病。⑥各类血栓栓塞性疾病导致的肾损害,如各种原因导致的肾静脉血栓,肾动脉血栓以及介入治疗的重要并发症之一——胆固醇结晶栓塞。这些疾病虽然发生率相对较低,但如不能积极预防,及时发现,及时治疗,均可能导致肾脏出现不可逆的损伤而最终进展至 ESRD。

(燕 宇)

第四章

慢性肾脏病常见临床表现和辅助诊断措施

第一节　症状和体征及其鉴别诊断

一、水肿的鉴别诊断

水肿是指血管外的组织间隙中有过多的体液积聚。在正常生理情况下,人体的组织间液处于不断的交换与更新之中,组织间液量是相对恒定的。组织间液量恒定的维持,有赖于血管内外液体交换平衡和体内外液体交换平衡。如果各种病因造成这两种平衡被破坏,就有可能导致组织间隙或体腔中过多体液积聚。产生水肿的主要因素有:水钠异常潴留;毛细血管滤过压升高;毛细血管渗透压增加;血浆胶体渗透压降低;淋巴回流受阻;组织压力降低等。根据水肿的部位分为全身性水肿和局限性水肿。根据水肿发生的病因分为心源性水肿、肾源性水肿、肝源性水肿、营养不良性水肿、特发性水肿(原因不明)等。根据水肿的性质分为凹陷性水肿和非凹陷性水肿,凹陷性水肿是由于体液聚集于皮下疏松的结缔组织间隙所致;非凹陷性水肿是由于慢性淋巴回流受阻、黏液性水肿所致。

由于肾脏疾病造成的水肿称为肾性水肿。肾性水肿的机制是由于肾小球滤过下降,常伴全身毛细血管通透性增加,造成组织间隙中水份潴留;大量蛋白尿导致血浆白蛋白过低,使得血浆胶体渗透压下降;RAAS系统激活以及水钠潴留等。肾性水肿的特点:水肿首先发生在组织疏松的部位,两侧对称,如眼睑或颜面部、足踝部,以晨起为明显,严重时可以涉及下肢及全身。肾性水肿的性质是软而易移动,临床上呈现凹陷性水肿,伴有其他肾脏病的征象,如高血压、蛋白尿、血尿、管型尿及眼底改变等,心源性水肿与肾源性水肿的鉴别见表2-4-1-1。

表2-4-1-1　心源性水肿与肾源性水肿的鉴别

	肾源性水肿	心源性水肿
开始部位	从眼睑、颜面开始延及全身	从足部开始,向上延及全身
发展快慢	迅速	缓慢
水肿性质	软、凹陷性明显	比较坚实,凹陷性较少
伴随症状	尿检异常、高血压、肾功能异常	心脏增大、心脏杂音、肝大、静脉压升高

肾性水肿可以分为肾炎性水肿和肾病性水肿,肾炎性水肿的主要成因是肾小球率过滤下降导致的水钠潴留,而肾病性水肿的主要成因是低蛋白血症导致的液体自血管溢出到组

织间隙。临床上,肾病患者常常同时存在肾炎性水肿和肾病性水肿。

二、血尿的鉴别诊断

(一)血尿的定义及常见原因

正常人尿中无红细胞或偶见红细胞,当新鲜尿标本(1500/min 转速,5min 离心)沉渣检查,红细胞计数≥3 个/高倍镜视野,或每小时尿液红细胞计数>10 万个,均提示尿中红细胞异常增多,称为血尿。如果尿液外观颜色正常,仅在镜检时发现红细胞增多,称为镜下血尿;如果尿液呈红色、洗肉水色,称为肉眼血尿。有时可含有血凝块,表明肾或尿路有异常出血。当尿 pH 呈酸性时,尿呈酱油色。根据症状和性质可将血尿分为持续性和间断性血尿;无痛性和有痛性血尿;症状性和无症状性血尿;根据来源分为肾小球源性和非肾小球源性血尿。

血尿可以由各种肾疾病引起,也可见于其他疾病引起的尿路出血。因此,辨别不同疾病引起的血尿在临床上有非常重要的意义。对于血尿患者要有诊断的逻辑思维,需要鉴别的疾病较多,首先要根据病史和体格检查、实验室数据明确是否存在真正的血尿,即排除药物、食用色素等引起的尿色异常,即假性血尿。如某些食物(如甜菜、食物色素)和药物(如利福平、磺胺、酚红、苯妥英钠等)可致尿色发红,但尿沉渣检查无红细胞、联苯胺试验阴性。血红蛋白尿和肌红蛋白尿时,虽然尿色发红甚至可呈酱油色尿,放置后无红色沉淀,尿隐血强阳性,但尿沉渣镜检无红细胞或仅少量红细胞。另外由于吡咯代谢障碍所致的血卟啉病或铅中毒,可以产生大量卟啉而引起卟啉尿,呈棕红色或葡萄酒色,镜检无红细胞,尿卟胆原试验阳性。如果确诊为真性血尿,则要进一步是判断血尿的来源和病因。

血尿的常见病因包括:①泌尿系统疾病:各种肾小球疾病(部分肾小管、肾间质性肾病也可能引起轻度血尿)引起的血尿;另外如尿路感染、泌尿系统结石、结核、肿瘤、血管畸形等;其他如 Alport 综合征、薄基底膜肾病、多囊肾,泌尿系统操作如导尿、膀胱镜检查以及外伤、手术等。②全身性疾病:感染性疾病(流行性出血热、猩红热、败血症等),血液病、抗凝药过量以及遗传性疾病均可引起尿路出血。③肾邻近器官疾病:如急性、慢性盆腔炎、急性阑尾炎、前列腺炎、直肠、结肠癌侵及或刺激尿路时都可引起血尿。另外一些药物如环磷酰胺、抗凝药、汞剂等,健康人在剧烈运动后有时可出现一过性血尿。

(二)血尿的定位诊断

1. 根据尿红细胞的形态来判断　尿相差显微镜检查:留取新鲜尿液 10ml,经离心沉淀,弃去上清液,取少许沉淀在相差显微镜下,观察尿中红细胞形态及大小。如果红细胞呈现大小不一、形态各异,表现为棘状、花环状、芽孢状、面包圈状等,即为异常形态红细胞。当异常形态红细胞>80%,称为肾小球源性血尿,棘状红细胞对肾小球源性血尿诊断的特异性最高,其敏感性为 75%~90%,特异性 98%~100%。尿中红细胞变形的机制主要为:肾小球基底膜(GBM)断裂,红细胞通过该裂缝时受血管内压力挤出时受损,受损的红细胞其后通过肾小管各段又受不同渗透压和 pH 作用,红细胞呈现变形。如果尿中红细胞大小正常、形态均一,为正常形态红细胞血尿,称为非肾小球源性血尿。

尿红细胞容积分布曲线:因变形红细胞血红蛋白丢失,其红细胞体积较正常小。将新鲜尿液标本用自动血细胞计数仪测定和描记红细胞平均分布容积和分布曲线,如尿红细胞容积分布曲线显示为非对称性曲线,其峰值容积小于静脉血的红细胞,为肾小球源性血尿,如尿红细胞容积分布曲线显示为对称性曲线,为非肾小球源性血尿,混合性血尿红细胞峰值呈双峰状,同时具有对称性与非对称性曲线特征。

2. 根据血尿的排尿时间来分析 尿三杯试验:一次排尿分三段留取标本,初段尿液为第 1 杯,中段尿液为第 2 杯,末段尿液为第 3 杯。如果第 1 杯尿液为血尿,多为前尿道病变,如果第 3 杯尿液为血尿,多见于后尿道、膀胱颈部、膀胱三角区病变等;如果三杯均有血尿,则为全程血尿,可见于输尿管-膀胱开口以上部位的出血。肾小球源性血尿一定是全程血尿。

3. 根据血尿的伴随症状来分析 伴随情况:全程血尿伴大量蛋白尿及红细胞管型者,多见于肾小球疾病;血尿伴水肿、高血压多是急慢性肾小球肾炎;血尿伴耳聋则有可能是遗传性肾炎;血尿伴血块、血丝多见于非肾小球性疾病,如泌尿系统肿瘤、膀胱出血等;如出现无痛性的肉眼血尿应警惕肿瘤,如血尿伴有疼痛,多为结石、感染、肾梗死、肾静脉血栓等。

4. 其他相关的特殊检查 B 超可了解肾脏的位置、形态、大小是否正常,肾皮质、髓质的厚度和回声强度。肾窦及肾内回声结构及有无积水,观察肾周有无积液,观察输尿管及膀胱有无异常征象。泌尿系统平片(KUB)可了解肾脏大小、外形和位置,有无阳性结石。凡疑有肾、输尿管、膀胱病变或不能解释的泌尿系统症状可做静脉泌尿系统造影,可判断有无结石、尿路梗阻或肿瘤等。CT 对泌尿系统肾及肾区肿块的定位定性诊断及肾脏创伤的分类、分级均有帮助。MRI 可在无创的情况下以多视角较准确地显示病变的范围及其与周围器官的关系。

三、腰痛的鉴别诊断

腰痛是临床上常见的表现,原因复杂。腰部组织和腰部邻近器官的组织器官病变均可引起腰痛。根据腰痛的性质和部位,可将腰痛分为肾绞痛和肾区疼痛。

(一)肾绞痛

肾绞痛是一种剧烈的肾区疼痛,是指突然发作的间歇性或持续性且阵发性加剧的绞痛。发作时常辗转不安,常伴恶心、呕吐、面色苍白、大汗淋漓。常放射至下腹部、会阴部或大腿内侧。其原因常由结石、血块或坏死组织引起的尿路梗阻,并刺激肾盂、肾盏及输尿管痉挛所致。肾绞痛患者常伴有血尿,表现为肉眼血尿或镜下血尿,常有膀胱刺激症状,合并感染时有畏寒、发热和尿路刺激征。梗阻严重时有肾积水。常见的原因:①尿路结石,尤其输尿管结石,由于结石的移动,引起肾输尿管强烈蠕动、收缩、痉挛所致;②肾结核、肿瘤、肾乳头坏死时,坏死的组织块、血块或肾盂、输尿管息肉样肿瘤可引起肾盂输尿管堵塞;③肾下垂或游走肾的患者,少数可因位置变动,致肾蒂血管、输尿管扭曲引起肾绞痛;④肾动静脉主干及其分支发生栓塞或血栓形成可引起肾绞痛。

肾绞痛的诊断依靠典型的症状、伴随症状、实验室检查和影像学检查。应详细询问有无排石或沙粒史,腹部平片和 B 超有助于尿路结石的诊断。静脉肾盂造影可确定尿路梗阻的部位和程度,且有助于病因诊断。若有肾功能不全或静脉肾盂造影显示不清,可做逆行肾盂造影,必要时做 CT 检查。CT 或 MRI 有助于肿瘤的诊断,可明确肿瘤的部位和范围。

(二)肾区疼痛

肾脏疾病、肾周疾病和肾外疾病均可引起肾区疼痛,但常常是肾周疾病和肾外疾病所致,需排除腰椎、筋膜及周围神经病变。根据疼痛的性质分为胀痛、钝痛、酸痛、剧痛等。胀痛或钝痛多因肾脏肿胀、肾包膜牵扯或病变侵犯局部神经所致,如急性肾小球肾炎、急进性肾炎、肾盂积水、肾癌等。持续性剧痛常由肾实质或肾周围急性缺血、破裂、化脓性炎症或创伤引起,常见肾周脓肿、肾梗死、肾囊肿破裂、肾破裂和肾周血肿等。

四、排尿异常的鉴别诊断

(一)尿路刺激征

包括尿频、尿急、尿痛,是膀胱、尿道及前列腺炎症的特征性表现。尿频是指排尿次数增多,以异常短的间隔反复排尿,每次尿量很少,但24小时尿量正常。尿急是指由于膀胱受炎症刺激而产生的急于排尿的感觉,一旦出现尿意即要迫不及待地排尿,常伴有急迫性尿失禁和尿频。尿痛指排尿过程中有烧灼感或会阴部、耻骨上区挛缩样疼痛。常见的病因有①炎症或非炎症刺激:各种原因引起的泌尿生殖系统感染、邻近组织器官的感染、理化因素、药物、结石、异物等刺激,均可以使排尿中枢处于兴奋状态,导致膀胱逼尿肌收缩出现尿路刺激症状。②膀胱容量减少:炎症、损伤或纤维化以及膀胱占位性病变、盆腔肿瘤压迫、妊娠子宫压迫等导致膀胱有效容积减少或残余尿量增多均可导致患者出现尿频。③排尿困难:任何原因的下尿路梗阻均可导致膀胱内压力增高致继发性膀胱逼尿肌增生肥厚,膀胱的静止张力升高导致排尿。④神经和精神因素:任何导致排尿反射弧异常的神经和精神因素均可影响排尿过程,如骶髓神经激惹、精神紧张、恐惧或癔症均可引起尿频、尿急。

(二)尿潴留

尿潴留是指由于尿路梗阻、尿路反流、神经肌肉损伤和药物因素等所致的排尿障碍,导致尿液滞留于膀胱而不能排出的病理状态,尿液完全不能排出者称完全性尿潴留。根据起病急缓分为急性尿潴留和慢性尿潴留。

1. 急性尿潴留 发病突然、膀胱胀痛明显,呈现完全尿潴留状态,常见的原因有:膀胱以下的任何原因、任何部位的尿路梗阻,如尿道瘢痕、血凝块、结石、前列腺增生或肿瘤等;脊髓损伤或肿瘤、椎间盘突出、盆腔神经丛受压等所致的支配膀胱的神经发生急性功能障碍会影响膀胱逼尿肌、尿道口括约肌的功能而引起急性尿潴留;另外盆腔内的感染、某些药物以及一些手术导致盆腔神经丛功能障碍也会引起急性尿潴留。

2. 慢性尿潴留 起病缓慢、膀胱胀痛不如急性尿潴留显著,常有少量排尿,属于不完全性尿潴留。常见的原因有:前列腺增大或肿瘤、膀胱结石或膀胱颈肿瘤;膀胱输尿管反流;神经源性膀胱。一旦确诊尿潴留,最重要的是明确病因,尿道膀胱镜和造影检查对于确定尿道损伤和膀胱疾病非常有帮助,B超检查对于前列腺疾病非常重要,对怀疑神经损伤的尿潴留可做神经系统检查,必要时可行CT、MRI检查以明确诊断病因。

(三)尿失禁

膀胱失去储尿功能,有尿即排称尿失禁。任何原因导致的尿道括约肌麻痹或松弛、尿道阻力降低,或导致逼尿肌异常收缩,膀胱过度充盈,使膀胱内压增高超过正常尿道壁张力时,尿液将失去控制发生尿失禁。根据情况可分为真性尿失禁、假性尿失禁、压力性尿失禁、急迫性尿失禁和先天性尿失禁。膀胱炎症、泌尿系统结核、泌尿系与盆底肌肉损伤、先天畸形、神经系统病变、下尿路梗阻和某些药物均可引起尿失禁。

(四)少尿和无尿

正常成人24小时尿量为1500~2500ml,少尿是指24小时尿量少于400ml或每小时尿量少于17ml,24小时尿量少于100ml或12小时内完全无尿则称为无尿。其病因分为肾前性、肾性、肾后性三大类。①肾前性少尿和无尿:常由各种原因造成的体循环血压下降,血容量减少或肾循环障碍,导致肾血流量减少、肾小球滤过率降低所致。抗利尿激素和醛固酮分泌过多也可引起少尿。一般尿比重>1.020,渗透压>600mOsm/L,补液试验阳性。常见于休克、血容量不足、心排血量减少、重症肝病、肾血管疾病。肾前性少尿和无尿常常是急性肾衰竭的早期表现。②肾性少尿和无尿:常为肾脏疾病所致,往往是器质性损伤,常见于急性和慢性肾衰竭,如肾小球疾病(急进性肾炎、急性肾炎、狼疮性肾炎等继发性肾小球疾病)、肾小管间质疾病(各种原因引起肾缺血、中毒、肌溶解、高钙血症等所致的急性肾小管坏死;严重感染、败血症、药物过敏等引起的肾间质疾病)、肾血管病等。③肾后性少尿和无尿:是由各种原因造成肾盂出口和输尿管梗阻或扭曲、狭窄和阻塞引起,常见于泌尿系统结石、肿瘤、血块、瘢痕回缩和前列腺肥大。肾前性肾衰竭和急性肾小管坏死的鉴别见表2-4-1-2。

表2-4-1-2　肾前性肾衰竭和急性肾小管坏死的鉴别

	肾前性肾衰竭	急性肾小管坏死
尿比重	>1.020	<1.016
尿渗透压(mOsm/L)	>500	<350
尿/血渗量	>1.3	<1.1
尿钠(mmol/L)	<20	>40
钠排泄分数(%)	<1	>2
肾衰竭指数(mmol/L)	<1	>1
尿/血肌酐	>40	<20
自由水清除率(ml/L)	<−20	>−1
尿常规	正常	蛋白+~++,颗粒管型、红细胞、白细胞、上皮细胞

注:以上各指标均在用甘露醇及呋塞米前留标本

(五) 多尿

正常成人24小时尿量>2500ml称为多尿,可分为生理性和病理性多尿。正常人进食含水分过多的食物或饮水过多可出现短暂的尿量增多,多属于生理性多尿。病理性多尿常由以下因素造成:①内分泌性多尿:中枢性尿崩症,由于原发或继发原因导致下丘脑-神经垂体轴损害,抗利尿激素减少或消失,从而使远端肾小管和集合管重吸收水分减少,临床常表现为烦渴、多饮、多尿,尿比重和渗透压降低;原发性醛固酮增多症、糖尿病、甲状腺功能亢进都可引起多尿。②肾小管间质病变:各种原发、继发因素导致的肾小管间质病变均可造成肾小管浓缩功能障碍导致多尿,如慢性间质性肾病、肾髓质囊性病、Fanconi综合征、Liddle综合征、Bartter综合征、肾性尿崩症及维生素D缺乏病等。③排尿性多尿:梗阻后利尿、急性肾衰竭多尿期、肾移植术后或使用利尿剂等可出现尿量增多。④精神因素导致的多尿:多见于中青年妇女,由于精神因素的作用,出现烦渴、多饮、尿量增多,血渗透压及血钠降低。诊断应结合临床表现及实验室检查。

五、导致肾病的系统性疾病的表现

（一）皮疹及皮肤损害

皮肤损害是皮肤病变在体表所呈现的各种改变，简称皮疹或皮损。皮疹的种类繁多，其鉴别细微，常常需要有经验的皮肤科医生指导。当合并肾脏损害时其诊断和鉴别诊断更加复杂。根据皮疹出现得早晚可分为皮肤损害在前、肾脏损害在前、皮肤和肾脏同时受累三种情况。①皮肤损害在前：这部分疾病先出现皮疹，后出现肾脏损害，因此对皮疹的鉴别至关重要，尤应注意有皮疹的传染性疾病，包括结核、麻风、伤寒、丝虫病、梅毒等；另外是有皮损的非传染性疾病，包括贝赫切特病（白塞病）、感染性心内膜炎、钩端螺旋体病等。肾脏表现多为蛋白尿、血尿和肾功能损害。②肾脏损害在前：可有肾脏病伴有其他的皮肤病。也可由肾脏病治疗中出现的药物反应或尿毒症的皮肤改变。③皮肤和肾脏同时受累：最多见的是结缔组织病，如蝶形红斑、皮下结节、多形性红斑等，以系统性红斑狼疮最多见，蝶形红斑是系统性红斑狼疮的特征性改变，表现为鼻背和双颊部呈蝶形分布的红斑。其次原发性血管炎皮疹多呈多形性，如出血点、网状青斑。过敏性紫癜以皮肤紫癜、关节痛、腹痛和肾脏损害为表现。皮肤淀粉样变可表现为串珠样排列的丘疹。淀粉样变累及肾脏后可有蛋白尿、肾病综合征、肾功能不全。

（二）关节和肌肉表现

关节痛是指患者自诉关节部位的疼痛感觉，引起关节痛的原因很多，既是关节局部的问题，也可能是全身疾病的一部分，与系统性疾病相关的关节病变多由于系统性红斑狼疮、类风湿关节炎、骨质疏松、甲状旁腺功能亢进症等。系统性红斑狼疮引起的关节病变的特点为多累及四肢小关节，如近端指间关节，多呈对称性，可为游走性，也可有晨僵现象，常有肿胀，但非侵蚀性，骨质破坏少见。在一些免疫病中肌痛和肌无力也常见，少数合并肌炎者肌酸激酶水平可明显升高。

（三）咯血

咯血是指喉及喉以下呼吸道任何部位的出血，咯血的原因多见于呼吸系统和心血管疾病。肾炎合并咯血称为肺出血-肾炎综合征，可以是系统性疾病同时导致的肾脏和肺脏损伤，包括系统性红斑狼疮、ANCA 相关性小血管炎、韦格纳（Wegener）肉芽肿、肺出血肾炎综合征（Goodpature syndrome）等；也可以是肾病导致的肺病，包括肺水肿、尿毒症肺病等；或者是肺脏和肾脏的疾病无关，例如肺支气管扩张症合并慢性肾炎等。

（韦　洮）

第二节　尿液检查异常

一、尿液采集和保存

（一）清晨空腹尿液采集

清晨空腹尿液是理想的尿液标本，因不受运动、饮食和酸碱度的影响。留取清晨第一次中段尿 10ml 置于清洁的尿瓶中，最好在 30 分钟内送检，注意避免被血、白带、精液、粪便污染。最好检查第一次晨尿，如果无晨尿，任意时间的尿也可用于检查。

（二）定时尿采集

24 小时尿：用于测定 24 小时尿蛋白、尿糖、尿酸、尿肌酐、电解质、尿 17-羟皮质醇及尿 17 羟-酮皮质醇以及尿量。24 小时尿可以用来评价尿素的清除率，每周的 Kt/V_{Urea}，肌酐清除率，蛋白、钠盐，钾，磷的摄入情况。留尿方法：早晨排空膀胱，并开始计时，以后全部尿液留到次日同一时间，将膀胱排空留下尿液，准确收集所有尿液、记录尿量，混匀后取 50ml 送检。留取标本时应适当加防腐剂。

（三）特殊检查尿液采集方法

清洁中段尿：用 1∶1000 苯扎溴铵清洁外阴及消毒尿道口，留取中段尿于消毒容器中。尿细菌培养应停止抗生素 5 天再做。

女性尿液标本：不应在月经前后 5 日内留标本，因为这期间出现少量红细胞可能和月经有关。同时应清洁外阴后留中段尿，这样能避开阴道分泌物污染。

餐后随意尿：餐后 2 小时检查，对某些疾病如无症状的糖尿病、隐匿性肾炎、临床症状很轻者有一定的意义。

二、尿试纸条结果解读

（一）蛋白尿

尿蛋白浓度在 10~20mg/dl 以上时，可以用标准的尿试纸条检测出。根据尿蛋白的多少表示为+、++、+++等。当试纸与带有负电荷的血清蛋白如白蛋白和大多数球蛋白结合时，其 pH 指示剂就会显色。在患者仅有微白蛋白尿时，由于标准的尿试纸条不够敏感，因此不能检测出低浓度的白蛋白，白蛋白特异性的试纸条可以检测出 3~4mg/dl 以上的白蛋白，可以用于发现微量白蛋白尿。

如果第一次发现尿蛋白是任意一次尿检的结果，必须多次检查第一次晨尿以除外直立性蛋白尿；如果尿试纸检查阳性（1+或以上），应在 3 个月左右用定量的方法确定是否有蛋白尿（蛋白-肌酐比值、白蛋白-肌酐比值或 24 小时尿蛋白定量）。尿试纸条对白蛋白敏感而对非白蛋白不敏感，因此如果尿试纸条尿蛋白少，与 24 小时尿总蛋白定量不匹配，则尿蛋白主要成分可能不是白蛋白，因此"尿蛋白定性和定量分离"时应注意鉴别尿蛋白成分。

（二）血尿

尿隐血（BLD）的检测原理为亚铁血红素的过氧化物酶样活性原理，正常情况下，尿隐血阴性（-），尿隐血出现"+"或"+++"……或数字，表明血尿的程度不同。当血红蛋白尿和肌红蛋白尿时，虽然尿色发红，尿检隐血强阳性，但尿沉渣镜检无红细胞或仅少量红细胞。另外如果尿液放置时间过久，且尿 pH<5，则尿中红细胞很容易破坏，尿沉渣分析仪检验结果表现为隐血+++以上，显微镜检 RBC 不多，应复查新鲜尿，即刻镜检排除溶血。需要注意的是，尿试纸条指示的尿隐血假阳性率较高。

（三）白细胞尿

尿白细胞（LEU），利用中性粒细胞酯酶活性反应原理，一般情况下尿 LEU 阴性，假阳性见于尿含氧化性消毒剂、血红蛋白尿、胆红素尿及硝基呋喃类药物。假阴性见于淋巴单核细胞为主的尿液、草酸盐升高和应用抗生素。正常尿液中可有少量白细胞，如超过 5 个/高倍视野为增多。若发现多量白细胞则提示泌尿系统有化脓性炎症，如肾盂肾炎、膀胱炎、尿道炎、结核等。如果出现白细胞管型提示肾脏有中性粒细胞渗出和间质性炎症，可出现在急性肾盂肾炎、急性肾小球肾炎和间质性肾炎患者尿中。

(四）尿比重

尿比重又称尿密度，是指在4℃下同体积的尿与纯水重量之比，是一种水溶质重量测定。尿比重反映单位容积尿中溶质的重量。它受尿液物质种类和分子浓度影响，也受溶质相对分子量的影响。健康人多在1.018~1.020。尿比重受年龄、饮水量和出汗的影响，婴幼儿的尿比重偏低。蛋白质、糖、矿物质、造影剂均可造成尿比重升高，尿比重的高低，主要取决于肾脏的浓缩功能，晨起排出的尿液比较浓缩，比重较高，日间各次尿的比重也不同。正常人夜尿最高比重应在1.020以上，最高与最低比重之差不应小于0.009。尿比重是临床上判断远端肾小管功能的指标。

(五）尿结晶

尿中出现结晶(crystal)称晶体尿(crystaluria)。除草酸钙、磷酸钙、磷酸镁铵、尿酸及尿酸盐等结晶外，还包括磺胺及其他药物析出的结晶。尿液中是否析出结晶，取决于这些物质在尿液中的溶解度，以及尿液的pH、温度及胶体状况等因素，当种种促进与抑制结晶析出的因子和使尿液过饱和状态维持稳定动态平衡的因素失衡时，则可见结晶析出。尿结晶可分成代谢性、病理性两大类。正常人尿液出现的结晶多为尿中固有盐类析出而形成的结晶，如尿酸、草酸钙、磷酸钙、磷酸镁等，这些代谢性结晶多来自饮食一般无重要临床意义。若结晶经常出现于新鲜尿中并伴有红细胞，又有肾和膀胱刺激症状，应怀疑肾或膀胱结石，胆固醇结晶可出现于膀胱炎、肾盂肾炎或乳糜尿的患者中。

(六）尿糖

指尿中出现葡萄糖，其来源于血液中的葡萄糖。正常人的肾糖阈是8.96~10.08mmol/L，由于肾小球滤过的葡萄糖几乎全部被肾小管重吸收，只有极微量的葡萄糖由尿中排出，一般常规方法不能测出，故尿糖定性试验为阴性。如果阳性称为糖尿，一般多为葡萄糖尿、偶见乳糖尿、半乳糖尿及其他糖尿。生理性糖尿为一过性糖尿，是暂时性的，生理因素影响消失后可恢复正常。肾性糖尿是由于肾小管对葡萄糖的重吸收功能减退，肾糖阈值降低所引起的糖尿，见于各种原因引起的肾小管功能受损。

三、蛋白尿

正常人尿中可以排出非常少的蛋白，24小时尿蛋白总量<150mg/d。蛋白尿的形成常由肾小球滤过屏障受损、肾小管的重吸收功能减退以及肾和尿路的排泌增多引起。分为一过性或生理性蛋白尿及持续性蛋白尿。前者可由剧烈运动、发热、过冷、过热、交感神经兴奋、长期直立等因素使肾血管痉挛或充血，导致肾小球滤过膜通透性增加引起的蛋白尿，诱因去除后常可消失。尿蛋白排出持续增加通常提示肾脏损害。肾脏疾病类型决定了尿蛋白种类，如白蛋白或球蛋白排泄增加提示肾小球疾病。低分子量球蛋白的排泄增加是某些类型的间质小管病的敏感指标。

(一）肾小球性蛋白尿

肾小球性蛋白尿常常由于肾小球滤过屏障受损、基膜孔径增大所致，或由于肾小球毛细血管网的各层特别是足突细胞层的唾液酸蛋白减少或消失、静电屏障作用减弱，使毛细血管通透性增加，使大量蛋白质滤过到肾小球滤液中，远远超过肾小管重吸收能力而造成的蛋白尿。见于各种原发或继发性肾小球疾病。其特点常以白蛋白尿为主，也含有少量分子量较大的球蛋白。

（二）肾小管性蛋白尿

由于肾小管重吸收功能障碍而造成的蛋白尿,肾小管损伤时,特别是抗生素或重金属损伤肾小管造成的重吸收障碍。常以小分子蛋白为主,如溶菌酶、β_2 微球蛋白等。多见于肾小管间质肾病,金属、药物及有机溶剂引起的肾小管上皮细胞肿胀、退行性变和坏死等。

（三）溢出性蛋白尿

肾小球滤过屏障和肾小管重吸收功能均无损害,但由于血浆中异常蛋白如免疫球蛋白轻链、游离血红蛋白、肌红蛋白、溶菌酶和淀粉酶等增加,由于相对分子质量较小,易从肾小球滤出,又不被肾小管所吸收所致。临床可见浆细胞病如多发性骨髓瘤、巨球蛋白血症、重链病和轻链病等;急性血管内溶血;大面积肌肉损伤、炎症如挤压综合征、横纹肌溶解综合征等。

（四）组织性蛋白尿

主要指肾脏组织分泌的蛋白,如远端肾小管分泌的 Tamm-Harsefall 蛋白,尿路上皮分泌的 IgA,尿路感染产生的脓液、血液和分泌物中的黏蛋白以及前列腺液或精液混入尿中。这类蛋白相对分子质量大,每日排出量常<500mg/d。

（五）白蛋白尿

1. 总蛋白尿和白蛋白尿　总蛋白尿指的是 24 小时内尿中各类蛋白质排出的总和,临床上称之为 24 小时尿蛋白定量。正常人 24 小时尿蛋白定量<150mg/d。白蛋白尿指的是尿中排出的白蛋白超过正常范围的蛋白尿。K/DOQI 关于 CKD 的指南推荐对所有 CKD 高危的患者进行尿白蛋白检查。虽然一些研究提示男、女有不同的临界值和白蛋白尿水平之间有所不同,现有的指南仍将白蛋白尿定义为无论性别、任意点尿标本的白蛋白与肌酐的比值>30mg/g。白蛋白尿被认为是肾小球受损的指标,甚至很小量的白蛋白排泄（微量白蛋白尿）也可提示糖尿病肾病并与远期预后有关。成人尿白蛋白排泄的正常均值大约是 10mg/d。一些生理因素会影响尿白蛋白排泄如直立位、运动、怀孕及发热。在成人中,白蛋白尿的流行情况随年龄及有无糖尿病不同。≥70 岁的成人白蛋白尿发病率约为 30%,在所有年龄段中,有糖尿病的个体微量白蛋白尿及白蛋白尿发生率高。其中≥70 岁的个体上述情况发生分别为 43.2%和 8.4%;无糖尿病者为 24.2%及 3.0%。

2. 微量白蛋白尿　微量白蛋白尿是指尿中的白蛋白低于用标准的试纸法所能检测的水平,大量白蛋白尿是指尿中的白蛋白有较高的水平。当 UAER 在 30～300mg/d（20～200μg/min）或 ACR30～300mg/g 或 ACR2.5～25mg/mmol（男）和 3.5～35mg/mmol（女）时就表现出微量白蛋白尿,多见于糖尿病肾病早期、高血压或肾小球轻微病变。

3. 24 小时尿蛋白定量　24 小时尿蛋白定量是指将一昼夜 24 小时的尿全部存留,测定的尿蛋白排出总量,正常健康人 24 小时尿蛋白定量<150mg/d。留尿方法:清晨 7 时排尿弃去,以后每次尿均收集（留在事先备好的尿桶中）,至次日晨 7 时的最后一次尿亦留在尿桶中,用量杯准确测量 24 小时尿量,记录在化验单上,摇匀后取 4ml 尿液送检（注意尿液在阴凉通风处保存）。

4. ACR　ACR 测定是近年来用于监测尿蛋白排出情况的一种新的可靠方法,检测随机尿液标本的蛋白或 ACR。这一比值校正了因为脱水等引起尿液浓度的变化,比定时收集尿液进行定量测定要方便。它能够较可靠的反映 24 小时尿蛋白排泄量,与 24 小时尿蛋白定量比较,具有快速、简便、精确等特点,随机 ACR 可以用于精确评估尿蛋白和 UAER 而且不受水化的影响,为临床上理想的定性、定量诊断蛋白尿和随访的指标。糖尿病肾病患者的分期基于白蛋白尿的定量(任意点 ACR>30mg/g)。对成人进行慢性肾脏病危险性筛查时,应使用白蛋白特异性试纸条或 ACR 来检测随机尿样标本中的白蛋白。ACR 大于 500～1000mg/g 时,非白蛋白的影响变小,也可以使用总蛋白-肌酐比值。

（六）尿蛋白定性和定量分离

一般情况下尿蛋白+/-～+,定量 0.2～1g/d;+～++,定量 1～2g/d;+++～++++,定量常>3g/24 小时,称为大量蛋白尿。如果尿常规检查中尿蛋白定性为+～++,而 24 小时尿蛋白定量表现为大量蛋白尿,或明显尿蛋白定量与定性不一致时,临床上称之为尿蛋白定性和定量分离。这种情况多由于尿中非白蛋白异常增多,如免疫球蛋白轻链等增多引起,要警惕浆细胞病、单克隆免疫球蛋白血症肾损害的可能。

四、血尿

（一）尿沉渣检查方法

尿沉渣的标准检查方法为新鲜尿液 10ml,以相对离心力 400g 离心 5 分钟,弃上清液剩余沉渣 0.2ml,混匀吸取沉渣物 20μl,滴于载玻片上镜检。正常人尿中无红细胞或偶见红细胞,如尿中红细胞数异常增多,当沉渣超过 3 个/高倍视野,称为血尿。如做尿沉渣 Addis 计数,正常人 12 小时尿排出的红细胞应少于 50 万。

（二）尿隐血阳性的意义

尿隐血检查的原理:试纸和尿中的氧化剂起氧化反应。如果尿中有红细胞,红细胞溶解后释放血红蛋白。它是一种亚铁血红蛋白,具有弱的过氧化物酶活性,使试纸起氧化反应,放出新生态氧,而氧又可将试纸中带有的邻甲苯胺氧化成蓝色。尿液分析仪根据这种着色的深浅来判定尿隐血是否为阳性或阳性的程度,从而推测尿中可能有红细胞。

尿隐血试纸阳性反映的是血红蛋白和肌红蛋白,多数情况下尿液中含有较多的红细胞。如果尿中有其他氧化剂性质的物质也可出现尿隐血阳性,如尿路感染时,某些细菌可产生过氧化物酶;尿中一些结晶也可影响隐血测定,造成假阳性结果;一些外伤或组织感染会使尿中含有肌红蛋白也会使尿隐血呈阳性等。

（三）尿红细胞形态学分析

留取新鲜尿液 10ml,经离心沉淀,弃去上清液,取少许沉淀,在相差显微镜下,观察尿中红细胞形态及大小。如果红细胞呈现大小不一、形态各异,表现为棘状、花环状、芽孢状、面包圈状等,即为异常形态红细胞。研究显示棘状红细胞对肾小球源性血尿诊断的特异性最高。当异常形态红细胞>80%,称为肾小球源性血尿。其敏感性为 75%～90%,特异性 98%～100%。如果尿中红细胞大小正常、形态均一,为正常形态红细胞血尿,称为非肾小球源性血尿。

五、白细胞尿

正常中段尿液有核细胞可达 2000 个/ml,尿中白细胞包括中性粒细胞、嗜酸性粒细胞、单核-巨噬细胞、淋巴细胞。新鲜尿液中完整的白细胞和外周血白细胞形态结构基本一致。在陈旧尿中白细胞胞质呈均质化胶样改变,在炎症过程中破坏和死亡的白细胞形态发生改变,称为脓细胞。尿液镜检白细胞超过 5 个称白细胞尿,但需注意的是影响尿白细胞的因素较多:结晶、小圆上皮细胞、酵母菌、滴虫等成分会导致白细胞增高,造成假阳性;而黄疸尿、尿放置时间过长会导致白细胞降低,造成假阴性。因此不能单纯从尿白细胞阳性判断尿路感染,需结合下述亚硝酸盐结果进行判断。正常情况下尿亚硝酸盐为阴性。尿亚硝酸盐阳性结果常见于:由大肠埃希菌引起的肾盂肾炎(约占 2/3),以及尿路感染、膀胱炎、菌尿症等。尿亚硝酸盐特异性可达 80%,其对辅助诊断泌尿系统感染有很高的价值,亚硝酸盐为阳性基本可以初步判断为泌尿系感染。若尿路感染细菌(如阳性菌)不能使硝酸盐还原为亚硝酸盐,或尿在膀胱中存留较短,或尿中缺乏硝酸盐,也会产生阴性结果。尿中白细胞增多多见于尿路感染,也可见于免疫性疾病,如狼疮性肾炎、间质性肾炎、肾脏肿瘤等。如果出现白细胞管型提示肾脏有中性粒细胞渗出和间质性炎症,可在急性肾小球肾炎、肾病综合征及间质性肾炎患者尿中出现。

(韦 洮)

第三节 血液检查异常

一、原发病相关的血液检查异常

(一)系统性疾病的相关指标

1. 抗核抗体(ANA) 是指一组对细胞核或细胞质内核酸和核蛋白的自身抗体。一般采用间接免疫荧光法检测血清 ANA,以动物组织(鼠肝等)或体外培养细胞株(HEP-2 细胞等)为底物。系统性红斑狼疮(SLE)中约 80%~95% 的患者阳性。鉴于正常人也可出现低效价的 ANA,因此血清 ANA 效价≥1∶80 意义较大。ANA 的效价与疾病的活动性并非完全成正比。ANA 更确切的名称为抗核抗体谱:

(1)脱氧核糖核酸(DNA)抗体:有抗双链 DNA(dsDNA)和抗单链 DNA(ssDNA)抗体。抗 dsDNA 抗体荧光核型示周边型,为系统性红斑狼疮(SLE)所特有,患者易有肾损害。常用检测方法有放射免疫法、间接免疫荧光法(IFA)和酶联免疫吸附试验(ELISA)。放免法敏感性较高,阳性率于 SLE 中>60%,活动期患者可达 95%。IFA 法特异性高,SLE 患者中阳性率 >45%,活动期患者也可达 93%。

(2)抗脱氧核糖核酸核蛋白(DNP)及组蛋白抗体:这两种抗体的荧光型均显示为均质型,前者与 LE 细胞现象有关,SLE 中阳性率约 70%,后者阳性率约 30%~50%,在药物性狼疮中阳性率 90% 以上。

(3)抗核小体抗体(AnuA):近年来发现 AnuA 在 SLE 中的敏感性达 69.9%~71%,特异性 97.3%~99%,尤其是在抗 dsDNA、Sm 抗体阴性时具有重要意义。

2. 生理盐水可提取抗原(ENA)抗体 是一组针对细胞内抗原可溶于生理盐水中,可提取核抗原的自身抗体。实际上 ENA 也包括了一部分胞质抗原和既在核内又在胞质内的抗原。目前检测的方法有免疫印迹法(IBT)、免疫双扩散法(ID)和酶免疫分析法(EIA)。

(1)抗 Sm 抗体:作用的抗原是 U 族小分子细胞核核糖核酸蛋白粒子(UsnRNP),由富含尿嘧啶核苷的 U 族 RNA 与一组核蛋白组成。一般认为抗 Sm 抗体是 SLE 的标记性抗体,阳性率为 21%~30%,与病情活动未发现有明确的关系。

（2）抗 U1snRNP 抗体：其作用的抗原为 U1snRNP。该抗体可在多种免疫性疾病中出现，在 SLE 中阳性率 40% 左右，高效价的 U1snRNP 是诊断混合性结缔组织病的重要血清学依据。

（3）抗 Ro/SSA 和 La/SSB 抗体：两者的作用抗原均为小分子细胞质核糖核蛋白粒子（scRNP），抗 Ro/SSA 抗体的作用抗原由胞质 Y 族 RNA 与相对分子质量为 60 和 52 的蛋白多肽构成，抗原在多肽上。抗 La/SSB 抗体的作用抗原存在于胞核和胞质内，由 RNA 聚合酶Ⅲ转录而来的 RNAs 与相对分子量 48 的蛋白多肽构成。抗 Ro/SSA 抗体在 SLE 的阳性率为 30%~40%；抗 La/SSB 抗体在 SLE 的阳性率为 10%~20%。抗 Ro/SSA 和 La/SSB 抗体阳性的患者多有光过敏、血管炎、紫癜、淋巴结肿大、白细胞减少和类风湿因子阳性，且合并干燥综合征。

（4）抗核糖体 RNP（rRNP）抗体：其作用抗原是核糖体大亚基上的磷酸化蛋白。在 SLE 中阳性率为 24%，是 SLE 的又一个标记性抗体。

3. 抗磷脂抗体　是一组能与多种含有磷脂结构的抗原物质发生反应的抗体，其中包括抗心磷脂抗体、抗磷脂酰丝氨酸抗体、抗磷脂酰肌醇抗体、抗磷脂酰抗体和抗磷脂酰甘油抗体 5 种。常检测的是抗心磷脂抗体。在 SLE 中阳性率为 30%~40%，该抗体阳性的 SLE 患者常有不典型狼疮，ANA 常阴性，多有栓塞、肺动脉高压、血小板减少、自发性流产或胎儿宫内窘迫或死胎等。

4. 抗中性粒细胞胞质抗体（ANCA）　抗中性粒细胞胞质抗体是一种以中性粒细胞和单核细胞胞质成分为靶抗原的自身抗体，目前，已经有十余种中性粒细胞胞质成分被证实为 ANCA 的靶抗原，蛋白酶 3（PR3），髓过氧化物酶（MPO），人白细胞弹性蛋白酶（HEL），乳铁蛋白（LF），组织蛋白酶 G（CathG），人溶酶体相关膜蛋白 2（H-LAMP2），溶菌素（LYS），天青杀素等。常用间接免疫荧光法（IIF）检测，根据乙醇固定的中性粒细胞基质片中，可以区分两种不同的荧光模型：一种胞质型（c-ANCA），是均匀分布在整个中性粒细胞胞质中的颗粒型荧光，细胞核无荧光，其主要的靶抗原是蛋白酶 3（PR3）。另一种是核周型（p-ANCA），是围绕中性粒细胞细胞核周围的平滑带状荧光，由多种抗原引起，主要靶抗原是髓过氧化物酶（MPO）。ANCA 有助于诊断血管炎，尤其是 c-ANCA 在 Wegener 肉芽肿有很高敏感性，且抗体水平与疾病活动性相关。p-ANCA 也见于其他类型血管炎、炎症性肠病等。

5. 血清补体　补体由三种球蛋白组成，第一组由 9 种补体成分组成，分别命名为 C1~C9，其中 C1 包括 3 个亚单位，命名为 C1q、C1r 和 C1s。第二组包括 B 因子、D 因子和 P 因子，参与补体旁路途径。第三组包括 C1 抑制物、I 因子等。补体异常有原发性和获得性两大类，临床上最主要的是获得性补体异常，在血清病、自身免疫病以及传染或炎症疾病均可造成补体异常。血清补体 C3 浓度降低是引起的循环免疫复合物的沉积肾小球肾炎的特征，常见于急性感染后肾小球肾炎、特发性膜增生性肾炎（MPGN 1 型）和狼疮性肾炎，C3 肾小球肾炎。此外还可见于乙型肝炎病毒相关性肾炎、冷球蛋白血症、感染性心内膜炎等。

6. 免疫球蛋白

（1）IgG、IgA、IgM、IgD、IgE 测定：常用方法有琼脂单向扩散法、火箭免疫电泳法、免疫透射浊度法等。免疫球蛋白多克隆增高，即除了血清 IgG 含量增高外，IgA 和 IgM 也增高，电泳可见 α1、α2、β、γ 各峰均有所增高，常见于慢性感染、肝病、淋巴系统肿瘤和结缔组织病。由它们引起的肾病多见于感染性心内膜炎肾损害、冷球蛋白肾损害、狼疮性肾炎等。免疫球蛋白单克隆增高,即仅有某一种免疫球蛋白增高而其他的不增高或反而降低,见于浆细胞病肾损害,如多发性骨髓瘤、华氏巨球蛋白血症等。

(2)M 蛋白测定:M 蛋白是淋巴细胞或浆细胞单克隆增殖,产生大量在类别、亚类、型、亚型、基因型和独特型均相同的免疫球蛋白,这种蛋白由单克隆产生,多见于多发性骨髓瘤。

7. 冷球蛋白　为了防止或减少冷球蛋白的丢失,采血时应预温注射器和试管,然后将血样在 37℃ 放置 2 小时,使血液凝固后再分离。冷球蛋白的血清浓度参考值为<8000μg/L。阳性可诊断为冷球蛋白血症。

(二)肾脏病病因的特异标志物

1. 抗肾小球基底膜抗体　引起抗 GBM 病的靶抗原又称 Goodpasture 抗原。该抗原不仅存在于肾小球基底膜,还存在于肺、晶状体、耳蜗、脑和睾丸等部位。循环中抗 GBM 抗体的检测方法目前应用最广泛的是抗原特异性 ELISA,敏感性和特异性可达 98%~99%。是诊断 RPGN Ⅰ 型和 Goodpasture 病的重要手段。

2. N-乙酰-β-D-葡萄糖苷酶(NAG)　NAG 存在于各组织细胞中,是细胞内溶酶体水解酶,相对分子质量为 130 000~140 000。正常情况下尿 NAG 不能通过肾小球滤过,该酶在近端肾小管上皮细胞内含量特别丰富,当近端肾小管急性炎症损伤后,此酶释放到小管腔内,尿中 NAG 含量明显升高。尿 NAG 是反映早期近端肾小管损伤的敏感指标,它是肾小管间质病变的一个灵敏且特异性较强的指标。尿 NAG 可以①监测药物的肾毒性;氨基糖苷类抗生素、某些抗肿瘤药物所致肾损害时,尿 NAG 增高;②有助于尿路感染的定位诊断,急性肾盂肾炎或慢性肾盂肾炎的活动期尿 NAG 增高,而下尿路感染时尿 NAG 正常;③监测肾移植的排斥反应,急性排斥反应时尿 NAG 常明显增高;④急性肾小管坏死、肾小球肾炎、梗阻性肾病时尿 NAG 也升高。

3. 尿 β$_2$ 微球蛋白(β$_2$MG)　β$_2$MG 的产生来源于机体各种细胞,特别是淋巴细胞和肿瘤细胞膜上的组织相容性抗原 HLA 的轻链蛋白组分,相对分子质量为 11 800,可通过肾小球滤过膜滤过,99.9% 在近端肾小管重吸收,并在小管上皮细胞内分解、代谢。用尿 β$_2$MG 评价肾功能时,应排除引起血 β$_2$MG 增高的疾病。当肾小管重吸收功能下降时尿 β$_2$MG 浓度升高,临床上常见肾小管间质病变、慢性肾盂肾炎、抗生素所致肾损害以及肾移植后急性排斥反应早期。

4. 半胱氨酸蛋白酶抑制蛋白 C 亦称胱抑素 C(CysC)　CysC 相对分子质量为 13 300,由 122 个氨基酸残基组成,可由机体所有有核细胞产生,是内源性半胱氨酸蛋白酶抑制剂。循环中的 CysC 经肾小球滤过而被清除,由近曲小管重吸收并分解,基本不返回血液循环。因此,血 CysC 浓度由 GFR 决定,基本不受肌肉、性别及年龄的影响。CysC 有助于 CKD 的早期检测,并且在预测成人心脏手术患者术后 AKI 方面具有良好的应用前景。

5. 中性粒细胞明胶酶相关脂质运载蛋白(NGAL)　NGAL 是一种与人类中性粒细胞明胶酶相联结的蛋白。正常情况下,在人体多个器官(包括肾脏)低水平表达。缺血再灌注损伤诱导上皮细胞 NGAL mRNA 急剧增加。尿 NGAL 的显著增高是近端小管损伤导致重吸收障碍和(或)远端肾单位合成分泌增加的结果,因此 NGAL 可能成为 AKI 的重要标志。

6. 肾脏损伤分子-1(KIM-1)　KIM-1 是一种跨膜蛋白,正常肾脏组织中检测不到。缺血或毒性损伤可诱导 KIM-1 在人或啮齿动物肾脏去分化近端小管上皮细胞中高水平表达。动物实验证实,KIM-1 的可溶片段在发生 AKI 后 12 小时内的尿液中被检测,早于尿中管型的出现,并持续到上皮细胞修复为止。由于主要在肾脏表达及未受到损伤时表达水平低的特点,KIM-1受到广泛关注。研究提示尿KIM-1对成人AKI有更好的早期预测价值。

二、肾脏病相关的血液检查异常

(一)血液系统异常

1. 血常规检查　血红蛋白(Hb)测定及血细胞比容(Hct%):用于评估贫血的首选方法,Hct%是一个相对值,受血浆内水容积的影响,因此不是一个直接测定红细胞生成的精确指标。与Hct%不同,Hb则是一个绝对值,受血浆内水容积变化的影响小。血红蛋白水平直接受肾脏促红细胞生成素合成障碍的影响,因此是一个反映红细胞生成的更为精确的指标。临床上合并贫血的肾脏病主要有肾衰竭、系统性红斑狼疮、多发性骨髓瘤、单克隆免疫球蛋白肾损害及其他血液系统疾病累及肾脏等。

网织红细胞计数、血小板计数:反映骨髓造血的重要指标,除过常见的血液病外,可用于评估血栓性微血管病。如果网织红细胞计数升高或血小板计数减少,血涂片碎裂细胞>2%,提示有血管内溶血。对血栓性微血管病(TMA)[血栓性血小板减少性紫癜(TTP)、溶血尿毒综合征(HUS)]及其他肾小球疾病(如抗磷脂抗体综合征、血管炎、硬皮病、恶性高血压和冷沉球蛋白血症)具有重要的意义。

2. 红细胞沉降率(血沉,ESR)　ESR是指离体抗凝血静置后红细胞在单位时间内沉降的速度,影响其沉降速度的理化因素较为复杂,与红细胞的数量、厚度、直径大小和血红蛋白含量有关。在各种炎症、组织损伤及坏死、恶性肿瘤以及各种原因引起的高球蛋白血症都可引起ESR增快。

3. 铁相关检查　血清铁,总铁结合力(TIBC),铁蛋白(SF)和转铁蛋白饱和度(TSAT)等。

(1)血清铁及总铁结合力:铁被人体吸收后进入血液,与血浆中的转铁蛋白结合,至组织中被储存、利用。凡能与100ml血清中全部转铁蛋白结合的最大铁量(饱和铁)称为TIBC。它反映了血清中运铁蛋白的含量。其高低受铁的吸收、贮存及利用因素的影响,在不同疾病有相应的变化。血清铁水平代表铁进入和离开循环之间的平衡,总铁结合力于铁贮存减少时开始增高。血清铁增高的原因有利用障碍(铁粒幼细胞性贫血、再生障碍性贫血、铅中毒)、释放增多(溶血性贫血、急性肝炎、慢性活动性肝炎)、铁蛋白增多(白血病、含铁血黄素沉着症、反复输血)及铁摄入过多,如铁剂治疗过量时。血清铁减低常由于铁缺乏、慢性失血、摄入不足等。铁缺乏在慢性肾脏病患者中是常见的,特别是血液透析患者。其原因包括频繁取血化验、存留在透析管路和透析器中的血以及胃肠道失血等造成大量血的丢失,而仅靠胃肠道对铁的吸收则不足以补偿。使用促红细胞生成素治疗增加了红细胞的生成率,因而更增加了对铁的需求。总铁结合力实质上是测量循环中转铁蛋白水平。

(2)TSAT是体内铁状况的监测指标。TSAT即血清铁乘以100再除以总铁蛋白结合力,反映可以用来生成红细胞可获得的铁。转铁蛋白饱和度为50%说明有一半的结合部位被铁所占据。

(3)SF是反映铁储备情况的指标,是铁的贮存形式,即储存在肝脏、脾脏和骨髓网状细胞内的铁。与转铁蛋白饱和度一样,血清铁蛋白水平过低或过高可以用来最精确地判断铁缺乏或铁负荷过重。但是血清铁蛋白除反映体内铁储备情况外,还是一个急性期的反应物。因此,急性或慢性感染时血清铁蛋白都会增高。

"绝对性"铁缺乏:普通人群血清铁蛋白小于 12ng/ml,转铁蛋白饱和度低于 16%。慢性肾脏病贫血患者被定义为血清铁蛋白小于 100ng/ml,转铁蛋白饱和度小于 20%。

"功能性"铁缺乏:是指当有更大量铁需求以合成血红蛋白时,从铁储备(网状内皮细胞)中释放的铁低于需求量。转铁蛋白饱和度小于 20% 以及血清铁蛋白在 100~700ng/ml,可出现在功能性铁缺乏。

4. 白蛋白(ALB)及球蛋白 ALB 相对分子质量为 66 300,是人体内最重要的结合和转运蛋白,为人体血清中的主要蛋白质成分,占血浆蛋白的 40%~60%。主要功能有:维持血浆胶体渗透压;作为载体与代谢产物、金属离子、胆红素、激素、药物等结合而被运输;作为外周组织蛋白质合成的氨基酸库;为血浆中主要的抗氧化剂。白蛋白降低主要有白蛋白合成降低(肝硬化、营养不良)、白蛋白丢失过多(肾病综合征、急性大失血、严重烧伤等)以及白蛋白消耗过多、炎症、慢性病、遗传病等。

球蛋白是一组来源、结构、氨基酸组成不同,功能各异的不均质蛋白的混合体。测定血清球蛋白,主要是 γ 球蛋白,可以间接反映肝窦网状内皮细胞移除和处理肠源性抗原的功能。肝病患者出现血清 γ 球蛋白升高 3 月以上,提示已进入慢性,在一些免疫性疾病 γ 球蛋白可异常升高。

5. 游离血红蛋白及血清结合珠蛋白 血管内溶血时,红细胞内的大量血红蛋白游离至血浆中,血浆中的游离血红蛋白与结合珠蛋白结合后被运送至肝脏分解,同时血浆珠蛋白含量减低。当血浆中的游离血红蛋白超过结合珠蛋白的结合能力时,血浆游离的血红蛋白含量将增高。血浆游离的血红蛋白含量增高及血清结合珠蛋白减低见于各种原因引起的血管内溶血,特别是急性血管内溶血。也可见于感染、创伤、肝脏疾病、恶性肿瘤以及系统性红斑狼疮等。

6. 胆红素 溶血性贫血,特别是血管外溶血性贫血,常引起胆红素代谢的改变,表现为血清非结合胆红素增高,是血管外溶血的证据。

(二)钙磷代谢紊乱

1. 钙(Ca^{2+}) 正常人钙主要由饮食摄入,摄入钙的 20%~25% 由肠道吸收,以近端小肠为主,正常人每日摄入钙的 80%~90% 由肠道排出,10%~20% 经肾脏排出,但肾脏对 Ca^{2+} 的排泄调节是机体维持细胞外液 Ca^{2+} 平衡最重要的部分。低钙血症指血清钙<2.15mmol/L,常见的原因:PTH 分泌减少或缺乏、维生素 D 缺乏、高磷血症、肾小管酸中毒、肾上腺皮质激素过多及某些药物。当血钙>2.75mmol/L 时可诊断高钙血症,可见于维生素 D 中毒、原发性甲状旁腺功能亢进、恶性肿瘤等。尿毒症患者中低钙血症十分常见,其发生与饮食、用药密切相关,如含钙食物摄入少、钙剂、维生素 D 剂量不足致肠道及肾脏钙吸收减少。

2. 磷(P) 磷主要以无机盐形式存在于体内,成人体内磷的总量为 400~800g。87.6% 以羟磷石灰的形式存在于骨骼和牙齿中。正常人血浆中钙和磷的浓度维持相对稳定。血磷<1mmol/L 时,称为低磷血症,如果磷从血浆转移到骨骼和细胞内(代谢性酸中毒)、肠道吸收磷减少或丢失增加(低磷饮食、应用磷结合剂)以及肾小管重吸收磷减少均可造成低磷血症。血清磷>1.6mmol/L 为高磷血症。肾衰竭时,尿磷排泄减少、磷摄入过高、骨吸收亢进及细胞破坏向血中释放增加,可发生高磷血症;多见于肾衰竭、甲状旁腺功能减退、磷摄入过多、维生素 D 过量、急性溶血及恶性肿瘤治疗时。人体内的磷从肾小球滤过,当肾小球滤过率(GFR)下降 30% 时,磷就会在体内潴留,肾功能若继续减低,磷继续下降后就会造成失代偿,形成高血磷、低血钙。

3. 甲状旁腺素(PTH) PTH 是甲状旁腺主细胞分泌的碱性单链多肽类激素,其主要的作用靶器官是肾脏、骨骼和小肠,PTH 作用于靶细胞膜上腺苷酸环化酶系统,增加胞质内 cAMP 及焦磷酸盐的水平,前者促进线粒体内 Ca^{2+} 向胞质透出,后者增加 Ca^{2+} 向细胞内透入,最终使血钙水平升高,血磷水平下降。正常人血浆 PTH 浓度为 10~50ng/L,在原发或继发性甲状旁腺功能亢进症、家族性或假性甲状旁腺功能亢进症以及一些内分泌疾病时可增高。

CKD 与多种骨病和钙磷代谢紊乱相关。主要骨代谢紊乱分为高甲状旁腺素水平相关(骨炎、囊性纤维性骨炎)和低或正常甲状旁腺素水平相关(无动力性骨病)。骨病可以导致疼痛和骨折事件的增加。异常钙磷代谢和甲状旁腺功能亢进可以导致血管钙化和潜在的心血管事件的危险性增加。还可能导致钙化防御或软骨组织和血管组织的钙化防御或骨外钙化。2005 年由 KDIGO(Kidney Disease:Improving Global Outcomes)召开的国际矿物质代谢及其骨病的会议上明确提出 CKD-MBD 是一全身性(系统性)疾病,常具有下列一个或一个以上表现:①钙、磷、PTH 或维生素 D 代谢异常;②骨转化、矿化、骨容量、骨骼线性生长或骨强度的异常;③血管或其他软组织钙化。因此在 CKD3 期及其以后各期的患者都应当定期测定血清 Ca、P、PTH 浓度:同时还应该监测血管及软组织钙化的情况,常用的生化指标是血清磷、血清钙和 iPTH 水平。骨特异性碱性磷酸酶(BAP)是理想的血清学标志之一。在 GFR<70ml/$(min \cdot 1.73m^2)$ 的患者,可以检测到 iPTH 升高、血磷升高、血钙下降和尿磷排泄减少。血磷和钙水平用于筛查可能导致 iPTH 升高的矿物质代谢异常,iPTH 水平甚至在可检测到高磷血症之前就开始上升。

（三）电解质异常

1. 钾 钾是细胞内的主要阳离子。大约 98% 的体内钾是细胞内的,钾的吸收和排泄主要分别由胃肠道和肾脏调节,摄入钾的 90% 由肾脏排泄,由肾小球滤过的钾几乎都在近端肾小管以及亨氏袢重吸收,正常每日排出的钾由远端肾小管所排泌。醛固酮、血 pH、血容量、ADH 可影响肾小管对钾的排泌。正常血钾浓度为 3.5~5.5mmol/L。

低钾血症是指血清钾≤3.5mmol/L。常见原因主要是摄入不足和排出过多。长期大量呕吐、腹泻、持续胃肠引流等可造成胃肠道失钾。肾脏失钾包括急性肾衰竭多尿期、肾小管酸中毒、失钾性肾病、原发性醛固酮增多症及排钾利尿剂的使用等。

高钾血症是指血清钾≥5.5mmol/L。多由于钾摄入过多(输大量库存血、补钾及含钾药物)和肾脏排钾功能减退造成,如急慢性肾功能不全、盐皮质激素减少、药物等(表 2-4-3-1)。

表 2-4-3-1 高钾血症的原因

高钾血症的原因
过多的钾摄入
细胞损伤、横纹肌溶解、溶血等
酸中毒
肾功能不全
原发性盐皮质激素减少,如艾迪生病
低肾素低醛固酮血症,如糖尿病、小管间质疾病等
假性低醛固酮血症
肾小管间质疾病
药物,如地高辛、阿米洛利、甲氧苄啶、肝素等
其他

2. 钠　钠是细胞外液的主要阳离子,通过主动转运从细胞内转运至细胞外。钠与其伴随的阴离子 Cl^- 与 HCO_3^-,占细胞外液溶质的 90% 以上。钠平衡的调节与摄入量、非肾性丢失和肾排泄有关。

血钠<135mmol/L 称之为低钠血症,低钠血症常是稀释性的,伴低血浆渗透压,表明水的摄入超过肾脏排出的能力。稀释性低钠血症是由于水潴留多于钠潴留所致,其主要原因有:水分摄入过多、内生水蓄积和肾外失钠,如呕吐、腹泻、引流、渗液、大汗及应用利尿剂等。低钠血症是否有临床表现与导致低钠血症的原因、严重程度和发生急缓有关。急性低钠血症均有症状,如厌食、恶心、呕吐、无力、头痛、注意力不集中,严重时可有脑水肿,表现为神志模糊、幻觉、迟钝、呼吸困难、甚至抽搐、呼吸骤停。慢性低钠血症的临床表现不特异,可有疲乏、失定向力、呃逆、肌肉痛性痉挛等。与肾脏相关的低钠血症可见于肾病综合征、急慢性肾衰竭、使用利尿剂、失盐性肾病等。

血钠>145mmol/L 称为高钠血症,多数情况下多反映水的丢失。高钠血症必定伴有血浆渗透压升高,当细胞外的血浆渗透压升高将促使细胞内的水分向细胞外转移,从而达到细胞内外渗透压的平衡,因此,高钠血症会产生细胞内脱水,其后果是影响细胞的正常生命活动。老年和婴儿、住院患者输入高张液体、应用渗透性利尿剂、未控制的糖尿病及原有多尿性疾病均是发生高钠血症的危险因素。高钠血症时,由于内源性渗透物质的产生,将细胞脱水的影响减少到最小,因此不宜过快地纠正高钠血症,否则有可能发生危险。

3. 碳酸氢根(HCO_3^-)　血浆标准的 HCO_3^- 浓度是指在体外 38℃、PCO_2 为 40mmHg 并被氧充分饱和时的 HCO_3^- 浓度,正常平均值为 24mmol/L,范围是 22~27mmol/L。当 GFR 降至 $60ml/(min \cdot 1.73m^2)$ 时,血清 HCO_3^- 下降,这标志着酸中毒血症的发生,慢性肾病和透析患者普遍存在酸血症,表现为血碳酸氢盐和(或)pH 下降。透析患者血碳酸氢盐水平低常提示代谢性酸中毒的存在。测定动脉血 pH 和离子间隙可说明酸血症的存在及其严重性。代谢性酸中毒包括正常阴离子间隙的高氯血症性代谢性酸中毒,如肾小管酸中毒;单纯阴离子间隙增高的代谢性酸中毒,如尿毒症性酸中毒、乳酸性酸中毒及酮症酸中毒等;混合性酸中毒,即以上两种情况混合存在。引起阴离子间隙变化的各种因素见表 2-4-3-2。

表 2-4-3-2　引起阴离子间隙变化的各种因素

导致阴离子间隙增高的因素	导致阴离子间隙降低的因素
Cl^- 和 HCO_3^- 以外阴离子增多	Cl^- 和 HCO_3^- 以外阴离子减少
白蛋白浓度升高	白蛋白浓度降低
无机阴离子增多(磷酸盐、硫酸盐)	水潴留、卤化物(溴、碘)
有机阴离子增多(乳酸盐、酮体)	人为因素
毒素增多:甲醇、乙醇,水杨酸等	
钠、钾以外阳离子减少	
钙离子、镁离子降低	
钠、钾以外阳离子增多	
钙离子、镁离子增高	
异种蛋白增高(如 IgG、轻链等)	
严重高血脂症	

（四）血清肌酐、尿素和尿酸

1. **血清肌酐（sCr）**　肌酐是生物体肌肉组织中肌酸的代谢终产物，sCr 的相对分子质量为 113，不被肾脏代谢，可自由通过肾小球，可被肾小管排泌。肌酐的生成和肌肉的重量呈一定比例。所以，在男性肌酐的产生量要高于女性，青年高于老年，黑人高于白人。虽然经 GFR 校正，仍然会造成血肌酐在不同年龄、性别、种族之间的差异。在肌肉容积及活动相对稳定、肾小管对肌酐的排泌及肾外排泄恒定并严格控制饮食的情况下，sCr 水平取决于肾小球滤过功能。运用血浆肌酐浓度来反映 GFR 水平基于 3 个重要假设：①肌酐是一种理想的滤过的指标，其清除率近似等于 GFR；②肌酐的排泄率在不同的个体\不同的时间都是恒定的；③在不同的实验室，血肌酐的测定是准确的，可以重复的。血肌酐由 GFR 水平以及其他独立于 GFR 以外的因素，包括年龄、性别、种族、体格大小、饮食、某些药物、实验室检测方法等因素的影响。因此，血肌酐不是准确反映肾功能的指标，单独使用血肌酐不能用于 CKD 的临床分级。但目前血肌酐浓度仍然是反映 GFR 水平的常用指标。

2. **血清尿素（urea）**　尿素的相对分子质量为 60，是人体蛋白质代谢的终末产物，是最早用来评价 GFR 的物质之一，但因受很多肾外因素的影响，其准确性和敏感性均欠佳。如高蛋白饮食、消化道出血、感染、有效血容量降低及充血性心力衰竭等均可使血中尿素浓度升高；而低蛋白饮食、多饮水大量排尿、酒精中毒及慢性肝病及一些药物可使血中尿素浓度下降。因此，一般不单用尿素来判断 GFR 水平。血清尿素氮/肌酐比值（BUN/Cr）正常为（10~15）：1，BUN/Cr 升高多为肾前性因素，可达 20：1 或更高。BUN/Cr 比值增加除肾前性外，还应注意排除胃肠道出血、高分解或蛋白质摄入过多等情况。BUN/Cr 降低多为肾性病变，在急性肾小管坏死时该比值小于（10~15）：1。

3. **尿酸（UA）**　是嘌呤的代谢产物，人体每日生成并排泄的尿酸 600~700mg，其中 1/3 的尿酸通过肠道排泄，另 2/3 通过肾脏排泄。一般情况下，血尿酸水平男性大于 6.5 或 7.0mg/dl，女性大于 6.0 或 6.5mg/dl 可诊断为高尿酸血症。如果尿酸产生过多（嘌呤摄入过多、内源性嘌呤产生过多、嘌呤代谢增加）以及肾脏清除尿酸减少（肾小球滤过率减少、肾小管重吸收增多）或者两种因素同时存在都可造成高尿酸血症。高尿酸血症引起的肾脏病变主要有：尿酸性肾病、肾结石、痛风性肾病。

（五）血脂异常

胆固醇（CHO）是人体的主要血脂，主要用于合成细胞质膜、类固醇激素和胆汁酸。血清 CHO 受年龄、家族、民族、性别、遗传、饮食、工作性质、劳动方式、饮酒、吸烟及精神因素影响。对空腹血清总胆固醇、HDL 和三酰甘油水平的检测在多数临床检验室中都能够进行。继发性脂质代谢紊乱的病因包括肾病综合征、甲状腺功能减退、糖尿病、过量酒精摄入和慢性肝病等。另外可以导致脂质代谢紊乱的药物包括 13-顺-维甲酸、抗惊厥药物、抗反转录病毒治疗、β 受体阻滞剂、利尿剂、雄性激素/合成代谢激素、口服避孕药、糖皮质激素、环孢素等。对于慢性肾脏病患者来说，应根据病史、体格检查和实验室检查来评价导致脂质代谢紊乱的某些原因，如肥胖、缺乏体力活动、过量饮酒、高碳水化合物饮食、2 型糖尿病、甲状腺功能减退、肾病综合征以及某些药物等，纠正这些继发性因素可以改善血脂紊乱。

（六）白蛋白异常

血清白蛋白可用于评估肾小球滤过屏障破坏的严重程度，以及肝脏是否合成了足够的白蛋白。在任何蛋白尿水平，肾小球基底膜通透性越大，漏出白蛋白越多，血清白蛋白越低。

血清白蛋白也评估营养/肝状态。例如,如果蛋白尿是适度的(如 3.0g/dl)和血清白蛋白低(如 1.5g/dl),这表明低白蛋白合成率应部分归咎于肝脏合成。这可能是营养不良或与之相关的肝脏疾病造成的。血清白蛋白已经被广泛用于反映 CRF 或非 CRF 患者的营养状态。白蛋白还受其他非营养因素影响,常见原因有感染或炎症、脱水或水肿、经腹膜透析液或尿液丢失蛋白质和酸中毒。血白蛋白水平还和急性期蛋白质水平呈负相关,炎症越明显,白蛋白水平越低。

(七)其他血液检查异常

1. 乳酸脱氢酶(LDH) LDH 是一种糖酵解酶。乳酸脱氢酶存在于机体所有组织细胞的胞质内,其中以肾脏含量较高。LDH 是能催化乳酸脱氢生成丙酮酸的酶,几乎存在于所有组织中。有两个亚单位。同工酶有五种形式,即 LDH-1(H4)、LDH-2(H3M)、LDH-3(H2M2)、LDH-4(HM3)及 LDH-5(M4),可用电泳方法将其分离。由于 LDH 几乎存在于所有体细胞中,而且在人体组织中的活性普遍很高,所以血清中 LDH 的增高对任何单一组织或器官都是非特异的。当溶血或肌肉、内脏受损,存在肌肉损伤或内脏器官坏死时,高 LDH 是溶血的证据,如血栓性微血管病。LDH 增高还见于急性肝炎、阻塞性黄疸、心肌炎、恶性肿瘤、肝硬化、运动肌肉营养不良、急性白血病及恶性贫血等。

2. 乙型病毒性肝炎表面抗原(HBsAg) HBsAg 是乙型病毒性肝炎的外壳蛋白,本身不具有传染性,但它的出现常伴随乙型病毒性肝炎的存在,所以它是已感染乙型病毒性肝炎的标志。应进一步做乙型病毒性肝炎感染五项指标(俗称为“两对半”)和乙肝病毒脱氧核糖核酸(HBV-DNA)检查,乙型病毒性肝炎病毒抗原是继发性肾小球疾病的常见原因,其表面抗原或抗原抗体复合物沉积于肾小球可引起乙型肝炎病毒相关性肾炎。即使患者本身并非传染源,肾小球疾病也非感染乙型肝炎病毒所致,但明确患者是否乙型肝炎病毒携带者对制定治疗方案具有重要的意义。

3. 血培养 筛查血液感染,特别是细菌、真菌或病毒。通常感染相关性肾炎,尤其是细菌感染,伴随有发热和白细胞增多。大多数感染相关性肾炎是由于细菌感染,然而巨细胞病毒、EBV 和细小病毒也可能导致肾小球肾炎。

4. 抗链球菌溶血素“O”试验(ASO) “O”是机体产生的以链球菌溶血素 O 为抗原的抗体。通过测定血清中的 ASO 抗体效价,来判断患者有无 A 族溶血性链球菌感染,可作为 A 族溶血性链球菌感染性疾病的辅助诊断方法之一。用于筛查近期的 A 组链球菌感染。急性链球菌感染后肾小球肾炎的诊断可以通过其临床表现和实验室检查,包括 ASO、尿检、低 C3 和 C4 等。

5. D-二聚体(D-Dimer) D-Dimer 主要用于检测纤维蛋白溶解功能,是筛查高凝状态及寻找临床上重要的凝血事件发生的证据。D-Dimer 水平升高(如> 2.0ng/ml)形成凝血或血栓的风险增加。在严重肾病综合征患者,可寻找静脉血栓(四肢、肾静脉)和筛查血栓性微血管病。

6. ADAMTS-13 活性 ADAMTS-13 是 ADAMTS 蛋白家族成员,基因定位 9(q34),编码1427aa,调节 vWF 活性。ADAMTS-13 活性下降可导致 vWF 异常。活性降低常见原因有基因突变、自身抗体和抗 CD36 抗体形成。ADAMTS13 活性低与 TTP 明显相关,是提示血栓性微血管病存在的证据。

(韦 洮)

第四节　肾内科常用的影像学检查手段

一、超声检查在肾脏内科的应用

（一）肾脏疾病时的超声检查

1. 肾脏大小和实质厚度　正常成人的肾脏大小与其体表面积有关。肾脏长径（标准肾脏冠状断面，从上极的上缘至下极的下缘）10~12cm，宽径（标准肾门部横断面，从肾门内上缘至外侧缘）5~6cm，厚径（标准肾门部横断面，从前缘至后缘）3~4cm。左肾略大于右肾，男性略大于女性。正常肾实质厚度（标准冠状断面的中部，从肾窦的外缘至肾皮质的外缘）1.5~2.5cm，老年人肾实质厚度较薄。

2. 梗阻性肾病　超声是梗阻性肾病最常用的诊断检查手段。可以对尿路梗阻的病因、程度和是否为双侧性等作出较准确的诊断。

尿路梗阻的声像图特征是肾窦分离扩张，出现无回声区。扩张程度与梗阻程度及梗阻发生的时间长短有关。轻度积水无回声区仅局限在肾盂或肾盏内，随着梗阻事件的延长和尿液潴留量的增加，肾盂内无回声区进一步扩展到肾大盏乃至肾小盏，声像图形似"烟斗状""手套状"或"调色碟"状。

超声检查在尿路梗阻时还可用于：①动态监测肾盂积水的消涨情况，以判断积水是否为梗阻性；②评估对尿路梗阻的治疗效果，了解梗阻对肾实质的损害程度；③超声引导下肾盂穿刺尿液检查和尿路造影；④超声引导下置管引流；⑤对双侧尿路完全梗阻患者施行肾造口术，以解除患者尿毒症症状，争取进一步治疗。

3. 肾脏占位性病变　肾脏占位性病变主要为肾实性肿瘤。肾实性肿瘤可分为肾实质肿瘤和肾盂肿瘤，90%以上为恶性。成人以肾细胞癌多见，儿童以肾母细胞瘤多见。良性肾肿瘤中最常见的是血管平滑肌脂肪瘤（错构瘤），其他如脂肪瘤、腺瘤等均少见。肾盂肿瘤较肾实质肿瘤少，其中恶性以移行上皮癌多见，良性多为乳头状瘤。

肾癌是肾恶性肿瘤最多见的类型。其声像图表现为肾内实质性回声团块，呈类圆形，边界较清楚。小肾癌多呈较高回声，中等大小肾癌呈低回声，大肾癌内由于出血、坏死、囊变、钙化，呈混合性回声或液性暗区。肾表面隆起，肿块边缘不光整。血管平滑肌脂肪瘤（错构瘤）常位于髓质或皮质，瘤体多数较小，无临床症状。少数较大的肿瘤可引起腰痛、腹部肿块和血尿等。其声像图则表现为肾实质内高回声肿块，回声不均，边界清晰。彩色多普勒血流成像在肿块周边或内部可见短线状动脉血流。

肾盂癌90%以上来源于移行上皮细胞，即移行细胞癌。间歇性无痛血尿和肾区疼痛是肾盂癌最常见和最早出现的症状。肾盂癌的声像图表现为肾窦强回声区内边缘不规则的低回声团块。肿瘤较大时肾外形饱满，合并肾积水时，可见围绕实性肿块排列的扩张肾盏。输尿管受累梗阻者，可见重度肾积水表现。

4. 肾脏囊肿性疾病　肾囊性病变病因复杂，种类多样，病理类型复杂。较常见的情况为单纯性肾囊肿和多囊肾。

单纯性肾囊肿是最常见的肾良性囊性病变，可发生于任何年龄，以老年者居多。其典型声像图表现为单纯囊肿呈圆形或椭圆形无回声区；囊壁菲薄、光滑；其后方回声增强。囊肿在肾内常造成肾皮质和肾窦弧形压迹,也可向外隆起使肾局部肿大畸形。

多囊肾是一种较常见的遗传性疾病,约占长期透析患者的 10%。成人常见多囊肾为常染色体显性遗传性多囊肾(ADPKD)。ADPKD 的声像图特点为肾内充满大小悬殊的囊状无回声区,难以计数的囊状互相挤压、重叠,甚至失去囊状光整的轮廓,仅表现为不规则的无回声区。难以显示正常的肾实质回声,肾窦变形。

5. 肾结石　肾结石是指肾集合系统结石。其典型声像图表现为肾内斑点状或团状强回声,伴有声影。回声强度与结石成分和结石前面介质的性质相关。较小的肾结石多积聚于肾下盏的后部。结石嵌入肾盏内或肾盏颈部造成梗阻时可引起肾盏扩张。结石位于肾盂输尿管连接部并造成梗阻时,表现为肾窦扩张积水。

6. 其他肾脏病的超声表现　其他肾脏疾病也有各自不同的超声表现。有些具有特异性,有些无明显特异性。

弥漫性肾实质性疾病特点是广泛性肾实质损害,病因复杂。最常见的是各类肾小球肾炎、肾病综合征及高血压、糖尿病和肾血管病等造成的肾损害。其超声表现主要为肾脏弥漫性病变。但是这种弥漫性病变的诊断敏感性较低。

超声检查另一重要用途是对尿液检测异常者进行筛查,通常能够方便而快捷地鉴别内科或外科肾脏疾患;尤其超声下肾脏大小及皮质厚度是鉴别急、慢性肾损伤的重要指标之一。通常来讲,超声显示肾脏体积增大、皮质厚度增加者,提示急性肾损害可能性大;反之,超声显示肾脏体积缩小、皮质变薄,提示慢性肾脏病甚至肾衰竭。但是,特殊蛋白沉积导致的肾损害(如淀粉样变等)及糖尿病肾病患者,即使发展至慢性肾脏病 4~5 期,肾脏体积可能仍无明显萎缩。此外,对于肾脏大小正常的患者,还需结合病史特点及其他临床症状、实验室检查结果来判断。

(二)超声引导的介入诊断和治疗

1. 超声引导的肾穿刺　超声引导的肾穿刺是在整个穿刺过程中,超声探头始终不离开患者,通过超声对穿刺针的方向、深度及所到达的位置进行实时监控,从而大幅度提高穿刺的成功率和安全性。

超声引导的肾穿刺使用体积较小的探头,不需要过度占用穿刺术野,探头上有一个导引装置,使用时,屏幕上有一天斜行的指示线。穿刺针进针时,在屏幕上可清楚地看到针体沿该指示线行进,针尖所到达的层次很清楚。为了克服上述方法对进针方向的限制,可以采取改良的超声引导穿刺法,去掉导引装置进行穿刺。近年来,为了减少肾穿刺术后并发症的发生,国外有人开始尝试用一种增强的彩色多普勒超声引导肾穿刺。这种超声技术可以发现一些较细小的血管,该方法可明显减少肾穿刺后肉眼血尿和血肿的发生率。

2. 超声引导的血管通路介入治疗

(1)超声引导的中心静脉置管:目前指南推荐,中心静脉置管应在超声引导下进行,以提高穿刺的成功率,减少并发症的发生。

(2)超声引导的动静脉内瘘修复治疗:动静脉内瘘常见并发症如内瘘血栓形成或内瘘狭窄时,常用 X 线引导下的介入治疗,包括导管取栓及球囊扩张等方法。这些介入治疗方法也可在有经验的超声引导下进行,可以减少 X 线的暴露。

(三)超声检查在肾内科的其他应用

1. 骨密度　定量超声骨密度测量主要利用骨质对超声衰减度和声速的变化进行无创、

无损、无辐射的人体骨密度骨强度等生理性参数的检测,对于骨折风险的预防具有一定参考价值和指导价值,是骨质疏松的诊断手段之一。

2. 其他 超声检查除上述应用外,在 CKD 患者还常用于以下情况:继发性甲状旁腺功能亢进症患者进行甲状旁腺的影像学检查,筛查有无甲状旁腺增生或结节形成。超声心动检测患者心脏结构及功能情况,协助诊断 CKD 患者的心血管疾病(CKD-CVD)。血管超声评价患者动脉粥样硬化及内中膜增厚情况。协助诊断 CKD 其他系统合并症。

二、X 线检查在肾内科的应用

(一)动脉钙化的 X 线辅助诊断

虽然 CT,包括电子束 CT(EBCT)和多层螺旋 CT(MSCT)是判断慢性肾脏病(CKD)患者血管钙化的最佳无创检查方式,但因设备需求和高检测费用限制了其临床应用,难以作为常规筛查手段。X 线平片对血管钙化的诊断也有重要作用。KDIGO 指南建议,虽然 CT(包括 EBCT 和 MSCT)仍是血管钙化诊断的金标准,但是 X 线平片特别是侧位腹平片可作为诊断血管钙化有效的替代检查手段。

常用 X 线平片诊断血管钙化的方法有侧位腹平片,髋关节正位片及双手正位片。其中同一程度的血管钙化,侧位腹平片的诊断敏感性高于髋关节正位片。X 线平片诊断血管钙化的特异性均较好,敏感性随钙化的严重程度增加而增加。但是 X 线平片检测中、重度血管钙化的敏感性更高,而对轻度或少量钙化很难做到早期发现。

(二)X 线在肾内科的其他应用

X 线检查除在动脉钙化的诊断中发挥重要作用外,在肾内科其他临床实践中也有重要作用。X 线平片检查可以协助发现肾病患者,尤其是慢性肾衰竭并发严重继发性甲状旁腺功能亢进的患者,软组织钙化以及骨质疏松和骨骼变形等表现。X 线胸片检查测量心胸比,是协助评价患者容量负荷情况、确定干体重的方法之一。X 线胸片检查还可以显示患者肺部感染、肺水肿、胸腔积液等情况。

临床中,X 线平片还常用于协助判断各类导管(包括中心静脉导管、腹膜透析管等)的位置、走行情况及相关并发症的诊断和评估。

中心静脉置管术后应常规行 X 线平片检查(颈内静脉置管术后行胸部正位片、股静脉置管术后行立位骨盆片),确定导管置入位置。通常情况下,颈内静脉导管置入应使导管末端位于上腔静脉开口处或右心房上 1/3,即第 7~9 后肋水平。而股静脉导管置入应使导管末端位于髂总静脉或下腔静脉,即第 1~2 腰椎水平。同时,X 线检查还可发现导管是否存在打折、走行角度过小等情况,从而协助判断导管功能不良的原因并指导相应治疗措施。中心静脉置管术后行 X 线平片检查还可以协助发现置管相关的气胸、血气胸等并发症的情况。

腹膜透析置管术后也应常规行立位腹平片检查,以了解导管放置位置是否合适,有无导管走行异常。此时,腹平片应包括整个真骨盆。平片中,腹膜透析管的末端应位于真骨盆的最低处。在了解导管位置的同时,腹平片还可显示患者有无明显肠管扩张、积气、积粪甚至肠梗阻表现。当腹膜透析患者出现腹透液引流不畅时,通过立位腹平片可以协助判断是否存在导管移位(腹透管漂管)、导管打折等并发症。

三、CT 检查在肾脏病领域的应用

（一）肾脏的 CT 检查

CT 对某些肾脏病变，尤其是肿瘤的定位和定性诊断有重要价值。CT 易于发现泌尿系结石，尤其是肾内小结石；CT 易于显示肿瘤内的钙化、脂肪组织等，并依据肿瘤的强化特点，可对部分肿瘤做出定性诊断；CT 血管成像无需插管可立体地显示肾动脉，用于诊断肾血管性病变，如肾动脉狭窄等，但对肾内小分子显示不佳；用于肾创伤的诊断，可判断肾损伤的程度。

（二）血管钙化的诊断和分级

KDIGO 指南建议，对 CKD 患者中存在显著高磷血症需要大剂量磷结合剂治疗者、等待肾移植者、CKD5D 期患者及医生评估后认为需要检测的患者，均应进行每 6~12 个月一次的血管钙化的检测。常用血管钙化检测方法中，CT（包括 EBCT 和 MSCT）仍被认为是目前检测及定量心血管钙化最敏感的方法，是血管钙化诊断的金标准。此外，还可应用侧位腹平片检测是否存在腹主动脉钙化，超声心动图检测是否存在心脏瓣膜钙化。

目前 CT 血管钙化的评价采用 Agatston 法（基于 CT 扫描的 CT 钙化评分方法）。具体方法如下：扫描前设定 CT 值的阈值。扫描时 CT 值高于阈值的所有区域均会显示，同时标记冠状动脉内的兴趣区，并记录钙化板块的面积及最大 CT 值。钙化板块评分基于最大 CT 值确定：133~199 记 1 分；200~299 记 2 分；300~399 记 3 分；≥400 记 4 分。兴趣区评分为密度评分与面积乘积，总钙化评分为扫描各层钙化评分的综合。钙化总评分与对应钙化程度如下：0 分提示无钙化；1~10 分极少钙化；11~100 分有至少轻度钙化；101~400 分有至少中度钙化；>400 分为重度钙化。

四、肾脏疾病时的其他影像学检查手段

（一）肾盂造影

包括静脉肾盂造影和逆行肾盂造影。

1. 静脉肾盂造影　是将有机碘化物的水溶液（含碘造影剂）注入静脉内，造影剂有肾小球滤过排入肾盏、肾盂，从而显示整个尿路。此项检查既可以了解双肾功能情况，又可观察尿路的形态和通常情况。临床上，凡疑有肾、输尿管、膀胱病变时，或有不能解释的泌尿系统症状，均可做静脉肾盂造影，以便发现或除外泌尿系统疾患。静脉肾盂造影常用造影剂包括泛影葡胺、优维显、碘海醇（欧乃派克）及碘克沙醇等。泛影葡胺等高渗造影剂易导致造影剂肾病的发生，目前已很少应用。优维显、碘海醇（欧乃派克）等渗造影剂和碘克沙醇等低渗造影剂由于相关副作用风险降低，目前在临床上更为常用。

2. 逆行肾盂造影　则是将有机碘化物的水溶液（含碘造影剂）从尿道注入，造影剂依赖注射压力逆行经过膀胱、输尿管、肾盂及肾盏。逆行肾盂造影不能显示肾实质，对尿路结构显示与静脉肾盂造影基本相同，但更清晰，且不受肾功能限制，但需尿路通畅。由于逆行肾盂造影并发感染和医源性损伤的发生率高，常用于静脉肾盂造影不能重复平均肾脏集合系统、输尿管、膀胱和尿道时，或超声、核素，甚至 CT 不能诊断的病例。

（二）肾动脉造影

用放射性方法观察肾动脉情况是诊断某些肾脏病的重要检查方法之一。肾动脉造影是

一种创伤性检查方法,需严格掌握其适应证:①肾血管性高血压;②肾血管性病变,肾动脉造影是诊断各种原因导致的肾动脉狭窄的金标准;③肾脏占位病变;④肾创伤,其他检查方法未能发现病变,而肾动脉损伤症状明显时(如肾活检后并发症),可做肾动脉造影;肾移植前后可行肾动脉造影了解肾动脉情况或肾移植术后处理并发症;⑤其他,当一般检查方法不能明确血尿原因时。

肾动脉造影主要的并发症是造影剂变态反应以及造影剂肾病的发生。导管留置于肾动脉或其分支而引起血栓等。动脉穿刺可引起血管损伤、出血、动静脉瘘及血栓形成等。

(三) 肾动态显像

通过静脉注射放射性核素后,观察肾内小动脉和毛细血管床的血流灌注影像(肾实质影像),以及随后显像剂经肾盏、肾盂和输尿管到达膀胱产生的排出影像,可一次性观察双肾血流灌注、实质形态和肾小球排泄功能以及尿路引流情况。同时,以左、右肾影像的最大计数率占显像剂注入总计数率的百分数作为各肾的摄取率,是最简便的分肾功能定量测定方法,尤其是在单侧或双侧肾动脉狭窄患者,分肾功能检查在早期评估与后期随访中表现出显著优势。

常见肾动态异常表现如下:①肾血流灌注影像不显影时,常见于不同原因所致的该侧肾动脉主干血流阻断、严重肾萎缩、肾缺如和移植肾超急性排异。②显影延迟、肾影淡而小则见于该侧肾动脉主干狭窄、肾萎缩等。③如果肾实质影像不显影,其意义与肾血流灌注影像不显影。④肾实质影像显影延迟、影淡和消退缓慢表面该肾功能降低和(或)肾血流灌注明显减少。⑤肾影持续不退、肾盏肾盂同时无放射性逐渐增高之势,表面显像剂滞留于该肾实质内,可能与原尿生成明显减少、弥漫性肾小管管腔内淤塞或压力明显升高相关。⑥出现瘢痕征表现为肾实质影像内单个或多个放射性减低灶,或边缘呈凹陷状,常伴肾影小而淡。⑦排出影像时,肾盏、肾盂或输尿管显影明显扩大,消退缓慢,提示该侧尿路梗阻并积水。⑧浅淡的肾实质影像围绕巨大空白区,数小时后延迟影像依旧或原空白去略有放射性填充,提示巨大肾积水,且肾实质功能很差。⑨如泌尿系之外出现放射性影像,提示有尿漏存在。

(董 葆)

第五节　肾组织检查异常

一、肾脏病理检查概述

肾脏疾病病理学,特别是有关内科肾脏疾病病理学的发展,经历了一个较长的历程。医学发展的历史证明,仅从临床症状和检验指征进行疾病的诊断和治疗,毕竟存在一定的缺陷和局限性。将病变的器官或组织通过病理形态学方法进行体现,对肾脏疾病的诊断和治疗奠定坚实的基础,因此,肾活检的病理诊断在肾脏病学的发展历程中,起到了不可估量的作用。肾活检病理学的诞生、发展和完善,经过了五十多年的历史,它的发展与穿刺针等器械的改进、医学影像学的进步、病理学的仪器和试剂以及技术的发展是分不开的。

肾活检病理检查在肾脏病学中的意义在于:①明确肾脏疾病的病理变化和病理类型,并结合临床表现和检验指标作出疾病的最终诊断。②根据病理变化、病理类型和病变的严重程度,制定治疗方案。③根据病理变化、病理类型和病变的严重程度,判断患者的预后。

④通过重复肾活检病理检查,探索肾脏疾病的发展规律,判断治疗方案是否正确,为治疗的实施或修改提供依据。⑤通过肾活检病理检查,进行肾脏疾病的病因发病机制研究,发现新的肾脏疾病,丰富肾脏病学的资料。

肾活检病理学的发展,与各种病理学技术的发展密不可分。肾活检所获得的组织很少,而且需要进行光学显微镜(光镜)、免疫病理学检查和电子显微镜下的超微结构(电镜)等多种检查。

近年来,医学影像学、肾活检的器械发展和改进很快,保证了 B 超引导下的经皮肾穿刺的损伤小而且准确性高。由于肾小球、肾小管、肾间质和肾血管在解剖和功能方面关系密切、互相影响,所以要求在同一标本中,都应包含上述组织成分,以保证光学显微镜(光镜)、免疫病理学、电子显微镜(电镜)检查的需要。

二、肾脏病理光学显微镜检查

肾穿后,光镜标本应立即置入 4% 中性甲醛(又称福尔马林,Formalin)固定液,室温或 4℃保存。甲醛具有穿透力强、固定均匀、可以保存组织内的脂类物质、使组织很少收缩和增加柔韧性的优点,便于切片。

包埋后进行切片。为防止细胞重叠和特殊染色的需要,并充分显示所获得标本的病理变化,肾活检病理检查的切片一定保证 $2\sim3\mu m$ 的薄切片,而不同于一般病理检查的 $7\mu m$ 的切片。

制作成切片后进行染色。染色的目的是便于在光镜下观察标本的组织结构的变化、固有细胞的多少和分布、炎症细胞浸润、细胞外基质的多寡、基底膜的变化等,为此,肾活检病理切片要求数种必需的染色。

HE(Hematoxin Eosin)或苏木素伊红染色:细胞核显紫色,细胞质显红色,可观察细胞的种类和数量。

PAS(Periodic Acid Schiff)或过碘酸雪夫反应:该法对糖原和糖蛋白染成红色,所以可显示肾小球和肾小管的基底膜以及增生的系膜基质等细胞外基质,并可根据基底膜的轮廓判断固有细胞的种类:基底膜外侧的细胞为足细胞,基底膜包绕的毛细血管腔内者为内皮细胞,毛细血管之间者为系膜细胞。

PASM(Periodic Acid-Silver Methenamine)或六胺银染色:该法在过碘酸氧化的基础上,加染银,使基底膜和系膜基质以及Ⅳ型胶原显黑色,较 PAS 法显示更精细。

Masson's Trichrom Stain 或马松三色染色:基底膜和Ⅲ型胶原显蓝色或绿色,免疫复合物或血浆、纤维蛋白显红色。

上述各种染色均应作苏木素复染,以显示细胞核。将 PASM 与 Masson 两种染色用于同一切片,可使免疫复合物的沉积定位显示更精确。

理想的光镜切片要薄,染色方法齐备,所含肾小球要超过 10 个,否则不易判断肾小球疾病的严重程度,特别是局灶性肾小球病。

三、肾脏病理的免疫荧光检查

肾脏疾病中,变态反应在其病因发病机制中占很大比重,所以在肾活检标本中显示抗原或抗体是很重要的。

冰冻切片直接或间接免疫荧光法检查：制作冰冻切片的标本应尽快以盐水纱布包裹，以免干涸，并尽快冷冻保存（0℃以下），冰冻切片机切片后，采用标准化的荧光素标记的抗体与肾内的抗原或免疫球蛋白、补体进行结合，进而说明标本中有无相应抗原或免疫复合物存在，根据标记抗体应用的次序，有直接法和间接法之分。

根据显现的荧光强度来判断免疫复合物的多少，常用半定量法：阴性；高倍镜下似乎可见为±；低倍镜下似乎可见，高倍镜下明显可见为+；低倍镜下明显可见，高倍镜下清晰可见为++；低倍镜下清晰可见，高倍镜下耀眼为+++；低倍镜下耀眼，高倍镜下刺眼为++++。

根据导致肾脏疾病的常见免疫复合物种类，常规进行 IgG、IgA、IgM 等免疫球蛋白，旁路激活的补体 C3 和经典途径激活的补体 C1q、C4 以及纤维蛋白（FRA）等检测。有时，根据需要还要进行抗原的检测，如乙型肝炎病毒抗原（HbsAg、HBcAg）的检测，κ 和 λ 轻链蛋白等检测。观察时，还应注意荧光显现的图像和部位。

四、肾脏病理的电子显微镜检查

电镜检查可观察到细胞的微细结构和各种特殊物质以及病原体。电镜标本应即刻固定于 3% 戊二醛或多聚甲醛，4℃ 条件下保存，根据电子密度的差异，进行观察分析。

根据不同需要，可进行透射电镜、扫描电镜以及免疫电镜观察。其中透射电镜是肾活检病理检查的常规方法。常用戊二醛和锇酸固定，树脂包埋，超薄切片，枸橼酸铅和醋酸铀染色。根据电子密度的差异，进行观察分析。

免疫复合物在电镜下表现为电子致密物，由于免疫复合物的分子量、携带电荷、立体结构等因素不同，由大分子量到小分子量依次沉积于系膜区、内皮下、基底膜内、上皮下。有的肾疾病必须通过电镜检查方可确诊，如 Alport 综合征、薄基底膜肾病、甲髌综合征、纤维样肾小球病、免疫触须样肾小球病等；有的肾疾病则应通过电镜检查证实，如 I 期膜性肾病、微小病变肾小球病、Ⅲ 型胶原肾病等；有的肾疾病可通过电镜检查得以核实，如 IgA 肾病的系膜区的高密度电子致密物、狼疮性肾炎的多部位的电子致密物沉积、链球菌感染后毛细血管内增生性肾小球肾炎的上皮下驼峰状电子致密物等。

（董　葆）

第五章

慢性肾脏病持续进展的机制

第一节　慢性肾脏病持续进展机制概述

一、高灌注学说

20 世纪 80 年代初，Brenner 等对大鼠作 5/6 肾切除应用微穿刺研究证实残余肾的单个肾单位肾小球滤过率（single nephron GFR，SNGFR）增高——高滤过、血浆流量增高——高灌注和毛细血管跨膜压增高——高压力，即著名的"三高学说"或"肾小球高滤过学说"。

其产生的机制主要是残余肾单位入球小动脉较出球小动脉扩张更加显著所致。一般认为这是主要由于入球小动脉对血管紧张素Ⅱ（AngⅡ）不敏感，而出球小动脉对 AngⅡ 的敏感性增加以致扩张相对较少有关。AngⅡ 不仅通过肾小球局部血流动力学的作用引发三高产生蛋白尿，且还具有非血流动力学效应：包括对细胞的促生长作用，活化、释放趋化因子、增加细胞外基质的积聚以及局部代谢的影响等，导致肾小球硬化，从而在 CKD 进展中起重要的影响，这也是通过阻滞肾素血管紧张素系统、防止 CKD 进展的理论基础。

在肾小球处于高压力、高灌注、高滤过的血流动力学状态下，肾小球可显著扩张，进而牵拉系膜细胞，引起细胞外基质（ECM）的增加而导致肾小球肥大，从而在某种程度上减轻了肾小球压力、增加了肾小球顺应性。然而大量 ECM 积聚以及高血流动力学引起肾小球细胞形态和功能的异常，又会使肾小球进行性损伤，最终发展不可逆的病理改变即肾小球硬化。

肾小球上皮细胞是一种高度分化的终末细胞，出生后在生理情况下它不再增殖。当肾小球处于高血流动力学状况下可发生局部毛细血管袢的扩张及至整个肾小球的扩张和肥大。但肾小球上皮细胞不能增殖与肾小球容积增加和毛细血管扩张很不适应，从而使上皮细胞足突拉长、变薄和融合甚至与肾小球基底膜（GBM）分离，形成局部裸露的 GBM，该处 GBM 处毛细血管跨膜压骤增，大大增加了大分子物质的滤过，引起蛋白尿。严重的上皮细胞损伤、GBM 裸露及肾小球毛细血管襻塌陷，最后导致局灶、节段性肾小球硬化。

肾小球内皮细胞在高血流动力学状态下导致内皮细胞损伤，可引起血小板聚集、活化并释放多种细胞因子如血小板来源的生长因子（PDGF）等，使肾小球内凝血增强、肾小球内微血栓形成，导致残余肾单位进行性减少，加重肾损伤，促进 CKD 发展。

二、高代谢学说

研究认为，在 CKD 进展过程中肾小管并不是处于被动的代偿适应或单纯受损状态，而是直接参与肾功能持续减低的发展过程。其中肾小管高代谢已为动物实验所证实。当大鼠切除 5/6 肾后,其残余肾单位氧耗量相当于正常大鼠的三倍。其机制可能是多方面的:可能与残余肾单位生长因子增加、溶质滤过负荷增加、脂质过氧化作用增强、多种酶活性增加、Na^+-H^+ 反向转运亢进和细胞内 Na^+ 流量增多等有关。

肾小管的高代谢可引起剩余肾单位内氧自由基生成增多;自由基清除剂,如谷胱甘肽生成减少,进一步引起脂质过氧化作用过强,进而导致细胞和组织的损伤,使肾单位进一步丧失。

三、残余肾单位学说

在慢性肾脏疾病时,肾单位因不断遭受破坏而丧失功能,肾功能代偿只能由未受损的残余肾单位(健存肾单位)来承担,这些肾单位要加倍地工作以进行代偿。随着疾病的进一步发展,肾单位不断遭受损害,使丧失功能的肾单位逐渐增多,而完整的健存肾单位则逐渐减少,健存肾单位/受损肾单位的比值逐渐变小。当健存肾单位少到不足以维持正常的肾脏功能时,机体就出现内环境紊乱。

关于肾单位进行性损害的机制,可能与健存肾小球血流动力学改变使肾小球发生过度滤过有关,最终导致肾小球纤维化和功能丧失。当部分肾单位功能丧失后,健存肾单位血流量增加和肾小球毛细血管血压升高(肾小球高灌注),从而使单个健存肾小球的滤过率增加,这是一种适应性或代偿的表现,借以维持机体的生命活动需要。但长期过度负荷,可导致肾小球毛细血管发生一系列损害,在动物实验可观察到有微血栓形成、微血管瘤形成、系膜基质增加、内皮下透明样变等病理变化,其结局是肾小球发生纤维化和硬化。肾小球硬化和废弃后,残余肾单位的单个肾小球滤过率又进一步升高,又使另一批小球走向硬化,形成恶性循环,如此肾小球硬化不断增加,总的肾小球滤过率不断下降,以致最后全部肾小球废弃,促进肾衰竭的发生。

四、矫枉失衡学说

20 世纪 60 年代末至 70 年代初,Bricker 等根据对慢性肾衰竭(chronic renal failure,CRF)的一系列临床和实验研究,提出了矫枉失衡学说(trade-off hypothesis)。这一学说认为,CRF 时体内某些物质的积聚并非全部由于肾脏清除减少所致,而是机体为了纠正代谢失调的一种平衡适应,其结果又导致新的不平衡,如此周而复始,造成了进行性损害,成为 CRF 患者病情进展的重要原因之一。

CRF 时,甲状旁腺激素(parathyroid hormone,PTH)升高造成的危害是本学说最好的例子。随着 GFR 降低,尿磷排泄量减少,引起高磷血症,由于血清中钙磷乘积的升高,一方面使无机盐在各器官沉积,出现软组织钙化;另一方面,低钙血症及高磷血症又刺激了 PTH 的合成和分泌,代偿性促进尿磷排泄并升高血钙。但高磷血症和低钙血症对甲状旁腺的持续性刺激则又导致甲状旁腺的增生及继发性甲状旁腺功能亢进(secondary hyperparathyroidism,SHP)。由于肾脏功能衰竭,再高的 PTH 水平也不能进一步增加肾脏的磷排泄分数和总磷排泄量,相反,增高的 PTH 对骨骼、心血管及造血系统产生不良影响。

(蔡美顺)

第二节　导致肾脏病的原发病

一、系统性疾病的活动或复发

各种原发或继发性肾脏疾病是导致 CKD 的基本病因,是决定 CKD 进展速率的重要因素。治疗基础疾病、控制原发病是 CKD 防治的基础,临床上应根据基础疾病是否活动等,进行合理评估,采取相应治疗。防治基础肾脏病,包括两个方面:一是指防治各种原发性肾脏疾病(如各种肾小球、小管、间质、肾血管性疾病等);二是消除或控制引起肾损害的危险因素(如糖尿病、高血压、自身免疫性疾病等),这也是初级预防的主要措施之一。

未经过治疗的糖尿病肾病进展速率很快,GFR 下降速度每年达 $10ml/(min \cdot 1.73m^2)$。据估计通常慢性肾小球疾病的 GFR 下降速度分别为慢性小管间质疾病和高血压肾病的 2.5 和 1.5 倍。注意有些引起慢性肾损伤的基础疾病在治疗后具有可逆性,例如狼疮肾炎尿毒症患者,如肾活检显示活动性指数较高者,经药物治疗后肾功能可改善。

国内的研究显示,慢性肾脏病急性加重的病因中,原有疾病的复发或加重占 20.4%~21.2%,其中最多见于狼疮性肾炎(LN),LN 占原有疾病复发或加重病因的 87.8%~95.5%,其他还可见于血管炎活动、IgA 肾病等。国外一项对儿科 SLE 患者 45 个月的随访显示,AKI 患者占全部 SLE 患儿的 20.1%,LN Ⅳ型(弥漫性狼疮性肾炎)占 AKI 患者的 68%。国内也有研究显示,在经肾活检确诊的 322 例 LN 患者中,有 20.5%的符合 AKI 标准,符合标准的患者中有 92.4%为Ⅳ型。对于狼疮活动导致 AKI 的患者,积极控制原发病,及时给予激素或免疫抑制剂治疗,多数患者的肾功能可以得到明显改善,从而达到完全缓解或部分缓解。

二、导致肾脏疾病的原发病控制不良

(一) 糖尿病

英国糖尿病前瞻性研究(UKPDS)结果证实,有效地控制血糖可延缓糖尿病肾病等并发症的发生。1 型糖尿病患者的糖化血红蛋白应控制在不超过正常范围的 2%,而 2 型糖尿病患者的糖化血红蛋白应控制在正常范围内。由于高胰岛素血症可引起肾小球硬化及增加心血管疾病的可能,对于 2 型糖尿病患者,既可降低血糖又不刺激胰岛素分泌的某些口服降糖药(如二甲双胍、阿卡波糖)应是首选,但应根据患者的肾功能情况进行药物的调整。最近有报道认为胰岛素增敏剂噻唑烷二酮本身就有直接的肾保护作用。

控制血糖使糖尿病患者血糖水平和糖化血红蛋白浓度达标,其目标值是:空腹 90~130mg/dl,睡前 110~150mg/dl,平均糖化血红蛋白(HbA1c)<7.0%。对于 CKD3~5 期的糖尿病患者,由于肾脏对胰岛素和口服降糖药物的清除下降,其发生低血糖风险增加,此时,应加强血糖监测,调整药物剂量,避免使用完全依赖肾脏排泄的口服降糖药物。

2 型糖尿病患者更严格的血糖控制能够预防偶发微量白蛋白尿和严重性肾病变。ADVANCE、ACCORD 和 VA 糖尿病试验显示,对 2 型糖尿病患者严格血糖控制可降低偶发微量白蛋白尿和大量白蛋白的风险,但对血肌酐倍增、肌酐清除率降低和 ESRD 无影响,强化血糖控制组患者的死亡风险增加。与 2 型糖尿病相比,严格血糖控制似乎对 1 型糖尿病肾功能益处更大,但是需考虑严格血糖控制增加不良事件的风险。

(二) 高血压

延缓肾脏病变进展的最重要措施之一是适当地控制全身高血压。高血压是 CKD 患者的常见(80%~90%)并发症,是 CKD 进展至 ESRD 及心血管事件(CVD)发生的独立危险因素。高血压可引起肾小动脉硬化而致肾功能恶化,可通过增加肾小球内的压力和切线应力,刺激肾系膜细胞增生并合成过多的细胞外基质从而引起肾硬化,同时切线应力还刺激细胞黏附分子表达和转化生长因子 β(TGF-β)产生,趋化淋巴细胞和巨噬细胞在肾组织浸润从而导致炎症及纤维化。肾小动脉的硬化还可以造成肾脏缺血性损害。

蛋白尿是 CKD 高血压重要的伴随症状,可加速疾病进展和增加心血管事件的危险性。大规模临床试验及 Meta 分析已证实,降低血压至靶目标具有较强的抗蛋白尿作用,且与肾脏病进展减缓有关。按照国际指南,目前推荐所有 CKD 患者降压目标为<130/80mmHg。不管使用何种药物,糖尿病肾病或非糖尿病肾病,血压降低具有显著肾脏保护作用。抗高血压治疗不仅降低血压,延缓病变进展,而且还降低 CVD 的危险性。然而血压和肾脏疾病进展呈 J 曲线模式。CKD 患者理想的血压靶目标是收缩压 120~125mmHg 或平均动脉压 90~96mmHg。低于 120mmHg 并不能得到更多的益处。当收缩压<110mmHg,特别是对于存在蛋白尿的患者,ESRD 危险性增加。

许多大型临床试验已证实,有效控制血压应是慢性肾脏疾病治疗中首要的选择,将血压控制在理想范围可明显延缓肾功能进展。目前形成的共识是:蛋白尿大于 1g/d 者,应将血压维持在 125/75mmHg,蛋白尿程度越重,达到这样的目标所带来的益处可能也越大;而蛋白尿小于 1g/d 者,降压目标血压为 130/80mmHg,以有助于防止蛋白尿增多。对于血液透析的 CKD5 期患者血压控制缺乏高质量的 RCT 研究,一般认为血压控制的目标值是透析前140/90mmHg,透析后 130/80mmHg。对慢性肾脏病患者来说,要达到上述降压目标,大多需要 2~4 种降压药联合使用。目前强调通过个体化的药物阶梯疗法来达到目标血压。

合并肾脏病的高血压患者,降压药一般推荐首选血管紧张素转换酶抑制剂(ACEI)或者血管紧张素受体阻滞剂(ARB),也可与钙通道阻滞剂和噻嗪类利尿剂联合应用,应用时应限盐(饮食中钠摄入≤2g/d)。

肾素-血管紧张素—醛固酮系统(RAAS)阻断剂在 CKD 进展中具有重要作用。基于大量动物实验和临床试验,RAAS 抑制剂除了降低全身血压外,还通过作用于肾脏局部产生的血管紧张素Ⅱ而减轻肾脏损伤,改善 CKD 预后。但在应用 ACEI 或 ARB 时需注意:①单用 ACEI 或 ARB 降压不能达标时,可联合应用钙离子通道阻滞剂或其他降压药物,但一般情况下 ACEI 和 ARB 两者不宜联合使用;②对老年或肾衰竭患者,使用 ACEI 或 ARB 时,需密切观察血肌酐(Scr)和血钾的变化;③Scr>256μmol/L(3mg/dl)时宜慎用 ACEI 和 ARB;④使用 ACEI 或 ARB2 周内 Scr 上升>30%~50%,宜停止使用 ACEI 或 ARB,并积极寻找 Scr 上升的原因(如患者合并肾动脉狭窄、腹泻、过度利尿等)并及时纠正。

(蔡美顺)

第三节　肾外因素导致肾功能快速下降

一、血压剧烈波动

未控制的高血压会加速肾脏的恶化,肾脏病的进展则可能导致血压更加难以控制,甚至表现为顽固性高血压或恶性高血压。顽固性高血压患者与一般高血压患者相比,靶器官损伤概率明显增加,尤其增加了肾脏疾病进展或心血管事件的风险。RENAAL 研究发现,在基线血压的基础上每增加 10mmHg,发生 ESRD 或死亡风险增加 11%。

由于慢性肾脏病中,残存肾单位的减少,使其对高血压波动的代偿能力减弱,而更容易发生急性肾损伤。恶性高血压在慢性肾脏病急性加重的病因中约占 8.7%。

国外对 1566 例患有急性高血压[收缩压>180mmHg 和(或)舒张压>110mmHg]的患者进行调查研究,其中有 79% 的急性高血压患者存在 CKD,CKD 患者在上述急性高血压情况下,更容易发生急性肾损伤,本研究发现 CKD2、3、4 期的患者发生急性肾损伤的概率分别为 20.3%、24.3%、34.1%。

慢性肾脏病患者的肾脏对肾灌注压的自主调节能力下降,所以一味追求更低的血压反而对肾脏灌注不利,加速肾损伤进展。老年人、肾动脉狭窄、容量不足、心力衰竭患者,肾脏的自主调整能力更低,低血压时很容易在慢性肾病基础上发生急性肾损伤。

因此,将 CKD 患者的血压稳定在理想范围内,避免血压的大幅波动,可以延缓 CKD 的进展。

二、肾脏灌注不足

(一)血容量绝对不足

低血容量是指细胞外液容量的减少,主要是指有效循环血量减少。它分为绝对和相对血容量不足,前者指细胞外液的实际丢失量,后者指体液分布不均匀所导致的有效循环血量减少。

血容量绝对不足主要常见于呕吐腹泻引起的胃肠道液体丢失过多、过度利尿、消化道出血等。研究显示低血压占慢性肾脏病急性加重病因的 18.7%。血容量绝对不足可导致肾脏灌注不足,引起肾脏缺血,出现肾前性急性肾损伤,若肾灌注不能及时纠正可导致肾小管损伤,甚至引发急性肾小管坏死。因此,及时纠正低血容量,维持有效血容量稳定对 CKD 患者尤为重要。

(二)血容量相对不足

血容量相对不足是指虽然机体总水量正常甚至存在水负荷,但有效循环容量不足。常见于肾病综合征、脓毒血症、高钙血症、充血性心力衰竭以及严重的肝硬化等。血容量相对不足也可导致肾脏有效灌注不足,出现急性肾损伤。

(三)某些药物导致肾小球灌注压下降

某些药物可导致肾小球灌注压下降,如 ACEI/ARB、造影剂、钙调神经酶抑制剂、非甾体类抗炎药(NSAIDs)或麻醉药等。应用 NSAIDs 或环氧化酶-2(COX-2)抑制剂使肾脏舒血管性前列腺素类合成减少,致入球小动脉阻力调节下降的能力受损,此时即使轻微低灌注所致 Ang Ⅱ、去甲肾上腺素等缩血管物质释放就可在缺乏拮抗因素作用下使入球小动脉阻力显著增高;同时也可通过其多种途径促进缩血管因子释放,增加入球小动脉阻力。应用 ACEI 或 ARB 由于阻碍 Ang Ⅱ 对出球小动脉收缩,造成肾脏有效灌注不足,从而造成 GFR 下降。尤其患者存在肾动脉狭窄时应用上述药物时更易造成肾脏局部血供急剧减少,导致急性肾损伤。

因此及时纠正可能导致肾脏低灌注的病因,改善肾脏对缺血敏感性增加的因素,包括纠正低血容量或低白蛋白血症、积极控制感染、调整降压治疗、停止使用 NSAIDs 或 COX-2 拮抗剂以及其他相关药物如麻醉剂、钙调神经酶抑制剂、造影剂等,防止由此造成的肾脏灌注压下降,避免由此引起的肾损伤。

(蔡美顺)

第四节　药物导致的肾损伤

一、急性肾小管损伤

不同的药物可通过不同的机制造成急性肾小管损伤。

直接或间接毒性损伤肾小管上皮细胞:直接毒性损伤指药物或其代谢产物直接作用于肾小管上皮细胞(最常见为近端肾小管上皮细胞),通过细胞毒性损伤导致肾小管上皮细胞发生不同程度的凋亡或坏死,临床上出现急性肾损伤(acute kidney injury, AKI)。常见直接导致肾小管毒性的药物包括万古霉素、庆大霉素、两性霉素 B、多肽类(万古霉素、多黏菌素类)、多种中草药(如含马兜铃酸类中药、雷公藤、斑蝥、雄黄)等。

肾内梗阻:药物经过肾小球滤过后在肾小管腔内形成结晶,堵塞远端肾小管和集合管,导致急性肾损伤。可形成结晶引起肾小管堵塞的药物:磺胺类抗生素、静脉用的阿昔洛韦(无环鸟苷)、甲氨蝶呤等以及抗肿瘤药物大剂量应用时,细胞破坏产生大量尿酸盐形成结晶,也可导致肾小管阻塞引起急性肾损伤。

通过影响肾脏血流动力学导致肾脏低灌注造成肾小管损伤的药物:如利尿剂、血管紧张素转换酶抑制剂、非甾体抗炎药及钙调神经酶抑制剂等。此外造影剂、甘露醇等可因高渗透性损伤肾脏。

二、急性间质性肾炎(AIN)

据文献报道,大量的肾活检的病例中,急性间质性肾炎约占 2%,但是在急性肾衰竭患者的肾活检中,急性间质性肾炎占 10%~15%。

药物引起 AIN 的发生机制主要是免疫机制,主要通过细胞免疫介导。药物与其代谢产物可以自身作为半抗原与肾小管基膜成分结合来介导免疫反应;或是模拟内源性抗原,诱导免疫反应;药物的代谢产物还可以作为种植性抗原沉积在肾小管及间质中,最终引起抗体的产生,形成的免疫复合物沉积在肾间质中,损伤肾间质引发急性间质性肾炎。此外,抗原抗体反应激活的巨噬细胞可通过非抗原特异性免疫释放一些蛋白溶解酶、活性氧及活性氮物质等,加重肾小管的损伤,使疾病加重进展。

急性间质性肾炎从病因分类上包括药物性、感染性、特发性及免疫性疾病相关性。

药物相关性急性间质性肾炎为急性间质性肾炎的最主要病因,占半数以上,其中以 β 内酰胺类抗生素最常见,包括青霉素类及头孢菌素类,而又以甲氧西林发生率较高。其他药物包括非甾体类抗炎药、利尿剂、利福平、某些抗肿瘤药物、造影剂以及由关木通、广防己等含马兜铃酸的中草药等。晚近,质子泵抑制剂引发 AIN 引起较多关注,尤以奥美拉唑及兰索拉唑常见。

感染相关性急性间质性肾炎,包括感染性急性间质性肾炎及全身性或肾外性感染所导致的反应性急性间质性肾炎。感染性急性间质性肾炎由病原微生物直接感染肾间质引起，主要见于急性肾盂肾炎,可由血源性感染引起,尿路梗阻为常见诱因。全身性或肾外性感染所导致的反应性 AIN 主要由链球菌感染、支原体肺炎、钩端螺旋体病、传染性单核细胞增多症、巨细胞病毒感染、军团菌感染、白喉杆菌感染等感染性疾病诱发。

特发性间质性肾炎:又称肾小管间质性肾炎-眼色素膜炎(Tubulointerstitial nephritis uveitis,TINU),目前病因及发病机制不清。多项研究结果显示,可能与机体免疫反应,尤其是细胞免疫有关。糖皮质激素治疗有效。

其他:系统性红斑狼疮、干燥综合征、冷球蛋白血症、韦格纳肉芽肿、类肉瘤病、IgG4 相关间质性肾炎等自身免疫性疾病均可引起急性间质性肾炎。

急性间质性肾炎的临床表现多样。药物所致急性间质性肾炎典型表现为突发肾功能减退,伴发热、皮疹、关节痛、外周血嗜酸性粒细胞升高。但并非所有药物相关急性间质性肾炎均有上述表现。据统计,发热、皮疹、关节痛的发生率约为10%。其组织学病理特征为肾脏弥漫性间质水肿和炎性细胞浸润,伴不同程度的小管损害。肾小球或肾血管一般无明显病变。

多数药物相关急性间质性肾炎一般在用药后3周内起病。主要表现为非少尿型急性肾衰竭,发生于半数患者以上。其他非特异性症状包括食欲减退、恶心、呕吐,腹痛可见于部分患者。患者常有腰痛,这是由于肾间质水肿,肾包膜受牵张的结果。常有肾小管功能异常,包括肾性糖尿、低渗尿、Fanconi 综合征、肾小管酸中毒、尿电解质异常等。AIN 时尿检异常包括血尿、白细胞尿及蛋白尿。血尿多为镜下血尿。白细胞尿通常为无菌性白细胞尿,瑞氏染色镜检嗜酸性粒细胞计数大于尿白细胞总数的10%有诊断意义。蛋白尿多为轻到中度,大多<1g/d。

药物所致 AIN,立即停用可疑药物应作为首选干预措施,若从过敏史不能确定是哪个药物过敏引起的间质性肾炎,则需要排查最近3周的全部用药。对于其他病因引起的 AIN,应针对不同情况采取治疗措施,如由感染引起者进行抗感染治疗,由免疫性疾病及代谢性疾病引起者治疗原发病。对于药物所致 AIN,大多数学者主张早期使用激素,可使肾功能恢复速度加快。目前国内一般予口服泼尼松,起始剂量每天 30~40mg,疾病好转即逐渐减量,可以使用 4~6 周后停用,通常不超过 2~3 个月。对于治疗开始较晚、激素使用 2 周后仍无明显疗效的少数患者,可考虑加用细胞毒药物,如环磷酰胺。

三、血管内溶血

溶血性贫血按病因分为:①红细胞内部异常所致的溶血性贫血:遗传性红细胞膜结构与功能缺陷,如遗传性球形细胞增多症、遗传性棘细胞增多症等;遗传性红细胞内酶缺乏,如葡萄糖-6-磷酸脱氢酶缺乏症、遗传性血红蛋白病、海洋性贫血等;获得性红细胞膜锚连膜蛋白异常,见于阵发性睡眠性血红蛋白尿(PNH)。②红细胞外部因素所致的溶血性贫血:物理与机械因素,如大面积烧伤、心瓣膜钙化狭窄、心脏人工瓣膜、微血管病性溶血性贫血;化学因素,如苯肼、砷化氢、蛇毒等;感染因素:如疟疾(原虫)、传染性单核细胞增多症(病毒)、支原体肺炎(支原体)等;免疫因素,如新生儿溶血性贫血、血型不符的输血反应、自身免疫性溶血性贫血温抗体型或冷抗体型、药物性免疫溶血性贫血(青霉素、甲基多巴)。

溶血性贫血按溶血发生的主要场所可分为:血管内溶血(急性溶血)指红细胞在循环血

中遭到破坏;血管外溶血(慢性溶血)是指红细胞在单核-巨噬细胞系统(主要是脾脏)被吞噬破坏。

血管内溶血时患者可有腰背痛、血尿、尿少、血红蛋白尿、网织红细胞升高、高胆红素血症等。血管内溶血后产生了过多的游离血红蛋白,它是一种内源性毒素,可致急性肾小管损伤或坏死。血红蛋白一方面引起肾内氧化应激而损伤肾小管上皮细胞,另一方面形成肾小管内管型,造成肾小管梗阻。溶血产生的大量游离血红蛋白严重消耗一氧化氮,导致肾动脉阻力增加,肾血流量减少,引起肾内血管收缩及缺血,加重肾功能损害。其主要治疗为治疗原发病,去除溶血的诱因,水化治疗及碱化尿液等。

四、化妆品

含汞化合物如氯化汞、氯化氨基汞、氯化亚汞、氧化亚汞等汞盐可有效地抑制皮肤黑色素生成,具有快速美白功效,被用于皮肤美白祛斑化妆品。国内外化妆品相关规定化妆品中汞浓度不许超过 1ppm(1mg/kg),但是国内仍有不少的美白祛斑化妆品违规、超限量地添加含汞化合物,这些汞盐可以通过皮肤进入人体,长期使用能造成体内汞蓄积,产生严重危害。汞在自然界以金属汞、无机汞和有机汞 3 种形式存在。美白祛斑化妆品中的汞是无机汞,能灭活皮肤黑色素细胞中催化黑色素生成的酪氨酸酶,抑制黑色素生成,发挥美白祛斑作用。

用美白祛斑化妆品涂抹皮肤时,其中的无机汞能通过跨表皮或经附件(汗腺、皮脂腺及毛囊等)途径被皮肤吸收;另外,如果这些化妆品误入口中(常发生于口周涂抹及手-口接触时),其中的无机汞还能被消化道黏膜吸收,蓄积于体内,体内蓄积的汞将最终从尿液及粪便排出。被吸收后的无机汞广泛分布于体内,可到达人体内的所有组织,以肾组织(尤其近端肾小管)浓度最高。汞在体内蓄积达一定程度即能引起慢性汞中毒,出现肾损害(肾病综合征等)、神经系统病变(神经衰弱及易兴奋、手指震颤、皮肤感觉异常等)及消化系统病变(口腔、齿龈炎、金属异味、多涎等)。慢性无机汞中毒肾损害的主要临床表现为肾病综合征,病理类型以膜性肾病及 MCD 最常见,部分患者可出现美白祛斑化妆品导致的慢性汞中毒而产生肾小管损害。以上均可促进 CKD 进展。

五、意外的药物过量

某些药物过量可产生肾损伤,常见的药物有:

1. 阿昔洛韦　主要由肾脏排泄,大多以原形随尿排出,如果药物过量容易引起肾小管内结晶沉淀,形成药物结晶,阻塞肾小管,导致肾损害。

2. 华法林　是心瓣膜术后、房颤等疾病的常用抗凝剂,其主要并发症为出血。当药物过量时,还可造成急性肾损伤,称为华法林肾病。华法林肾病的临床诊断标准是应用华法林时 INR>3.0,1 周内血肌酐升高超过 26.5mmol/L(0.3mg/dl),并除外其他引起急性肾损伤的原因。结合肾病理显示肾小球出血、红细胞管型堵塞肾小管即可确诊。大型回顾性研究发现,华法林肾病总体发病率为 20.5%,CKD 患者发病率为 33%,非 CKD 患者发病率为16.5%。治疗:华法林减量或暂时停用,碱化尿液,严重者需透析治疗。另外使用他汀类药物能降低肾小球毛细血管的通透性,减少蛋白尿,保护华法林肾病患者的肾功能。

华法林肾病最主要的发病机制是肾小球出血、红细胞管型堵塞肾小管。其他发病机制还包括:①红细胞的分解产物如游离血红蛋白、含铁血黄素等通过氧化应激反应直接损伤肾小管;②过度抗凝诱发动脉粥样硬化斑块脱落,胆固醇结晶栓塞肾内动脉;③华法林相关的过敏性间质性肾炎,活检可见肾间质水肿伴嗜酸性粒细胞浸润;④华法林对肾小球的直接损伤,包括华法林促进肾小球内皮细胞凋亡,通过干扰生长停滞特异性基因 6 产物的活化来抑制肾小球系膜细胞增殖,以及通过抑制 Gla 蛋白羧化而导致血管钙化。

3. 其他　别嘌醇、对乙酰氨基酚、降脂药物(他汀类及贝特类)以及关木通、青木香等含有马兜铃酸的中草药等目前均有报道过量应用后造成肾损伤或促进 CKD 进展。

(蔡美顺)

第三篇　慢性肾脏病一体化治疗

第一章

慢性肾脏病的一体化管理概述

任何原因引起慢性肾脏病,均会向损害肾功能的方向发展,部分患者肾功能持续下降,最终导致终末期肾衰竭。因此,对肾脏病治疗的重点也由疾病的诊断及肾病的特殊治疗阶段向干预疾病进展、有效预防并发症的方向发展。也就是说对CKD的治疗更强调对疾病有一个合理、有效的整体计划,包括患者教育、疾病的早期诊断、积极有效地治疗原发病、预防和治疗并发症等,也就是强调慢性肾脏病的一体化防治和管理。

慢性肾脏病一体化防治和管理是肾脏病专业领域中医疗工作的重要理念。这一理念的主要内容包括:重视以人为本、预防为主,在充分了解慢性肾脏病流行病学特征的基础上加强对各类高危因素和高危人群的监控与防治;建立对慢性肾脏病患者的长期随访体系,建立对患者的系统管理和有计划的分级、分层医疗,使其疾病本身以及慢性进展的各个影响环节均能随时得到有效监控与防治;在基础医药学相关研究进展的基础上,积极开展针对慢性肾脏病的临床规范化诊断治疗方案的循证医学研究,探索新的诊治方法,建立适合国情和不同类型疾病特点的临床诊治方案和患者预后评估方案。通过上述理念的实施,期望达到有效减少慢性肾脏病的患病人群、延缓慢性肾脏病的进展、降低终末期肾脏病的发生率并改善患者临床预后的最终目标。

我们在临床上发现,患者就诊过晚、误诊漏诊、胡乱用药的现象屡见不鲜,一方面造成了医疗及经济资源的巨大浪费,一方面又使潜在的慢性肾衰竭患者群体迅速增长。由此可见,积极开展慢性肾脏病一体化防治和管理对我国患者来说尤为重要。

俗话说,慢性病得三分治七分养。加强CKD患者的自我管理能力非常重要,良好的自我管理能力和依从性有助于改善CKD患者的预后。因此,CKD患者必须主动参与到疾病管理过程中来;①主动根据疾病调整自己的生活方式,包括健康饮食、合理运动、控制体重等;②了解自己的病情,包括身高、体重、血压、血糖、尿量、尿蛋白、肾功能和一些重要的化验检查。如果病史较长,建议将这些检查结果制成表格,方便就诊时医师查看;③遵从医嘱,定期检查,按时服药。

第一节　慢性肾脏病一体化管理目标

一、治疗原发病

CKD 病因多样,目前在我国仍以肾小球疾病为导致慢性肾脏病的首位病因。肾小球疾病分为原发性和继发性,免疫机制复杂,且病理表现多样,临床诊断有其局限性,很多患者需进行肾脏穿刺活检,以明确病理诊断。临床上需根据具体病理类型及免疫反应机制选择适合的免疫抑制方案或其他治疗方案。

糖尿病、高血压等慢性疾病引起的肾脏病比例有逐年增高的趋势,治疗以控制血压、血糖,减少蛋白尿等治疗为主。

其他原因引起的 CKD,根据患者不同的临床表现及检测结果,有不同的相应的治疗方案。

二、延缓慢性肾脏病进展速度

除了病因治疗,延缓 CKD 进展的措施也是 CKD 一体化治疗的重要方面。

消除危险因素,阻断促使肾脏病变进展的关键环节(包括血流动力学改变、炎症反应等),是延缓 CKD 进展的主要治疗策略。控制血压和 ACEI/ARB 类、他汀类药物的益处已被多个大型临床验证结果所支持;而低蛋白饮食配合必需氨基酸疗法,也已被临床广泛采纳。此外,加强对患者和各级医师的培训,提高对 CKD 及其防治重要性的认识也是一体化治疗中至关重要的环节。

三、预防心脑血管并发症

慢性肾衰竭以及透析患者的主要死亡原因是心血管疾病。实际上,很多慢性肾衰竭患者在透析之前已死于心血管合并症,更需引起我们注意。美国高血压联合报告中已明确提出肾脏疾病是心血管疾病的独立高危因素。根据我国五省市 7 家医院对 1239 例慢性肾脏病患者的流行病学调查结果,冠状动脉疾病、左心室肥厚、充血性心力衰竭和脑卒中的患病率分别为 16.5%、58.5%、27.7%和 5.6%,均明显高于非 CKD 人群;在第 2~3 期的慢性肾脏病患者中心血管病的危险性即高于同地区普通人群,表明我国慢性肾脏病患者确属发生心血管病的极高危人群。因此,积极预防心脑血管并发症是改善患者预后的重要措施。

四、治疗慢性肾脏病并发症

CKD 患者在 1 期即可出现肾性高血压等,在 3 期以后逐渐开始出现肾性贫血、钙磷代谢紊乱、肾性骨病、电解质紊乱等并发症。已有大量研究证明在慢性肾脏病的早期积极干预治疗高血压、贫血、钙磷代谢紊乱、肾性骨病等并发症,可以延缓肾脏功能的损害,减少心脑血管并发症,降低慢性肾脏病患者的心血管死亡率和全因死亡率。

五、治疗慢性肾脏病的合并症

治疗糖尿病、高血脂症以及其他与肾病无关的合并症也可能产生对慢性肾脏病延缓进展的益处,同时改善患者的预后。

六、适时开始肾脏替代治疗

进入尿毒症终末期后,适时开始肾脏替代治疗是目前唯一有效的方法。腹膜透析(PD)、血液透析(HD)、肾脏移植作为主要的肾脏替代治疗手段,有各自的优势与局限。对于 CKD 患者而言,应加强监测、适时开始肾脏替代治疗,同时根据患者的情况及时调整替代治疗方案,并尽早接受肾脏移植以改善患者生活质量,使其能最大程度地回归社会。

(王 宓)

第二节 慢性肾脏病不同阶段的患者管理重点

一、慢性肾脏病危险人群的管理和慢性肾脏病的早期识别

(一)慢性肾脏病的危险人群

我们需要在正常人群中发现、筛查出易患慢性肾脏病的高危人群,对这些高危人群要加强监测、干预,这也就是慢性肾脏病的一级预防。慢性肾脏病的危险人群包括患有糖尿病、高血压、高血脂症、高尿酸血症、自身免疫性疾病的患者;肥胖者、吸烟者;年龄 ≥50 岁者;有肾脏病、糖尿病或高血压家族史者;长期服用镇痛药或含马兜铃酸的中草药等肾毒性药物者及出生时低体重者等。对于 CKD 的高危人群,我们应加强监测与防护,可每年进行 2 次或更多(根据病情)的 CKD 筛查。

(二)慢性肾脏病的早期识别

部分 CKD 患者可能出现水肿、尿中泡沫增多、尿色或尿量异常、夜尿增多、血压升高等肾脏病相关症状,对于这部分患者,需行相关检查进一步明确诊断。由于很多慢性肾脏病患者在疾病初期并无任何不适,我们应为健康人群每年定期进行 CKD 的筛查,高危人群更应加强监测。筛查项目包括:尿常规+沉渣镜检、尿微量白蛋白/肌酐、肾功能(计算 eGFR)、肾脏影像学检查,必要时可查肾小管功能。如出现尿液检查或肾脏病相关血液检查的异常或肾脏影像学检查的异常或 GFR<60ml/(min・1.73m^2),即需要警惕患者可能患有 CKD,应行进一步检查明确诊断。

多数肾脏疾病起病阶段常常隐匿,疾病进展至一定程度即使出现严重的肾功能损害亦很少合并有明显的临床症状。因此,提高对肾病及可能引起肾脏损害的疾病的认识,早期发现和治疗高危人群、预测危险因素是临床工作的关键。一旦发现有新发肾脏疾病或肾脏病变进展,及早将患者转至肾脏专科治疗将会对改善肾病预后起到极为重要的作用。

二、早期慢性肾脏病的管理

(一)治疗原发病

我国慢性肾脏病患者的病因分布与西方国家差异较大,尽管糖尿病和高血压的比例有逐年增高的趋势,但肾小球疾病目前仍占慢性肾衰竭病因的半数左右。成人肾小球疾病分为原发性和继发性,临床上首先需要通过一些化验检查排除继发性肾小球疾病,如狼疮性肾炎、乙肝相关性肾炎、过敏性紫癜性肾炎等。如患者尿蛋白量较大(>1g/d),肾功能正常或轻度下降,通常需进行肾脏穿刺活检,通过病理检查明确病理类型。最终需根据患者的病

79

因、具体病理类型、尿蛋白定量、肾功能等指标决定是否需使用免疫抑制剂,如果需要使用,应结合患者肝功能、血糖等指标选择适合的免疫抑制方案。对于新发现的肾小球疾病患者,如有肾活检指征,应尽快转诊至肾脏专科医生处就诊。如果暂时不需要使用免疫抑制治疗,可根据尿蛋白情况及血压酌情使用 ACEI/ARB 类药物降低尿蛋白。对于单纯肾小球源性镜下血尿的患者,毋需特殊治疗,嘱患者定期复查,避免劳累、感染及肾毒性药物。

糖尿病、高血压等慢性疾病引起的肾脏病比例有逐年增高的趋势,强调早期发现糖尿病肾病、高血压肾损害,早期开始治疗,治疗以控制血压、血糖,ACEI/ARB 类药物减少蛋白尿等治疗为主。

(二)延缓慢性肾脏病进展速度

对于 CKD 早期的患者,至少每半年复查一次血清肌酐值,估计肾小球滤过率,以评估慢性肾脏病进展的速度。

延缓肾脏病进展的一般措施包括:健康饮食、适当运动、戒烟限酒、控制体重等良好的生活方式;避免劳累、感染及滥用药物。

此外,控制血压、血糖、血脂、血尿酸等对于延缓肾脏病进展也非常重要。

应根据患者年龄、并存心血管疾病和其他合并症、CKD 进展风险、是否存在视网膜病变(伴糖尿病的 CKD 患者)和对治疗的耐受性,个体化制定血压靶目标值和选择药物。对于有蛋白尿的 CKD 患者,血压应控制在 130/80mmHg 以下,无蛋白尿的 CKD 患者,血压控制在 140/90mmHg 以下。对于 IgA 肾病的患者,尿蛋白 > 1g/d 的患者,血压应控制在 125/75mmHg 以下。但血压并非越低越好,且老年人及特殊人群应个体化目标血压。治疗治疗措施包括低盐饮食、控制体重等生活方式的改善和药物治疗。ACEI/ARB 类药物除了可以控制血压之外,还能降低尿蛋白,延缓肾脏病进展,应作为优先选择的降压药物。

血糖的目标值为:空腹血糖<6.1~7mmol/L,餐后 2 小时血糖<7.8~10mmol/L,糖化血红蛋白<7.0%。控制血糖的方式包括:饮食控制、体育运动、口服降糖药、皮下注射胰岛素。

血脂的目标值通常为:胆固醇<200mg/dl(5.16mmol/L)、LDL<100mg/dl(2.59mmol/L)、甘油三酯≤200mg/dl(≤2.26mmol/L)。治疗措施包括低脂饮食等生活方式的改善和药物治疗。常用药物包括他汀类和贝特类:他汀类以降低胆固醇为主,同时有稳定粥样硬化斑块的作用,并且有研究显示有降低尿蛋白,延缓肾脏病进展的作用,在慢性肾脏病伴高血脂症的患者中可优先选用;贝特类药物以降低甘油三酯为主。在使用降脂药物期间,需定期肝功能、肾功能及肌酸激酶。

血尿酸的目标值通常为:痛风患者<300μmol/L,无症状高尿酸血症者<360μmol/L。治疗措施包括低嘌呤饮食等生活方式的改善和药物治疗。常用药物包括促进尿酸排泄的苯溴马隆;抑制尿酸生成的非布司他和别嘌醇;碱化尿液的碳酸氢钠。

此外,还应纠正可能导致 CKD 快速进展的其他一些可逆因素,包括原发病未得到有效控制或加重、血容量不足、心力衰竭或严重心律失常、严重感染、败血症、肾毒性药物、尿路梗阻、严重贫血、电解质紊乱、创伤、过度劳累等。

(三)预防心脑血管并发症

对于 CKD 早期的患者,主要应通过控制传统的心血管疾病危险因素及 CKD 相关的心血管疾病危险因素来预防心脑血管并发症,这些危险因素包括:高血压、糖尿病、高血脂症、吸烟、体力活动过少、蛋白尿、氧化应激、微炎症、营养不良、高同型半胱氨酸血症、容量负荷过度、高凝状态、RAS 激活等。

三、中晚期慢性肾脏病的管理

(一) 治疗原发病

原发病为原发性肾小球疾病的患者,如果已进入 CKD 中晚期,需评价行肾活检及使用免疫抑制剂的风险与收益,如无法行肾活检且无使用免疫抑制剂指征,只需给予对症治疗。原发病为继发性肾小球疾病的患者,即使已进入 CKD 中晚期,部分疾病仍有治疗的机会,如狼疮性肾炎、多发性骨髓瘤肾损害等,应按照不同病因进行相应治疗。

糖尿病肾病、高血压肾损害患者的治疗仍以控制血压、血糖,酌情使用 ACEI/ARB 类药物减少蛋白尿为主。

(二) 延缓慢性肾脏病进展速度

一般认为对于 GFR<60ml/(min·1.73m^2) 的患者,GFR 年下降率≥4ml/(min·1.73m^2) 考虑为 CKD 进展较迅速。目前认为 CKD 患者 GFR 下降率与肾脏病类型、肾功能的基线水平、性别、年龄、蛋白尿水平、血清白蛋白浓度、血压、血糖、血脂的控制、血尿酸水平、感染/炎症、肥胖、吸烟、ACEI/ARB 的应用等相关。与早期 CKD 患者一样,中晚期 CKD 患者仍应保持适当运动、戒烟限酒、控制体重等良好的生活方式;避免劳累、感染及滥用药物;控制血压、血糖、血脂、血尿酸;如无禁忌,尽量使用 ACEI/ARB 类药物降低尿蛋白,延缓肾脏病进展。尽量避免或及时纠正血容量不足、心力衰竭或严重心律失常、严重感染、败血症、肾毒性药物、尿路梗阻、严重贫血、电解质紊乱、创伤、过度劳累等导致 CKD 快速进展的可逆因素。此外,中晚期 CKD 患者还应给予优质低蛋白饮食,通常蛋白摄入量为 0.6~0.8g/(kg·d),从而减慢肾功能恶化的速度,同时可加用复方 α-酮酸;如存在钙磷代谢紊乱、电解质紊乱等,还应根据情况进行相应的饮食控制。

(三) 预防心脑血管并发症

与早期 CKD 患者一样,主要应通过控制传统的心血管疾病危险因素及 CKD 相关的心血管疾病危险因素来预防心脑血管并发症,对于中晚期 CKD 患者来说,由于开始出现各种 CKD 相关的并发症,其心脑血管并发症的危险因素更多,包括高血压、糖尿病、高血脂症、吸烟、体力活动过少、蛋白尿、贫血、钙磷代谢紊乱、氧化应激、微炎症、营养不良、高同型半胱氨酸血症、容量负荷过度、高凝状态、RAS 激活、电解质紊乱等。

(四) 治疗慢性肾脏病的并发症

进入 CKD3 期以后,逐渐开始出现肾性贫血、钙磷代谢紊乱、继发性甲状旁腺功能亢进、电解质紊乱等并发症。对于出现贫血的患者,应根据患者血红蛋白、铁蛋白、转铁蛋白饱和度(TSAT)、叶酸、维生素 B$_{12}$水平给予铁剂、促红细胞生成素等治疗。出现低钙血症的患者可口服补充钙剂。出现高磷血症的患者,如同时合并低钙血症或血钙正常,应给予碳酸钙或醋酸钙随三餐嚼服以减少磷的吸收;而血钙、血磷均高的患者应服用碳酸镧、司维拉姆等不含钙的磷结合剂。继发性甲状旁腺功能亢进的患者在纠正钙磷代谢紊乱的基础上可酌情使用活性维生素 D 或西那卡塞。出现高钾血症的患者除需注意低钾饮食之外,可口服排钾利尿剂、降钾树脂等药物,严重的高钾血症还需静脉使用一些药物,如葡萄糖+胰岛素、葡萄糖酸钙、排钾利尿剂、碳酸氢钠等。出现代谢性酸中毒的患者酌情口服或静滴碳酸氢钠纠正酸中毒。

四、晚期慢性肾脏病的管理

(一)治疗原发病

进入 CKD 晚期的患者,对引起肾衰竭的原发病而言通常已无特异性治疗手段,主要以对症治疗为主。对于全身系统性疾病所致的肾脏疾病,可根据其病因、肾功能情况及其他系统状况酌情治疗。

(二)延缓慢性肾脏病进展速度

尽管 CKD 晚期患者的肾功能已经很差,但为了尽量推迟其进入肾脏替代治疗的时间,仍需要采取各种措施延缓慢性肾脏病进展速度。延缓肾脏病进展的大部分措施与 CKD 中晚期患者类似,但对于 CKD 晚期患者来说,ACEI/ARB 类药物容易导致肌酐进一步上升或高钾血症,通常在接受肾脏替代治疗前不再继续使用。在饮食方面,如患者可耐受,应进一步降低蛋白的摄入量,必要时可减少至 $0.4g/(kg \cdot d)$,并适当补充 α-酮酸。

(三)预防心脑血管并发症

与 CKD 早期及中晚期患者相比,CKD 晚期患者发生心脑血管并发症的风险进一步增加,我们需要更加密切地监测和控制各种心脑血管疾病危险因素。对于已经发生心脑血管并发症的患者,应及时予以积极有效的治疗。对于选择今后接受血液透析的患者,进行动静脉内瘘成形术之前,需评价患者的心功能,并将其心功能调整到相对较好的状态,以免术后出现心力衰竭等情况。

(四)治疗慢性肾脏病的并发症

进入 CKD 晚期的患者,肾性贫血、钙磷代谢紊乱、继发性甲状旁腺功能亢进、电解质紊乱等并发症的程度常更加严重,常需更加积极的治疗。此外,部分患者可能出现心力衰竭、尿毒症脑病等更为严重的并发症,如保守治疗无效,需行紧急透析治疗

(五)准备进入肾脏替代治疗

进入 CKD 晚期的患者,需及时了解肾脏替代治疗的知识,进行透析方式的选择,并在适当的时机提前做好透析通路的准备,最后,选择适当的时机开始肾脏替代治疗。

对于多数患者来说,血液透析和腹膜透析都是可供选择的肾脏替代治疗方式,二者各有优缺点,患者可在医生的指导下选择适合自己的透析方式,而少数患者因存在某种透析的禁忌证,只能选择特定的透析方式。通常来说,自体动静脉内瘘手术后至少应在 1 个月后开始使用内瘘进行透析治疗,最好在 3~4 个月后再行内瘘穿刺;腹膜透析置管后最好 2~4 周后再开始透析,如情况紧急,也可数天后即开始进行腹膜透析。

五、CKD 患者的自我管理

(一)CKD 患者依从性与预后的关系

现有研究显示我国慢性肾脏病患者门诊治疗依从性普遍偏低,与年龄、受教育程度、经济收入、治疗状况、药物的副作用、对医师的信用度、患者对疾病的认识等多种因素有关。患者依从性与其预后相关,依从性好的患者病情好转或稳定者所占比例明显高于依从性差的患者,恶化或死亡所占比例明显低于依从性差的患者。因此对患者给予合理有效的指导和健康教育可能对延缓慢性肾脏病进展具有重要的现实意义。

（二）CKD 患者自我管理的必要性和重要性

尽管有不少药物用于治疗慢性肾脏病，但对于各期 CKD 患者而言，更重要的是改变生活方式，做好疾病的自我管理。

研究表明慢性肾脏病是一种生活方式疾病。一方面，引起慢性肾脏病的疾病中，与生活方式密切相关的因素起到越来越重要的地位，其中糖尿病和高血压引起的肾脏损害已是很多国家慢性肾脏病发生的主要原因，而糖尿病、高血压的发生和发展是与生活方式密切相关的。另一方面，生活方式相关的很多因素是肾脏病进展的重要原因和共同通路。因此，患者生活方式的调整是慢性肾脏病防治的关键因素。

在慢性肾脏病治疗中并不仅仅是医护人员起主导作用，医护人员的作用也不仅仅是给患者诊断和使用药物治疗，更为重要的是对患者进行正确的宣教，教授肾脏病相关知识，指导患者掌握自我管理的技巧。而患者并不是被动地接受医护人员的治疗，而应该主动地参与到治疗的各项决策中来。慢性肾脏病的防治绝大多数时间是患者自己进行的，因此患者的自我管理是疾病防治成败的关键。

（三）慢性肾脏病患者自我管理教育的内容

对于慢性肾脏病患者，一旦确诊，医护人员应建议患者接受以下的自我管理教育内容，并鼓励患者积极参与到疾病的诊治和管理中，实现疾病的自我管理：

1. 治疗方面　指导患者遵医嘱按时按量服药，并向其讲解常用药物的治疗作用、不良反应及注意事项，患者服药的自觉性和主动性将明显增强，从而尽量避免漏服、误服、累积服药或擅自停药而影响疗效或加重病情。向患者解释各项检查的目的、注意事项及要求，讲解随访的基本原则和内容等。

2. 饮食方面　饮食控制是 CKD 患者自我管理最基本、最重要的措施，应根据患者病情指导患者积极调整饮食结构，制定适合自己的食谱。

3. 躯体活动方面　指导患者根据自己的身体情况制定相应的活动与休息安排表，运动方案应包括有氧运动、抗阻运动和灵活性运动，按照循序渐进的原则，从低强度运动开始，避免疲劳。

4. 社会心理方面　向患者说明心理状态对疾病的影响和对治疗的重要性，指导患者管理负性情绪，鼓励其与家人或医护人员进行有效的沟通，寻求和建立社会支持网络，有效利用各种医疗资源。

5. 其他　了解慢性肾脏病的基础知识、防止肾功能恶化的方法、慢性肾脏病患者并发症及其管理原则等。

患者可以通过多种途径了解疾病相关的知识，包括网站、报纸、杂志、健康教育讲座、微信平台、电台及电视台节目等。

（四）社区卫生服务机构在 CKD 患者自我管理中的作用

慢性肾脏病的防治从药物使用到生活方式的调整，涉及诸多内容。目前患者到大医院的肾脏病专科就诊时，候诊时间较长，与医生的交流时间较短，且专科医生常常更多地把注意力集中于药物干预。全科医生提供的社区卫生服务以社区为基础，以家庭为单位，确定社区的健康问题和需要，制定社区卫生计划，提供家庭为导向的保健，为个体患者提供综合性、连续性医疗保健。在这样的理论指导下，社区卫生服务成为慢性肾脏病预防和管理的重要阵地。社区-家庭-自我管理的模式是发挥社区管理的特点，强化家庭对慢性肾脏病管理的影响优势,同时突出个人的自我管理效能。因此,社区医护人员对 CKD 患者进行定期随访管理和健康宣教,对于 CKD 患者掌握健康知识与信息、建立积极和正确的健康信念与态度、维持健康的生活方式和较好的依从性并积极参与治疗决策起到至关重要的作用。

(王　宓)

第三节　慢性肾脏病患者的定期监测项目和监测频率

一、一般监测

所有 CKD 患者应常规监测血压、心率、体重、尿量等。

对于无特殊合并症、并发症的 CKD 患者,按表 3-1-3-1 频率进行门诊随访。

表 3-1-3-1　CKD 患者门诊随访频率

分期	GFR ml/(min·1.73m^2)	CKD 门诊随访频率	备注
1	≥90	1~6 个月	高血压和糖尿病肾病 3~6 个月,需用免疫抑制治疗的 CKD 患者酌情
2	60~89	1~6 个月	同 CKD1 期
3	30~59	1~3 个月	
4	15~29	1~3 个月	
5	<15		
	非透析患者	1 个月	
	血液透析	2~3 天	
	腹膜透析	1 个月	

注:各时期随访频率根据患者自我管理能力可增减;在所有时期,病情不稳定均需随时急诊就诊

二、肾功能监测

应通过血肌酐计算 eGFR 评价肾功能,至少达到如下监测频率:CKD1~2 期患者 6~12 个月 1 次,CKD3 期患者 3~6 个月 1 次,4 期患者 1~3 个月一次,5 期患者每月 1 次。

三、尿液监测

1. 尿常规检查　高血压、糖尿病所致 CKD1~3 期患者 3~6 个月 1 次;肾小球疾病所致 CKD1~3 期患者,如使用免疫抑制剂,每月至少 1 次,未使用免疫抑制剂者可 3~6 个月 1 次。CKD4~5 期患者 3~6 个月 1 次。

2. 24 小时尿蛋白定量和(或)尿微量白蛋白肌酐比(适用于有蛋白尿的患者)　高血压、糖尿病所致 CKD1~3 期患者 3~6 个月 1 次;肾小球疾病所致 CKD1~3 期患者,如使用免疫抑制剂,每月 1 次,未使用免疫抑制剂者可 3~6 个月 1 次。CKD4 期患者 3~6 个月 1 次。CKD5 期患者必要时检查。

四、血常规及贫血相关指标监测

1. 血常规　CKD1~2 期患者每 12 个月 1 次;CKD3~5 期患者,如无贫血,每 3~6 个月 1

次,如有贫血,每1~3个月1次。必要时同时查网织红细胞。

对于未接受 ESA 治疗的贫血患者,CKD3~5 期非透析患者及 CKD5 期腹膜透析患者至少每3个月检测一次 Hb,CKD5 期血液透析患者至少每个月检测一次 Hb。对于接受 ESA 治疗的贫血患者,ESA 治疗的初始阶段,建议每月至少检测两次 Hb;ESA 维持治疗阶段,CKD 非透析患者每1个月至少检测一次 Hb,CKD5D 期患者每月至少检测一次 Hb。Hb 不稳定、未在目标值范围内、临床状况不稳定的患者可缩短检测间隔。

2. 铁相关指标(适用于贫血患者) 未接受 ESA 治疗的贫血患者3~6个月1次;接受 ESA 治疗的贫血患者1~3个月1次。

3. 叶酸及维生素 B_{12}(适用于贫血患者) 3~12个月1次。

4. 大便隐血 12个月1次。

五、矿物质和骨代谢异常监测(表3-1-3-2)

表3-1-3-2 CKD 患者矿物质和骨代谢异常相关指标监测频率

分期	钙	磷	PTH
1	12个月	12个月	–
2	12个月	12个月	–
3	6~12个月	6~12个月	根据基线水平和 CKD 进展情况决定
4	3~6个月	3~6个月	6~12个月
5	1~3个月	1~3个月	3~6个月

注:对于接受 CKD-MBD 治疗或明确有生化异常的 CKD 患者,应增加检测频率

六、营养状况监测

血清白蛋白:每3~12个月检测1次。此外,可酌情检测前白蛋白等。

七、电解质和酸碱平衡紊乱监测

血钾、钠、氯及二氧化碳:CKD1~2 期,每12个月1次;CKD3 期,每3~6个月1次;CKD4~5 期,每1~3个月1次。

八、心血管疾病监测

心电图、胸片:每12个月1次。

超声心动图:CKD3~5 期患者,每12个月1次。

血同型半胱氨酸:CKD3~5 期患者,每12个月1次。

必要时可进行24小时动态血压监测、24小时心电图、脉搏波速度、颈动脉超声等检查。

九、导致肾脏疾病的原发病的监测

根据导致患者肾脏疾病原发病的不同,定期进行相应的检测。例如,狼疮性肾炎的患者需定期查 ANA、补体、dsDNA 抗体等指标;乙肝相关性肾炎患者需定期监测肝功能、HBV-

DNA、乙肝表面抗原等;糖尿病肾病患者需定期监测血糖、糖化血红蛋白、视网膜病变情况等。

十、其他监测

血糖、血脂、血尿酸等检查:根据患者情况,每 1~12 个月 1 次。

(王　宓)

第四节　慢性肾脏病患者的双向转诊

分级诊疗、双向转诊制度旨在充分利用各社区医院的服务功能和网点资源,促使基本医疗逐步下沉社区,同时积极发挥大中型医院在人才、技术及设备等方面的优势,危重病、疑难病患者的救治到大中型医院。作为一种慢性病,CKD 患者的诊治和随访非常适合采用分级诊疗、双向转诊的模式。

一、转诊模式

对于慢性肾脏病患者,建议采取"线对线,点对点"双向转诊模式。"线对线"指社区卫生服务机构与上级医院间的相互对应;"点对点"指全科医生与专科医生的对接,共同落实双向转诊服务的全部流程。患者通过全科医生与专科医生的直接沟通完成身份确认和预约过程;专科医生与全科医生通过填写"转诊登记表"及其他沟通方式完成 CKD 患者的病情交流。

二、双向转诊的意义

CKD 患者的三级预防、诊治、护理是一个空间上涉及面广、时间上贯穿始终的系统工程,各级医疗机构有组织地合作势在必行。不同级别的医疗机构有其各自的优势,在社区医院就诊更为方便、花费低廉,与医护人员的交流时间充足;大医院的软硬件完善,诊疗技术较高。分级诊疗、双向转诊的实施,将对不同级别的医疗机构进行分工:常见病、多发病及轻症在社区,发挥社区的导诊功能;少见病、疑难重症在医院,发挥大医院的诊疗技术优势;急性期在医院,稳定期及康复期回社区;制定总体方案在医院,随诊在社区。实施分级诊疗、双向转诊后社区医院医疗资源闲置现象将得到改善;大医院医疗资源紧缺的矛盾也会得到一定程度缓解。社区群众遇到疑难重症以及原有疾病加重或出现复杂变化,可以通过"双向转诊"获得及时有效的保障,避免延误诊疗时机;大医院的住院患者在病情稳定后,可以转诊到社区医院进行后续随访治疗,既节省了医疗费用,又为其他急需住院的疑难危重患者创造了救治机会。分级诊疗、建立畅通的双向转诊渠道有利于不同级别的医疗机构充分发挥各自的优势,为 CKD 患者提供整体性、持续性更好的医疗服务。

三、CKD 患者双向转诊的标准

(一) 社区向医院转诊 CKD 患者标准("上转诊"标准)

1. CKD1~4 期患者,凡符合下列情况之一者:

(1)血尿病因不明确。

（2）初次发现尿蛋白>0.3g/d。

（3）疑似诊断继发性肾脏病/遗传性肾病/家族性肾脏病。

（4）肾脏病需要调整激素及免疫抑制剂治疗。

（5）血压控制不达标，即有蛋白尿的 CKD 患者，血压>130/80mmHg 或无蛋白尿者或透析患者，血压>140/90mmHg。

（6）eGFR 年下降速度>4 ml/（min・1.73m^2）。

（7）急性肾损伤。

（8）原发病活动。

（9）新发其他严重疾病。

2. 初次诊断的 CKD3~5 期患者。

3. CKD3~5 期患者，经治疗 3 个月后，凡符合下列情况之一者：

（1）血红蛋白<100g/L。

（2）血磷超出正常范围。

（3）CKD3 期患者全段甲状旁腺激素（iPTH）>70pg/ml 或 CKD4 期患者 iPTH>110pg/ml，CKD5 期患者 iPTH>300pg/ml。

（4）血钾超出正常范围。

（5）二氧化碳结合力<22mmol/L。

（6）血清白蛋白<35g/L。

4. CKD4-5 期拟行肾脏替代治疗的准备。

（二）医院向社区转回 CKD 患者标准（"下转诊"标准）

1. CKD 病因明确，治疗方案明确，急性期治疗后病情稳定需维持治疗及随诊者。如原发性肾小球疾病缓解期，系统性疾病的维持治疗期。

2. 尿路疾病方案制定后。

3. 单纯镜下变形血尿（尿沉渣镜检红细胞>3/HP，变形红细胞为主，不合并蛋白尿，肾功能正常，肾脏影像学正常）。

4. CKD 并发症控制达标，适合社区门诊随访的患者。

5. CKD 并发症控制未达标，但其原因已查明，适合社区门诊调整用药方案者。

6. 诊断明确后毋需特殊治疗的肾脏病患者。

（三）需要再次上转诊的情况

1. 维持期病情复发。

2. 病程中发生急性变化：如肾炎随诊中出现急性肾衰竭。

3. 出现严重并发症或合并症：如药物过敏、药物性肝炎、血压难以控制。

（王　宓）

第二章

慢性肾脏病的饮食和生活方式调整

第一节　慢性肾脏病的饮食调整

一、慢性肾脏病饮食管理概述

随着肾功能不全的进展,肾脏的排泄功能会逐渐减退,一些代谢废物和毒素在体内堆积,会导致水、电解质和酸碱失衡;并且由于食欲减退、微炎症状态等,常出现营养不良。因此饮食管理是慢性肾脏病一体化治疗中的重要部分。非透析 CKD 患者营养治疗的目的是希望通过饮食结构的调整,减轻肾脏负担,延缓肾功能的进展,改善相关并发症症状。在进入透析后,营养治疗的主要目的是补充透析丢失的营养,同时通过饮食控制改善内环境紊乱。

二、食盐摄入量限制

盐是我们生活中的必需调味品,但是摄入过多的盐会导致水钠潴留、水肿、高血压,并且多余的钠要通过肾脏排出,会增加肾脏负担,另外,减退的肾功能存在盐排泄障碍。所以慢性肾脏病的患者是需要适当限盐的。

对于正常人来说,世界卫生组织建议每人每日盐摄入量在 5g 以下,中国营养学会推荐国民每日盐摄入量为 6g。那么对于慢性肾脏病的患者,建议每天食盐摄入量控制在 3~4g。我们可以用盐勺来精确控制每天的盐摄入,也可以使用啤酒瓶盖估算。用啤酒瓶盖舀盐,用手抹平,一瓶盖 5~6g,也就是说每天盐的摄入量控制在半啤酒瓶盖最好。

此外,还有两点需要注意:①除了食盐外,还有很多"隐形"的盐。如酱油、鸡精、味精、豆酱等都含盐,如果食用的话需要减少食盐摄入;许多加工食品如腌制菜品、酱菜、熟食、咸鸭蛋、腊肠等均含有较多的盐,许多快餐和零食如薯片、锅巴、蜜饯、方便面、饼干、汉堡、甜饮料等也均含有不少的钠,应尽量避免使用。②要谨慎使用低钠盐。低钠盐虽然含钠低,但是富含钾,对于肾脏排泄功能不佳的患者来说,可能会引起高钾血症。

这里介绍一些限盐的小窍门:①减少在外就餐;②尽量利用食物本身的味道(原汁蒸、炖);③适当多放醋、少放糖:酸味可以强化咸味,甜味可以掩盖咸味,烹制菜肴时可以放点醋调味;④适当利用葱、姜、蒜的特殊味道来减少食盐摄入;⑤炒菜时不放盐,只在进餐时放少量盐;⑥勾芡(烹调时不放盐,将盐放入芡汁里);⑦在关火后放盐,这样盐的味道停留在蔬菜的表面,咸味程度高,达到限盐的作用;⑧选择包装食品时,查看食物标签,尽量选择含钠(Na)低的;⑨尽量不要喝菜汤,盐溶于水,菜汤中含盐量高。

三、优质低蛋白饮食及其适用人群

优质蛋白是指与人体蛋白质构成相似、容易被人体消化吸收的蛋白质,它在体内代谢后能更好地被人体利用,产生的含氮废物少,对肾脏负担小,因此推荐慢性肾脏病患者,每天摄入的优质蛋白应占总蛋白的50%~70%。富含优质蛋白的食物主要包括瘦肉、鱼、奶、蛋和大豆(黄豆、黑豆和青豆)。相对而言其他食物所含的蛋白营养价值略低,在体内代谢产生的含氮废物较多,称为非优质蛋白,主要包括米、面、水果、蔬菜、杂豆等中的植物蛋白,是需要限制摄入的。

对于肾功能正常的患者,每天蛋白摄入总量不进行严格限制,只需要保证优质蛋白的摄入即可。但是当患者出现肾功能下降时,需要在保证优质蛋白摄入的前提下控制总蛋白摄入量,从而减少含氮废物的产生,减轻肾脏负担和尿毒症的症状。由于限制蛋白摄入后容易发生营养不良,因此建议低蛋白饮食时联合使用复方α-酮酸。当患者进入透析后,不再限制蛋白摄入,并且由于透析的额外丢失,甚至需要加强蛋白摄入。我国于2005年发布了《慢性肾脏病蛋白营养治疗共识》,对慢性肾脏病患者的蛋白摄入给出了推荐意见(表3-2-1-1)。

表3-2-1-1 慢性肾脏病蛋白营养治疗共识

类别		分期	蛋白[g/(kg·d)]	酮酸[g/(kg·d)]
透析前	非糖尿病肾病	CKD 1~2期	0.8	/
		CKD 3期 GFR<60ml/(min·1.73m^2)	0.6	0.12
		GFR重度下降 GFR<25ml/(min·1.73m^2)	0.4(如患者可耐受)	0.2
	糖尿病肾病	进入临床肾病期	0.8	—
		当GFR开始下降	0.6	0.12
透析后		维持性血液透析	1.2	0.12
		维持性腹膜透析	1.2~1.3	0.12

需要注意是,上表中提到的每千克体重每天指的是患者的理想体重而不是实际体重,理想体重计算公式为理想体重(kg)=身高(cm)-105。其次在实施低蛋白饮食的过程中必须保证充分的热量摄入,否则很容易发生营养不良。

为了指导肾脏病患者简单方便控制蛋白摄入量,我国学者制定了中国肾病食物交换份。它是根据食物的蛋白含量分为三种,所含蛋白质量分别为0~1g、4g、7g,每份食物重量和所提供能量可能不同,但是所含蛋白质量相同(表3-2-1-2)。

表3-2-1-2 中国肾病食物交换份

0~1g	油脂类 (10g,90kcal)	瓜果蔬菜 (200g,50~90kcal)	淀粉类 (50g,180kcal)
4g	坚果类 (20g,90kcal)	谷薯类 (50g,180kcal)	绿叶蔬菜 (250g,50kcal)
7g	肉蛋类 (50g,90kcal)	豆类 (35g,90kcal)	低脂奶类 (240g,90kcal)

从表中可以看出,肉蛋、奶、豆的蛋白含量高,但由于其是优质蛋白,每日需保证适当摄入。含非优质蛋白较多的食物包括坚果、谷薯、绿叶蔬菜,此类食物应减少摄入。油脂类、瓜类蔬菜、淀粉类食物蛋白含量低,患者可适当多食用。下面通过举例示范优质低蛋白食谱的制定:

一位患者处于 CKD3 期,身高 165cm,那么他的理想体重为 165-105=60kg,每日蛋白摄入总量应为 60×0.6=36g,其中优质蛋白占 50%～70%,约为 36×60%=21g,非优质蛋白 36-21=15g。对照肾病食物交换份分配后可得出患者每日可摄入:肉蛋类 100g(含 14g 优质蛋白)、低脂牛奶 240g(含 7g 优质蛋白)、瓜类+叶类蔬菜共 250g(含 3g 非优质蛋白)、米面 150g(12g 非优质蛋白)、水果 200g(1g 非优质蛋白)。若患者有饥饿感或热量摄入不足,可食用麦淀粉和低蛋白大米,二者基本不含蛋白;没有条件的患者也可多食用淀粉类食物如粉丝、粉条、藕粉等。

四、低嘌呤饮食及其适用人群

由于肾脏排泄尿酸功能下降,慢性肾脏病患者可出现血尿酸升高。对于这部分患者,我们建议控制嘌呤的摄入。含嘌呤较高的食物包括动物内脏、海鲜、肉汤、鲜豆、坚果、香菇、紫菜、红肉(猪牛羊肉)等,同时还有一些食物虽然嘌呤含量不高,但是会影响尿酸代谢,也会导致血尿酸升高,比如啤酒、蜂蜜、甜食等,也需加以限制。此外在做肉之前先焯水、不喝肉汤也有助于减少嘌呤摄入。

五、低磷饮食及其适用人群

随着肾功能的进展,当患者出现血磷升高时,需要注意低磷饮食,建议饮食磷摄入不超过 800～1000mg/d。动物内脏、海产品、乳制品、肉类及坚果类食品中含磷比较多,需注意限制。但是乳制品和肉类因为富含优质蛋白,必须适当摄取,所以更重要的是限制那些营养价值不高且富含磷的食物,比如加工食品和碳酸饮料。所有的加工食品都富含磷添加剂,并且不同于天然食物中的有机磷,添加剂中的磷均为无机磷。有机磷在人体的吸收率为 40%～60%,而无机磷在人体吸收率几乎为 100%,对血磷影响极大。因此建议血磷高的患者不要食用薯片、汉堡、碳酸饮料、方便面、肉松等加工食品,也要少吃动物内脏、鲜豆、坚果等。

六、低钾饮食及其适用人群

当血钾出现升高时或每日尿液小于 1000ml 时,需要限制钾离子摄入量。低钾膳食原则为每日钾摄入量控制在 1500～2000mg/d。食物中钾多集中在谷皮、果皮和肌肉中,且易溶于水。因此,细粮、去皮水果及肥肉中钾含量低于粗粮、带皮水果和瘦肉。水果罐头及煮过的水果钾含量低于新鲜水果。钾易溶于水,所以浓菜汤、果汁、肉汁中均含有较多的钾。

以下列出几种含钾较高食物,高钾患者注意限制摄入:①粗粮等谷薯类:荞麦、玉米、红薯、芋头等。②鲜豆类:黄豆、绿豆、毛豆、扁豆、豌豆等。③菌藻类:蘑菇、香菇、银耳、黑木耳、海带、紫菜等。④鲜果类:香蕉、苹果、葡萄、西瓜、杏子、橘子。⑤蔬菜类:菠菜、苋菜、香菜、油菜、甘蓝、茄子、番茄、芹菜、大葱、青蒜、莴苣。⑥干果类:花生、西瓜子、葵花子、核桃等。⑦调味品:味精、豆瓣酱、酱油、咖喱粉、茶叶等。

再介绍一些限钾的技巧:①蔬菜先切后洗,绿叶菜浸泡于清水中半小时以上,再放入大量开水中焯一下,之后再进行油炒或凉拌,尽量减少食用生菜;②少喝汤、尤其是菜汤或肉汤,禁用高汤或肉汁拌饭,避免"汤泡饭";③主食尽量吃细粮,蔬菜多选择瓜类蔬菜;④避免饮用咖啡、鸡精及运动饮料;⑤中草药含钾量均高,需要谨慎食用;⑥不要食用以钾代替钠的低钠盐、低钠酱油、无盐酱油等。

(王 琰)

第二节 慢性肾脏病的生活方式调整

一、锻炼

肾病患者需要注意休息、避免劳累,但并非完全不能运动,适当的运动锻炼不仅可以增强机体的免疫力,保持心情愉快,而且可以在一定程度上增加进食量、预防肌肉萎缩。运动方式上建议选择低强度的有氧运动,比如步行、慢跑、骑自行车、太极拳等。剧烈的高强度运动可造成或加重肾脏损害。对于从来不运动的人,锻炼强度和频率应逐渐增加,最好做到每周 3 次,每次 30~40 分钟。

二、社交和社会回归

由于肾脏病通常为长期慢性病,患者由于反复就医、躯体不适、心理压力、经济负担等原因,常常在回归社会时适应不良,需要医护人员额外的关注和支持。

为提高患者社会回归率,建议构建以患者为主体、医疗为核心、家庭和社会支持为支撑的全方位联动救助体系,通过恢复患者躯体健康和心理健康,帮助患者重建自身社会角色定位,提高生活质量和社会回归率。具体来讲,在医疗方面,尽量有效地控制并发症、改善患者症状,有条件的话可以联合康复科为患者制定科学的康复计划;在患教方面,要指导患者实现更好的自我管理,内容包括饮食管理、体液控制、运动康复以及心理疏导等,鼓励患者不要把自己置于弱者的位置,多参与一些力所能及的家务,条件允许者继续工作,此举不仅能体现患者的自身价值,增强自信心,还可以减轻家庭的经济负担;再次还可以定期举行肾友会,类似的经历可能会使患者之间的交流更为融洽、更容易产生共鸣,从而有利于心理健康的重建;此外医护人员还应同患者家属进行同步沟通和交流,取得家属的理解和配合,积极让家属参与整个治疗护理过程,使患者感受到来自家庭的关心和帮助,促进患者康复。

(王 琰)

第三章

慢性肾脏病的容量负荷管理

第一节　容量负荷过重的病因

人体容量平衡的调节非常复杂,包括多个神经内分系统和多个脏器,如抗利尿激素系统、交感神经系统、肾素-血管紧张素-醛固酮(RAAS)系统、心房脑钠肽系统和肾脏、心脏、血管等。不管哪个系统出现异常,最终都是通过调节肾脏对水钠的重吸收导致容量负荷异常。

肾脏病的患者容易出现容量负荷重,机制方面可能与肾小球滤过率下降、低白蛋白血症导致有效循环血量不足、RAAS系统激活、交感兴奋、肾小管对脑钠肽反应减弱等有关。但导致容量负荷过重的病因还有很多(表3-3-1-1),临床上不要仅仅局限于肾脏病,注意排除其他病因。

表 3-3-1-1　引起容量增高的常见疾病

原发肾脏水钠潴留
急性肾衰竭
慢性肾衰竭后期
肾病综合征
急性肾小球肾炎
原发性醛固酮增多症
库欣综合征
继发性水钠潴留
心力衰竭
肝硬化
妊娠

（王　琰）

第二节　容量负荷过重的表现

容量负荷过重可有多种表现,由于患者的基础疾病和代偿能力不同,最先出现的症状和体征也不同。

症状上患者可出现活动耐力下降、喘憋、夜间阵发性呼吸困难甚至端坐呼吸,伴有咳嗽、咳白痰,严重时咯粉红色泡沫样痰。由于体循环淤血,还可出现食欲减退、恶心、呕吐、腹胀等。

体征上患者常可出现:

1. 体重短期内增加　短期之内患者的肌肉和脂肪容量很少发生变化,所以若出现短期内体重增长,往往提示出现了水钠潴留。并且相对于出入量来说,体重的变化是更容易监测也更准确的指标。但是在测量体重时,需要提醒患者早晨空腹、排空大小便、穿着同样的衣物、使用同一个体重秤,尽量保证测量的准确性。

2. 水肿　容量负荷增加时,过多的液体往往会跑到第三间隙,在早期时可仅表现为下垂部位的可凹性水肿,严重时才会出现全身水肿、胸腹水等,长期卧床的患者水肿则易分布于腰骶部,在查体时应注意。

3. 血压升高　原本无高血压或血压控制良好的患者,近期血压较前升高,也需要警惕容量负荷过重所致可能。

4. 颈静脉怒张　早期患者可能仅表现为肝颈静脉回流征阳性,严重时可出现颈静脉充盈甚至颈静脉怒张。

5. 心肺查体异常　容量负荷过重会导致心功能不全、肺淤血,查体可能发现心界扩大、心率增快、奔马律、P2亢进、双肺底湿啰音和哮鸣音等。

6. 肝脏肿大、黄疸　由于肝脏淤血,查体可能发现肝脏肿大和皮肤巩膜黄疸。

(王　琰)

第三节　食盐摄入限制

对于容量负荷过重的患者,做好限盐限水是第一步,其次才是使用利尿药物。那么想要做好限水,首先需要限制食盐摄入,因为食盐主要成分是氯化钠,摄入过多会使细胞外液渗透压增高,刺激下丘脑释放更多抗利尿激素,减少肾脏尿液生成;同时高渗会兴奋渴觉中枢使人产生摄水行为,两者共同作用导致体内水钠潴留、容量负荷增加。

限盐的具体要求和技巧见本篇第二章第一节"食盐摄入量限制"。那么临床上如何判断患者是否做到限盐了呢? 可以通过24小时尿钠来估测,24小时尿钠在80~100mmol/L时,摄入食盐量5~6g。

(王　琰)

第四节　饮水量的限制

并非所有的慢性肾脏病患者均需限水。尿量正常、无水肿的患者毋需特别限水。若患者出现水肿伴尿量减少,需酌情限水。限水原则是量出为入,具体来说,对于未透析的患者,摄水量应为前一天的尿量+500ml;进入透析的患者,摄水量应为前一天的尿量+500ml+透析超滤量。

需要指出的是,这里提到的摄水量并不单指摄入白开水的量,像每日进食的米饭、馒头、水果、牛奶等均含水,要限制的是总的水摄入量。因此建议患者多进食固体,避免摄入含水量大的食物。各种食物大致的含水量见表3-3-4-1。

表 3-3-4-1 食物含水量表

含水 100%	鲜奶、饮料、茶水、水
含水 90%	粥、汤、蔬菜、水果、冰激凌
含水 80%	酸奶、面条、稠粥
含水 70%	米饭、薯类
含水 30%	馒头、烙饼

(王 琰)

第五节 利尿剂的使用时机和副作用监测

利尿剂可以改善水钠潴留、减轻容量负荷、降低血压、纠正电解质紊乱,可应用于肾病综合征、慢性肾衰竭、肾小管酸中毒、高血压和心衰等患者。但是应用利尿剂时需要注意选择合适的时机、减少不良事件的发生。

在使用利尿剂前必须对患者的容量状况进行认真的评估,水肿并不是使用利尿剂的绝对指征。需要首先确认患者的确是由于肾性水钠潴留造成的水肿,而不是因静脉或淋巴管阻塞所致局部回流障碍或甲减等。

在肾脏血液灌注不足时避免使用利尿剂。比如肾病综合征时,由于低白蛋白血症,体液流入组织间隙,此时有效循环血容量不足,肾脏血液灌注也不足,常伴 RAAS 系统兴奋性增高,此时利尿治疗可能进一步加重肾脏缺血和 RAAS 激活,加重肾脏损害、发生 AKI。对于此类患者,若容量负荷确实较重,可先输注血浆,提高血浆胶体渗透压、改善肾灌注,之后再使用利尿剂。不主张常规使用白蛋白来提高胶体渗透压,因白蛋白常于 24~48 小时从尿中排出,并不能提高血浆白蛋白水平,反而可引起肾小球高滤过和肾小管超负荷重吸收而造成肾损害。

在利尿治疗的同时,一定要首先限盐限水。若患者不限制入量,单纯利尿很难达到理想效果,反而容易出现利尿剂抵抗。

坚持缓慢利尿的原则。只有在急性左心衰、急性肺水肿时才有强化利尿的必要。迅速利尿可因容量骤降而引起心排血量、血压及肾脏灌注下降;而且刺激 RAAS 系统和交感系统兴奋、促进抗利尿激素的分泌,进一步通过血流动力学的改变影响肾脏功能、产生药物不良反应及用药抵抗。

表 3-3-5-1 介绍几种常见的利尿剂及其作用特点和副作用。

表 3-3-5-1 常见利尿剂的作用特点和副作用

利尿剂种类	作用机制	代表药物及用法	较常见的副作用
噻嗪类	作用于远曲小管,抑制钠和氯的重吸收,增加钾的排泄	氢氯噻嗪	低钾、低钠、高尿酸血症
袢利尿剂	作用于髓袢升支,抑制钠、氯和钾的重吸收	呋塞米 托拉塞米 布美他尼	低钾、低钠、低氯、代谢性碱中毒
保钾利尿剂	作用于远曲小管后段,排钠、排氯、保钾	螺内酯 氨苯蝶啶 阿米洛利	高钾血症
渗透性利尿剂	通过一过性提高血浆胶体渗透压,使组织中水分回吸收入血,同时造成肾小管内液的高渗状态,减少水钠重吸收	甘露醇 低分子右旋糖酐	诱发"渗透性肾病",导致急性肾衰竭。(形成管型,阻塞肾小管;高渗导致肾小管上皮细胞损伤)。

（王 琰）

第四章

慢性肾脏病电解质和酸碱平衡紊乱

第一节　低钠血症和高钠血症

钠离子是细胞外液中最主要的阳离子,钠离子对保持细胞外液容量、调节酸碱平衡、维持正常渗透压和细胞生理功能有重要意义,并参与维持神经-肌肉的正常应激性。血清钠正常值为135~145mmol/L,细胞外液钠浓度的改变可由水、钠任一含量的变化而引起,所以钠平衡紊乱常伴有水平衡紊乱,临床上不应把低钠血症等同于钠缺失,也不应把高钠血症等同于钠潴留。

一、低钠血症

低钠血症指血清钠浓度<135mmol/L。低钠血症是否出现症状和体征与血钠的水平、血钠下降的速度、患者的年龄有关。低钠血症容易累及的系统包括:①中枢神经系统:低钠血症时由于细胞外液渗透压下降,大量的水进入脑细胞内,可出现脑细胞水肿、脑疝,临床上可表现为冷漠、头痛、昏睡,进一步可出现兴奋、运动失调、混乱、定向力障碍、精神异常,严重时可有木僵、昏迷、假性延髓麻痹、死亡。②胃肠道:可有恶心、呕吐、厌食。③肌肉运动系统:可表现为肌肉痉挛和腱反射减弱。

发现低钠血症后,可按图3-4-1-1步骤分析原因。其中渗透压的计算可使用公式:
$$PoSm = 2Na^+(mmol/L) + BUN(mmol/L) + Glu(mmol/L),$$
正常范围为280~290mOsm/(kg·H₂O)。

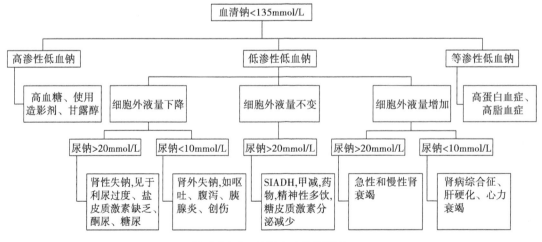

图 3-4-1-1　低钠血症诊断思路

低钠血症的治疗比较复杂,不同的病因治疗方法也有一定差异。对于低容量性低钠血症,首先应该纠正细胞外液容量,建议采用等张生理盐水。对于等容量性低钠血症,一方面应针对原发病治疗,如限水、补充糖皮质激素、甲状腺素,若有脑水肿的风险,需立即补钠。对于高容量性低钠血症,主要治疗包括限制钠水摄入和利尿治疗。

但是无论何种原因引起的低钠血症,需要注意的是补钠的速度。纠正血钠速度过快会引起神经系统脱髓鞘疾病,目前推荐的纠正速度 24 小时内血钠上升不超过 10~12mmol/L,48 小时内上升不超过 18mmol/L,补充的钠溶液浓度不应超过 3%。

二、高钠血症

血清钠>145mmol/L,称为高钠血症。血钠升高时会刺激渴觉中枢,使人主动饮水,因此明显高钠的患者通常见于不能正常进水的患者,例如昏迷、脑梗死、老年痴呆或 ICU 的患者。

高钠血症是否出现症状与血钠的水平、血钠上升的速度、患者的年龄有关。中枢神经系统症状最为突出,可表现为嗜睡、易激惹、烦躁不安、癫痫发作、肌肉抽搐、强直等。患者还可以有发热、恶心呕吐和明显的烦渴。老年患者常表现不典型。高钠引起的脑细胞收缩还可引起血管破裂,导致脑出血、蛛网膜下腔出血。

高钠血症的诊断思路见图 3-4-1-2。

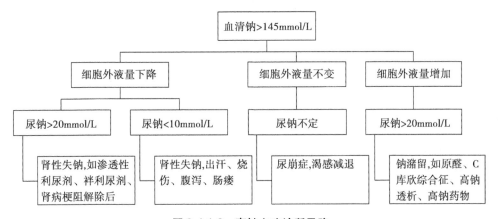

图 3-4-1-2　高钠血症诊断思路

高钠血症的治疗包括两个方面:去掉引起高钠血症的原因,降低血钠浓度。对于低容量性高钠血症,首先使用等张的 0.9% 氯化钠溶液补充容量,容量补足后用 0.45% 氯化钠溶液或糖水补足水分、降低渗透压。高容量性高钠血症应首先降低钠负荷,可使用呋塞米等利尿剂,肾衰患者可透析。等容量性高钠血症患者,应首先考虑补充丢失的水分,可口服白开水或输注 5% 葡萄糖。

同样需要强调的是,血钠下降的速度不宜过快,否则细胞内外渗透压不平衡可能导致脑水肿。急性高钠血症,血钠纠正速度可到每小时 1mmol/L,慢性高钠血症,钠的纠正速度要更慢,每 24 小时不超过 10mmol/L。

(王　琰)

第二节 低钾血症和高钾血症

钾是细胞内主要的阳离子,对维持细胞膜静息电位起关键作用,对维持神经、肌肉细胞正常生理功能起重要作用。正常情况下,90%的钾通过肾脏排泄,10%通过胃肠道和汗液排出体外,在肾功能不全时肾外排钾比例会增高。

一、低钾血症

低钾血症指血清钾<3.5mmol/L。引起低钾血症的原因包括:①摄入不足:较少作为单独病因引起低钾血症,但是在已有其他情况引起低钾血症时,摄钾不足可加重病情。②K⁺进入细胞内:例如代谢性碱中毒、胰岛素、甲亢、使用 β 受体激动剂等,可促进 K⁺ 进入细胞内,此类原因引起的低钾血症通常程度较轻。③K⁺丢失过多:包括肾性失钾和非肾性失钾。非肾性失钾包括出汗过多、经胃肠道丢失等;肾性失钾的病因较多,包括原发和继发的醛固酮分泌增多,如肾动脉狭窄、恶性高血压、肾素瘤、原醛和库欣综合征等;肾小管酸中毒,K⁺排泌增多;药物:利尿剂、两性霉素、氨基糖苷类;其他:急性肾小管坏死恢复期、肾梗阻解除时,以及一些遗传代谢性肾小管疾病如 Liddle 综合征等。

低钾主要影响心脏和肌肉的兴奋性,是否出现症状主要取决于低钾速度、程度和细胞内外钾浓度差。通常来说轻度低钾血症没有症状,当血钾<3.0mmol/L 时才会出现症状。心脏方面改变主要体现在心电图上,可出现 T 波低平、出现明显 U 波、ST 段压低,严重时 PR 间期延长、QRS 波增宽、室性心律失常。骨骼肌受累可出现乏力、肌肉痉挛,严重时出现肌麻痹、横纹肌溶解甚至呼吸肌麻痹。平滑肌可出现肠蠕动减弱、便秘、麻痹性肠梗阻、尿潴留。肾脏方面,长期低钾可引起低钾肾病,主要影响肾小管的浓缩功能。

低钾血症的完整诊断包括:①是否存在低钾血症;②钾缺乏程度和临床危险性判断;③有无合并因素加重低钾危险性,如高钙和碱中毒;④病因诊断。

低钾血症的病因诊断比较复杂。首先需要除外是否有假性低钾的可能,再判断是否存在钾分布的异常,确定存在钾的丢失再判断失钾的部位,具体见图 3-4-2-1。

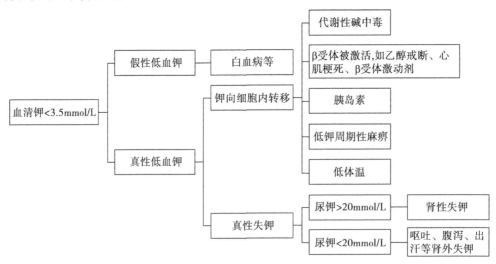

图 3-4-2-1 低钾血症鉴别诊断

当确定为肾性失钾时,可参照图 3-4-2-2 寻找病因。

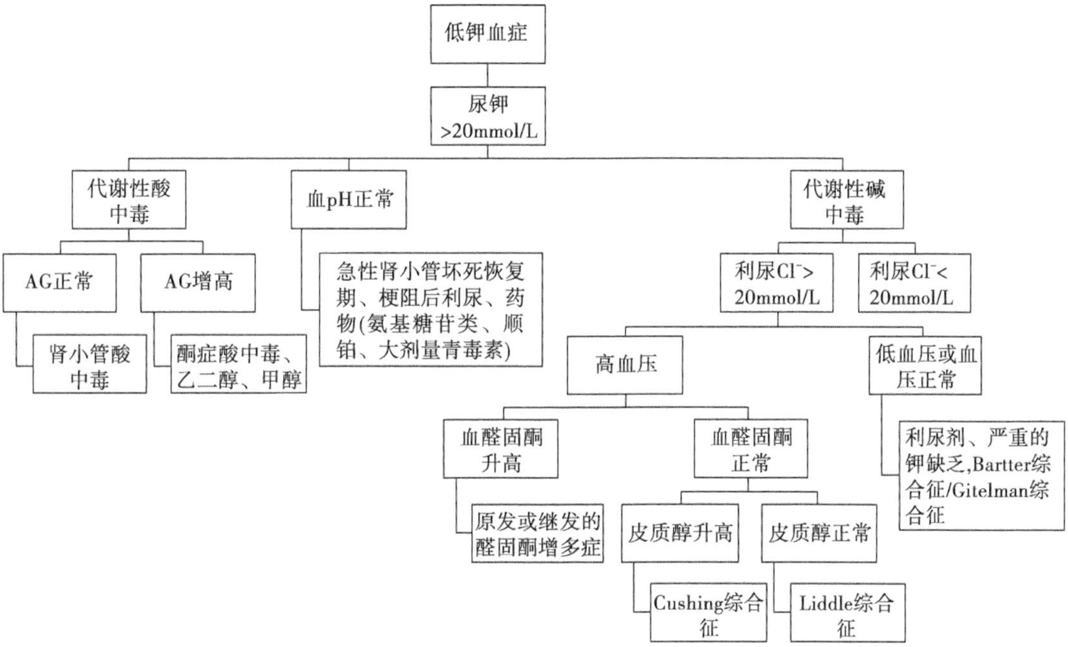

图 3-4-2-2　低钾血症鉴别诊断

　　低钾血症的治疗主要是钾的补充以及治疗原发病。对无症状的轻度低钾,可给予富含钾的食物,比如新鲜蔬菜和水果、动物瘦肉、坚果等。补钾的药物主要包括氯化钾、枸橼酸钾、谷氨酸钾和门冬氨酸镁钾。氯化钾的优点为含钾量高,缺点为胃肠副作用大,其中含有的氯会导致血氯升高和酸中毒,不适用于肾小管酸中毒伴高氯血症患者。枸橼酸钾中的枸橼酸根经肝脏代谢后可产生碳酸氢根,可同时纠正酸中毒,但肝功能受损者不宜应用。因镁和钾有协同作用,门冬氨酸钾镁有利于纠正细胞内低钾,尤其是伴低镁血症的患者。

　　补钾的途径首选口服,或患者不能口服或严重低钾血症(比如血钾低于 3.0mmol/L 或伴有临床表现),则需静脉补钾。补钾浓度不应超过 0.3%,补钾速度一般不超过 20mmol/h,当有呼吸肌麻痹或严重心律失常时可加快补钾速度。

　　此外还应去除钾丢失的因素,注意排查有无低镁血症、碱中毒、使用利尿剂等。

二、高钾血症

(一)高钾血症病因

高钾血症是指血钾>5.5mmol/L。导致高钾血症的原因包括:

　　1. 肾脏排钾减少　肾功能不全:GFR 下降时钾的滤过减少;肾上腺皮质激素合成分泌不足:如肾上腺皮质功能减退症、低醛固酮症;保钾利尿剂:长期应用氯苯蝶啶、螺内酯(安体舒通)、阿米洛利(氨氯吡咪);ACEI/ARB 用于中晚期 CKD 患者等。

　　2. 钾转移至细胞外增多　代谢性酸中毒;高渗状态促进钾自细胞内向细胞外释放;β 受体激动剂;洋地黄中毒抑制 Na^+-K^+-ATP 酶活性;带正电的氨基酸如精氨酸、赖氨酸,进入细胞内会促进钾释放。

3. 钾摄入过多　外源性钾摄入过多,在肾功能正常时,排钾代偿机制完善,单纯摄钾增多不易引起高钾血症。

4. 内源性钾产生过多　如挤压伤、横纹肌溶解、消化道出血、溶血、溶瘤综合征等。

（二）高钾血症临床表现

高钾血症主要影响心血管系统和神经肌肉系统,症状的严重性取决于血钾升高的程度和速度,以及有无其他电解质和水代谢紊乱合并存在。

1. 心血管症状　高钾使心肌受抑,心肌张力减低,心律减慢和心脏收缩乏力,心电图有特征性改变,且与血钾升高的程度相关。当血钾>5.5mmol/L 时心电图表现为窦性心动过缓、QT 间期缩短、T 波高尖对称,基底狭窄而呈帐篷状;血钾为 7~8mmol/L 时,P 波振幅降低、PR 间期延长以至 P 波消失、QRS 波增宽、传导阻滞和异位起搏点。

2. 神经肌肉症状　早期常有四肢及口周感觉麻木,极度疲乏,肌肉酸疼,肢体苍白湿冷。血钾浓度达 7mmol/L 时四肢麻木弛缓性瘫痪,先为躯干后为四肢,最后影响到呼吸肌,导致呼吸肌麻痹和窒息。中枢神经系统可表现为烦躁不安或神志不清。

3. 其他症状　由于高钾血症引起乙酰胆碱释放增加,故可引起恶心呕吐和腹痛。高钾血症还可引起代谢性酸中毒,促进醛固酮和胰岛素分泌增多。

高钾血症的诊断和鉴别诊断步骤:①排除假性高钾,如严重血小板增多症和白血病。②判断高钾血症对机体的影响严重程度,包括症状、血钾浓度、心电图改变等。③原发病诊断。寻找有无摄入或合成增多、药物影响、分布异常的原因。

（三）高钾血症的治疗

高钾血症的治疗的第一步是治疗原发病、去除引起血钾升高的因素,比如停用引起高钾的药物、停止补钾、低钾饮食、避免输注库存血等。若血钾仍下降不理想,需采取相应措施,包括对抗钾的心肌毒性、促进钾向细胞内转移和促进钾的排泄。

1. 对抗钾的心脏和骨骼肌毒性　钙剂能迅速纠正钾对心脏传导系统和心肌细胞复极的影响,高钾血症伴心电图异常时首选钙剂,包括葡萄糖酸钙和氯化钙。但血钙迅速升高可加重洋地黄的心肌毒性,应用洋地黄的患者使用钙剂需慎重,推注速度要慢。

2. 促进钾向细胞内转移　①5%~10%葡萄糖加短效胰岛素;②5%碳酸氢钠溶液,作用不如胰岛素强,此方法对合并代谢性酸中毒患者更为适宜;③β 受体激动剂,心动过速时慎用。

3. 促进钾排泄　①排钾利尿剂,如呋塞米、托拉塞米;②降钾树脂,可有效结合肠道中的钾,可口服也可灌肠;③透析,当严重高钾血症伴有明显肾功能损害,对治疗反应不佳时,可进行透析治疗。

（王　琰）

第三节　高阴离子间隙代谢性酸中毒

一、概述

人体每日代谢活动会产生大量酸性物质,这些酸性物质排出体外的途径包括:以 CO_2 的形式通过呼吸系统排出体外;以 H^+ 的形式通过肾脏排出,并且肾脏还可以重吸收 HCO_3^-,补

充细胞外液消耗的 HCO_3^-。患慢性肾脏病时,由于肾脏排酸功能下降,容易出现酸性代谢产物堆积,发生代谢性酸中毒。

代谢性酸中毒的基本改变是血 HCO_3^- 下降,$PaCO_2$ 代偿性下降,失代偿时血 pH<7.35。根据病因不同可将其分为正常阴离子间隙代谢性酸中毒和高离子间隙代谢性酸中毒两类。

阴离子间隙(AG)= 血 $Na^+ - (Cl^- + HCO_3^-)$,正常值为 8~12mmol/L。它代表的是血清中未测定的带负电荷物质的总和,主要包括无机酸(如磷酸、硫酸)和有机酸(如乙酰乙酸、乳酸、丙酮酸等)。AG 正常的代谢性酸中毒常见于 HCO_3^- 丢失增多,比如腹泻、胃肠减压等导致大量碱性肠液丢失;再比如近端肾小管酸中毒时,近端肾小管重吸收 HCO_3^- 减少。AG 升高通常意味着体内酸性物质增多,常见原因包括:①内源性有机酸生成过多:比如乳酸酸中毒、酮症酸中毒;②肾脏排泄无机酸减少:急慢性肾功能不全时,可滴定酸排泄显著减少,引起 AG 升高;③使用导致阴离子间隙升高的药物,例如水杨酸类药物等。

代谢性酸中毒的诊断和鉴别诊断可分为 4 个步骤:①明确代谢性酸中毒的存在,即先有 HCO_3^- 下降,然后 $PaCO_2$ 代偿性下降,失代偿时血 pH<7.35。②呼吸代偿是否完全,如 $PaCO_2$ 未下降至预计值,可能同时存在呼吸性酸中毒;如 $PaCO_2$ 下降超出预期,则可能同时存在呼吸性碱中毒。③检测 AG,确定为 AG 正常还是 AG 升高的代谢性酸中毒。④结合 AG 寻找病因。

二、慢性肾脏病时的高阴离子间隙代谢性酸中毒

肾功能不全的患者由于肾小管产氨、泌 NH_4^+ 功能低下,H^+ 会在体内潴留。早期肾功能不全时,过剩的 H^+ 可由骨盐缓冲,以有机酸的形式从尿中排出;但是随着 GFR 的下降,在进入 CKD3 期以后,有机酸的排泄也会减少,导致 AG 升高,出现代谢性酸中毒。

轻度代谢性酸中毒可无明显症状。重症患者可有疲乏、头晕、恶心、呕吐、嗜睡,严重者可有意识障碍和昏迷。查体最突出的表现是呼吸变得深而快,呼吸频率有时可高达每分钟 40~50 次。酸中毒时血管扩张,可出现面颊潮红、心率加快、血压常偏低,还易发生心律失常。

长期的代谢性酸中毒会加重 CKD 患者的营养不良、矿物质与骨代谢紊乱及心血管并发症,增加死亡率。治疗包括原发病的治疗、纠正酸中毒和伴随的电解质紊乱。下面重点介绍纠酸的原则。

1. 高 AG 代谢性酸中毒时,若属乳酸和酮体等积累所致,可因代谢生成 HCO_3^-,且补碱可引起一系列不良反应,故仅 pH<7.2 时才补碱;CKD 患者堆积的酸性物质常不能转化为 HCO_3^-,故仍需补碱。

2. 临床应用的碱性药物包括碳酸氢钠、乳酸钠、枸橼酸等。碳酸氢钠最为常用,对于慢性代酸患者,pH>7.2 时,可口服碳酸氢钠 1~3g/d,分次服用;pH<7.2,可考虑静脉输注碳酸氢钠。碳酸氢钠溶液进入人体后即离解为 Na^+ 和 HCO_3^-,起效快。但临床常用的 5%$NaHCO_3$ 溶液为高渗溶液,过快输入可致高渗和高钠血症,应注意避免。乳酸钠和枸橼酸需经肝脏代谢产生 HCO_3^-,肝功能损害和乳酸酸中毒时慎用。

3. 对于体内 HCO_3^- 的总缺失量,有简单的公式可以推算。HCO_3^--缺失量(mmol)= (24-实际血浆 HCO_3^- 浓度)×0.6×体重(kg)。

4. 在酸中毒时,游离 Ca^{2+} 增多,故即使患者有低钙血症,也可以不出现手足搐溺等症状。但在酸中毒被纠正之后,游离 Ca^{2+} 减少,便会出现低钙症状,应及时静脉注射葡萄糖酸钙。

5. 代谢性酸中毒时,还常伴有 H^+ 向细胞内转移和 K^+ 向细胞外转移,掩盖低钾症状。当过快地纠正酸中毒时,大量 K^+ 转移至细胞内,易引起低钾血症,严重时可引起危及生命的心律失常和呼吸肌麻痹,应密切监测并及时补钾。

〔王　琰〕

第四节　肾小管酸中毒

肾脏对酸碱平衡的调节由肾小管完成,简单来说近端小管主要负责碳酸氢根的重吸收,远端小管和集合管主要负责分泌铵离子和可滴定酸。如果肾脏泌氢或重吸收碳酸氢根的能力下降,就会出现酸血症,通常为阴离子间隙正常的代谢性酸中毒,称为肾小管酸中毒(RTA)。

根据病因可将 RTA 分为原发性与继发性。原发多数有家族史,为遗传性;继发性即获得性 RTA,可见于多种免疫疾病、代谢性疾病和肾脏疾病等(表 3-4-4-1)。

表 3-4-4-1　肾小管酸中毒病因列表

原发性	药物及毒物
特发性(散发)	两性霉素 B
家族性(遗传)	锂、甲苯
自身免疫性	庆大霉素
高 γ-球蛋白血症	磺胺、乙酰唑胺
冷球蛋白血症	基因异常
干燥综合征	髓质海绵肾
原发性胆汁性肝硬化	Fabry 病
系统性红斑狼疮	Wilson 病
引起肾钙化的疾病	小管间质肾病
甲状旁腺功能亢进	梗阻性肾病
维生素 D 中毒	慢性肾盂肾炎
特发性高尿钙症	肾移植

根据肾小管功能缺陷部位不同,可将肾小管酸中毒分为四大类:远端肾小管酸中毒(Ⅰ型 RTA)、近端肾小管酸中毒(Ⅱ型 RTA)、混合型肾小管酸中毒(Ⅲ型 RTA)和高钾性肾

小管酸中毒(Ⅳ型 RTA)。不同类型的化验特征见表 3-4-4-2。

表 3-4-4-2　肾小管酸中毒分类

类型	Ⅰ 型	Ⅱ 型	Ⅲ 型	Ⅳ 型
	远端肾小管酸中毒	近端肾小管酸中毒	远端及近端混合型肾小管酸中毒	高血钾型肾小管酸中毒
功能障碍	远端肾小管泌氢功能↓	近端肾小管重吸收 HCO_3^-↓	兼有Ⅰ型和Ⅱ型特点伴氨产生↓	醛固酮分泌↓或远端肾小管对醛固酮反应↓
尿 pH	>6.0	<5.5	<5.5	<5.5
尿 HCO_3^-	正常	↑	↑	正常
尿可滴定酸	↓	正常	↓	↓
尿 NH_4^+	↓	正常	↓	↓
血 pH	↓	↓	↓	↓
血 HCO_3^-	正常或↓	↓	正常或↓	正常或↓
血 K^+	↓	↓	正常或↓	↑
血 Cl^-	↑	↑	↑	↑

不同类型 RTA 的临床特点和诊治见表 3-4-4-3。

表 3-4-4-3　肾小管酸中毒诊治要点

类型	Ⅰ 型	Ⅱ 型	Ⅳ 型
临床表现			
1. 酸中毒	早期症状不明显,晚期食欲差、呕吐、深大呼吸		
2. 水代谢紊乱	多尿或尿浓缩↓		
3. 钾代谢紊乱	高尿钾、低血钾:进行性肌无力、低钾性麻痹、心律失常	高尿钾、低血钾:表现较Ⅰ型明显	低尿钾、高血钾:常见心律失常
4. 钙磷代谢紊乱	高尿钙、低血钙及高尿磷、低血磷:可见骨痛、骨质疏松、骨畸形、肾结石及肾钙化	高尿钙、低血钙及高尿磷、低血磷:较Ⅰ型轻,较少出现肾结石及肾钙化	不明显
5. 其他		可伴有 Fanconi 综合征的表现:佝偻病、成人骨软化病变	
诊断要点	①高氯性代谢性酸中毒;②低钾血症;③尿 pH>6.0,可滴定酸和(或)NH_4^+减少;④伴有低血钙及低血磷	①高氯性代谢性酸中毒;②低钾血症;③尿 HCO_3^-增多	①高氯性代谢性酸中毒;②高钾血症;③尿 pH<5.5,可滴定酸和(或)NH_4^+减少

续表

类型	Ⅰ型	Ⅱ型	Ⅳ型
诊断试验	氯化铵负荷试验:尿 pH 不能降至<5.5	碳酸氢盐重吸收试验:HCO_3^- 排泄分数>15%	部分可有血清醛固酮水平↓
治疗措施	①纠正酸中毒枸橼酸合剂碳酸氢钠; ②补充钾盐: 枸橼酸钾; ③防治肾结石、肾钙化及骨病:对已发生骨病而无肾钙化者,可试用钙剂及活化维生素 D 治疗	①病因治疗; ②纠正酸中毒及补钾:补碱量较Ⅰ型大; ③促进肾小管 HCO_3^- 重吸收:氯噻嗪类药物、低钠饮食	①病因治疗; ②纠正酸中毒: 碳酸氢钠; ③降钾:低钾饮食、利尿剂、降钾树脂等

（王　琰）

第五章

慢性肾脏病与高血压

第一节　慢性肾脏病与高血压概述

高血压既是慢性肾脏病（CKD）的一个常见的病因，又是 CKD 的常见并发症。在我国，高血压是导致 CKD 的三大病因之一（还包括慢性肾小球肾炎及糖尿病肾病）。CKD 合并高血压的患病率高达 80%，未控制的高血压能够导致肾功能加速恶化，并增加心血管疾病（CVD）的风险，而 CVD 是 CKD 患者的第一位死亡原因。因此，合理评估并治疗 CKD 患者的高血压非常重要。

一、评估 CKD 患者的高血压

（一）高血压定义

多数主要指南建议诊断标准为：收缩压≥140mmHg 或舒张压≥90mmHg，或兼具二者。收缩压是多数患者诊断的基础。上述标准适用于年龄≥18 岁的成年人。ASH/ISH 指南推荐≥80 岁的患者起始治疗的血压值为 150/90mmHg，而 JNC8 中，≥60 岁的患者即不建议使用低阈值（140mmHg），因为目前没有证据显示<140mmHg 优于<150mmHg，医生应根据具体情况决定治疗方案。

由于相关证据不足，近期的一些高血压指南，如 JNC8、美国高血压协会/国际高血压协会联合颁布的社区高血压管理临床实践指南不建议糖尿病、冠心病、慢性肾脏病等患者采用更低的血压目标值（即<130/80mmHg），而推荐将<140/90 mmHg 作为所有成年高血压患者的降压治疗目标。但同时也指出，应对于具体情况不同的患者采用个体化的目标值。如高龄患者可以适度放松对血压的控制（<150/90mmHg），而无并发症的年轻患者可以将血压控制在<130/80mmHg。在强调血压达标的同时，要避免血压下降速度太快以至降得过低，以免引起心、脑、肾等重要脏器灌注不足而导致缺血事件。一般患者应经过 4~12 周的治疗使血压达标，老年患者、冠状动脉或双侧颈动脉严重狭窄及耐受性差的患者，达标时间应适当延长。

（二）高血压分类

1. 高血压前期　收缩压 120~139mmHg，或舒张压 80-89mmHg；不应接受降压药物，但应该鼓励改变生活方式，延缓进展为高血压的进程。

2. 高血压第一阶段　收缩压 140~159mmHg，或舒张压 90~99mmHg。

3. 高血压第二阶段　收缩压≥160mmHg，或舒张压≥100mmHg。

（三）高血压的诊断方法

可通过下面 3 种方法之一诊断高血压：动态血压监测（ABPM）、家庭血压监测、诊室血压测量。

初次评估应该在患者排空膀胱后测量双侧血压。如果测量结果不同，应采用较高值。患者在第一次血压测量后的 1~4 周后再次测量，两次均高于诊断标准方可做出诊断。如果患者血压很高，如收缩压≥180mmHg，或者不便于第二次随访，可以在初次启动降压治疗。

ABPM 是指用一个仪器（患者配戴在身上）进行 24~48 小时的血压测量，通常在清醒时 15~20 分钟、睡眠时 30~60 分钟测量 1 次。血压测量数值记录在仪器上，利用电脑分析这些数据得出清醒（白昼）和睡眠（夜间）时的平均血压。也可计算读数超出正常血压上限的百分比。当使用 ABPM 时，高血压定义为血压≥135/85mmHg。

用家庭血压监测确诊或评估血压控制的最佳方案尚无定论。一般认为，至少应在 1 个周期间进行 12~14 次测量（包括早晨和晚间血压测量值）。与诊室测量值相比，在家或工作时自己记录的随机血压测量值与 ABPM 的相关性更好。采用家庭血压监测时，高血压定义为血压≥135/85mmHg。

诊室血压测量仍然为诊断和管理高血压的主要方法。此外，高血压治疗推荐所依据的随机试验使用的是诊室血压测量值，而非 ABPM。

（四）正确测量血压

正确测量血压对高血压的诊断和管理至关重要。诊室血压的正确测量需要注意以下几点：

1. 测量时间　血压是动态变化的，当患者清醒状态下在诊室接受血压评估时，血压可时刻发生变化，并受心理和体力活动、应激及服用降压药的影响。最好在一天中的同一时间且在使用药物前测量血压，评估血压的低谷效应，监测降压治疗效果。不建议服药后很快测量血压，因为血压可能是正常的或甚至低于正常水平，但患者随后血压可能会逐渐升高。

测量血压前 30 分钟应避免各种影响血压的外部因素，包括进食、剧烈运动、吸烟和摄入咖啡因。吸烟可以短暂性升高血压；对于不常喝咖啡的人，咖啡因摄入可急剧升高血压。在温度较低（12℃ 或 54℉ ）的环境下或者在患者讲话时测量血压，测量值可高出多达 8~15mmHg。

2. 测量仪的类型　水银血压计和无液血压计应用并不广泛，前者是因为水银毒性，后者则是因为常常不准确。自动示波血压（AOBP）测量仪（电子血压计）应用越来越多。AOBP 的血压读数通常低于听诊法。其优点是观测者误差和需要的训练均极少。应使用获得（美国）医疗器械促进协会（AAMI）、英国高血压协会（BHS）或我国有关部门许可的电子血压计。患者独自在诊室内静坐和休息的状态下可以使用电子血压计记录多个连续血压读数。与常规的诊室血压测量相比，AOBP 可降低患者的白大衣效应。因此，以 ABPM 为"金标准"，用 AOBP 进行诊室血压测量优于常规听诊法测量。

3. 袖带尺寸　测量血压时使用合适尺寸的袖带至关重要。血压袖带气囊的长度应为上臂围的 80%，宽度至少为上臂围的 40%（有些为 46%）。如果使用的袖带过小，那么给袖带充气产生的压力可能不能够完全地传送给肱动脉；在这种情况下，袖带内压力可能显著高于动脉内压力，这可导致患者收缩压被高估。

AHA 对于特定臂围适合的袖带尺寸推荐如下：

上臂围 22～26cm,"成人小号"袖带,12cm×22cm

上臂围 27～34cm,"成人"袖带,16cm×30cm

上臂围 35～44cm,"成人大号"袖带,16cm×36cm

上臂围 45～52cm,"成人大腿"袖带,16cm×42cm

4. 患者体位　测量血压时,患者应采取坐位,背部有支撑,并且双腿无交叉。如果背部无支撑,舒张压会高 6mmHg,如果双腿交叉,收缩压可能高 2～8mmHg。仰卧位测量的血压数值略有差异,收缩压高 2～3mmHg,舒张压低 2～3mmHg。老年人和糖尿病患者应采用仰卧位和立位血压测量,以便检测直立性低血压。应使手臂与心脏位于同一水平,若患者坐位或站立时手臂下垂,测量的血压会因重力所致的额外流体静压而升高 10～12mmHg。测量血压前,患者应静坐 5 分钟。膀胱充盈、讲话及环境噪声都会影响血压的测量值。

即使在最佳条件下,当看到临床医生时许多患者会感到焦虑不安,从而导致血压急剧升高。诊室血压测量诊断为高血压的患者中有 20%～30% 其实血压是正常的。这种现象称为"白大衣"高血压或者单纯性诊室高血压。通过 24 小时 ABPM 或者家庭自测血压来确定患者是否为白大衣高血压。部分患者白大衣效应可持续数年,之后转变为高血压。

5. 袖带放置　血压袖带气囊中线应放在肱动脉搏动处,手臂不要被衣物束缚(患者袖子不要卷起以免袖子起止血带的作用)。尽管袖带放在裸露的上臂和有袖子的上臂时血压读数相近,但理想的测量还是应该裸露上臂。应该避免在穿着厚衣服(例如毛衣)的手臂上测量血压。采用听诊读数时,袖带下缘应该在肘窝上方 2～3cm,以使听诊器接触袖带相关的人为杂音降到最低。

6. 测量技术　袖带加压时根据触诊触及肱动脉搏动消失估算收缩压,袖带应充气至高于收缩压约 30mmHg 的压力。

当袖带正确放置并充气时,需要遵循以下步骤:①患者与观测者在测量期间均不能讲话。②测量血压时,应支撑患者手臂与心脏同一水平。③采用听诊法时,听诊器应该轻放在肱动脉上,因为使用过大的压力会增加血液湍流并延迟声音的消失。放置听诊器过重的净效应是舒张压读数可能被人为降低多达 10～15mmHg。④袖带的放气速度应慢至每搏 2～3mmHg。

如果没有使用自动血压仪,在每一次诊室就诊时至少测量 2 次血压,每次测量间隔 1～2 分钟,使被阻断的血流恢复。如果第 2 次与第 1 次测量值相差大于 5mmHg,则需要继续测量直至获得稳定数值。记录在患者病历上的血压应为最后 2 次测量的平均值。

7. 需要多次测量　在没有终末器官损害的情况下,只有在经过至少 2～3 次诊室血压测量后才能得出高血压的诊断,每次就诊间隔 1 周或以上的时间。此外,接受高血压治疗的患者随访过程中有必要对其进行多次测量。

8. 测量的替代部位　不能用上臂测量血压的患者可测量腿部或者腕部血压。腿部血压测量中尺寸适当的大腿袖带至关重要。①健康受试者大腿收缩压通常比肱动脉收缩压高 10%～20%。②手腕血压—尽管经验有限,但在肥胖患者和已进行腋窝淋巴结清扫术的乳腺癌患者中测量手腕血压可能更为实用。在更远端的动脉中,收缩压升高,舒张压降低。测量血压时应保持手腕与心脏水平一致。不推荐使用测量手指血压的血压仪。

9. 其他影响因素　袖带充气高血压:有研究表明袖带充气时,动脉内收缩压平均增加(5±2.9)mmHg、动脉内舒张压平均增加(4.7±2.9)mmHg。有些家用设计的血压监测仪,尤其是比较便宜的监测仪,要求患者手动为袖带充气。如果袖带是手动充气,用于袖带充气的肌肉活动可引起血压急剧升高多达 12/9mmHg。

假性高血压—在显著动脉钙化导致血管硬化的患者中,测量的收缩压可能高于真实的收缩压,这种现象称为假性高血压。

二、慢性肾脏病导致高血压

80%～85% 的 CKD 患者合并高血压。在具有肾脏损伤但肾小球滤过率正常的患者中,高血压的患病率有所升高,且随着肾功能损害程度加重而进一步升高。例如,来自肾病膳食改变研究(MDRD)的数据显示,随着肾小球滤过率从 85ml/(min · 1.73m^2)降至 15ml/(min · 1.73m^2),高血压的患病率从 65% 逐渐升高至 95%。

在 CKD 患者中,多种因素都可促进高血压的发生,包括①通常钠潴留是最重要的因素之一,即使患者无水肿,也可能存在细胞外容量扩张。②肾素-血管紧张素系统(RAAS)的活性增加通常是血容量恢复正常后高血压仍持续存在的原因(至少为部分原因),尤其是对于血管疾病患者,肾缺血是肾素分泌的一个刺激因素。瘢痕诱发的局部缺血也可能发挥一定作用。③交感神经系统活性增强可诱发或加重高血压。行双侧肾切除术的患者中未见高血压,推测衰竭的肾脏可能能够产生激活交感神经的传入信号。④继发性甲状旁腺功能亢进(SHPT)可使细胞内钙浓度升高,进而导致血管收缩和高血压。长期使用活性维生素 D 类似物导致的甲状旁腺激素分泌减少可使细胞内钙离子浓度和体循环血压下降。⑤促红细胞生成素治疗可升高血压,这一作用与血细胞比容的增加程度部分相关。⑥患者存在一氧化氮合成和内皮介导的血管舒张受损,从而导致高血压。⑦动脉硬度增加可能出现中心脉压升高和单纯收缩期高血压。⑧高血压节律变化,出现"非杓型"或"反杓型"高血压。⑨患者原有高血压,可能是发生肾损害的病因(如高血压性肾硬化)或促发因素。

三、高血压加重慢性肾脏病

肾脏的一个重要生理特性是通过自身调节和管-球反馈,在一定范围内使肾血浆流量和肾小球滤过率维持相对恒定,防止肾功能受损。然而当血压的幅度超出肾脏的调节范围时,将导致肾小球的滤过功能和肾小管的重吸收功能受损。主要体现在高血压导致的肾脏血管压力负荷增加,肾小球毛细血管处于高灌注、高滤过、高跨膜压的状态,进而影响肾脏固有细胞的生长状态和生物学功能。与此同时,肾小球毛细血管内压力增高,会导致肾小球滤过膜通透性增加和蛋白尿(白蛋白尿),也促进肾小球硬化形成和肾脏病进展。

非血压依赖的肾损害:缺血、缺氧、氧化应激、炎症、RAAS 激活、交感神经系统(SNS)活性增加及各种致纤维化细胞因子等均参与了高血压肾损害的形成。

高血压肾损害的病理特点主要表现为肾血管硬化。传统意义上高血压所致的肾血管硬化分为"良性肾血管硬化"和"恶性肾血管硬化"。①良性肾血管硬化最常见的肾脏病理改变是肾小球前的小动脉(主要是入球小动脉和小叶间动脉)中层血管平滑肌细胞被结缔组织取代,还常有透明样物质在内膜下的蓄积(玻璃样变性)以及与小动脉病变相关的肾小球和间质血管出现缺血性改变、纤维化、硬化。②恶性高血压引起的肾脏血管损害有两种改变:一是弓状动脉至入球小动脉血管壁的纤维素样坏死;另一种是弓状动脉至小叶间动脉肌内膜高度增厚,细胞外基质明显增加,细胞与基质多糖和假弹力纤维构成同心圆形结构,呈洋葱皮样改变,导致管腔狭窄及闭塞。

（赵新菊）

第二节　慢性肾脏病合并高血压的治疗

以下内容主要针对非透析 CKD(CKD ND)合并高血压患者的治疗。

一、降压治疗的总体策略

2012 年改善全球肾脏病预后组织(KDIGO)发布了 CKD 中血压治疗的临床实践指南(以下简称 KDIGO 指南)强调应根据患者的年龄、共存的 CVD 情况和其他并发症、CKD 的进展风险、视网膜病变存在与否(糖尿病 CKD 患者),以及对治疗的耐受性等,拟定个体化的血压目标值和治疗药物;接受降压治疗的 CKD ND 患者应定期评估体位性眩晕和直立性低血压。

二、CKD 合并高血压治疗的目标值

KDIGO 指南中的目标血压取决于蛋白尿的程度:①尿白蛋白排泄率(UAER)<30mg/24h 的 CKD ND 患者,无论是否合并糖尿病,若收缩压和(或)舒张压持续超过 140mmHg 和(或)90mmHg,则推荐使用降压药物维持血压≤140/90mmHg(1B)。②30mg/24h≤UAER≤300mg/24h(2D)和 UAER>300mg/24h(2C)的非糖尿病 CKD ND 患者以及 UAER>30mg/24h(2D)的糖尿病 CKD ND 患者,若收缩压和(或)舒张压持续超过 130mmHg 和(或)80mmHg,则推荐使用降压药物维持血压≤130/80mmHg。

除了控制血压外,也制定了有关减少尿蛋白排泄的具体目标,以延缓慢性肾病进展的速度:①建议将目标定为尿蛋白<1000mg/d。②在不能达到这一目标的初期肾病患者中,应最大程度降低蛋白尿,达到蛋白尿较基线值至少下降 50%~60% 同时尿蛋白<3.5g/d。

三、高血压的治疗

1. **非药物治疗**　所有高血压患者,应首先进行生活方式的调整,主要包括合理膳食、控制体重、戒烟限酒、适量运动、心理平衡等。KDIGO 指南推荐:①推荐达到或维持体重指数为 $20\sim25kg/m^2$(1D);CKD 患者多为盐敏感者,随氯化钠摄入增多而血压升高。盐敏感患者对于生理范围内盐摄入的增加就会引起肾小球滤过分数和蛋白尿的增加,限钠可增强多种降压药的效果。因此,限制盐的摄入应成为降压药使用前的基础性措施,严格执行。②除非有禁忌证,推荐低盐饮食(钠<2g/d)(1C)。③在心血管情况和耐受力允许的情况下,推荐至少每周进行 5 次,每次持续 30 分钟的锻炼(1D)。④建议每天女性不超过 1 个标准饮酒单位,男性不超过 2 个标准饮酒单位(1 个标准饮酒单位 8~19.7g 酒精,各国标准存在差异),一般男性限制每日酒精摄入量不超过 20g,女性不超过 10g(1D)。⑤KDOQI 指南推荐 CKD1~4 期合并高血压者每天摄入胆固醇<200mg,脂肪<总热能的 30% ,碳水化合物占总热能的 50%~60% ;CKD1~2 期每天摄入蛋白质 1.4g/kg,磷 1.7g,钾≥4 g;CKD 3~4 期每天摄入蛋白质 0.6~0.8g/kg,磷 0.8~1.0g,钾 2~4g。CKD 患者应戒烟。⑥适量增加新鲜蔬菜和水果,由于新鲜蔬菜和水果中含钾量较高,需注意高钾的风险。

2. 药物治疗　常用的降压药物包括：RAAS 抑制剂（ACEI、ARB、醛固酮受体阻滞剂）、钙通道阻滞剂、β 受体阻滞剂、利尿剂、α 肾上腺素能阻断剂、中枢 α 肾上腺素能受体激动剂、直接血管舒张剂。

对于存在蛋白尿（定义为尿蛋白排泄≥500mg/d）的 CKD 患者，推荐将 ACEI/ARB 作为一线治疗药物。建议将利尿剂和非二氢吡啶类钙通道阻滞剂（如，地尔硫䓬和维拉帕米）作为二线和三线药物，但水肿患者应将袢利尿剂联合 RAAS 抑制剂作为一线治疗药物。当联合 RAAS 抑制剂和利尿剂作为一线治疗时，应缓慢逐渐调整利尿剂的剂量以避免出现低血压，利尿剂会增强 RAAS 抑制剂的降压作用。

（1）RAAS 抑制剂-ACEI/ARB：使用指征：对于合并高血压、尿蛋白排泄≥500mg/d 的 CKD 患者，如无禁忌首选此类药物，因为 ACEI/ARB 除了降低血压外还能延缓 CKD 的进展速度。

原理阐述及使用方法：抗高血压药物对蛋白尿的作用因药物种类不同而不同。不论病因为何，当血压已得到控制时，与其他抗高血压药物相比，RAAS 抑制剂（ACEI/ARB）在减少蛋白尿和延缓 CKD 进展方面更为有效。甚至在无高血压的患者和糖尿病肾病患者中也可观察到这些获益。在非糖尿病或糖尿病 CKD 患者中，ACEI 一般能减少 30%~35% 的蛋白排泄量。因为相对容量不足会使肾小球微循环更加依赖于血管紧张素 II，所以在低钠膳食的患者中使用利尿剂治疗的患者中此类药物的抗蛋白尿效应最为显著。

ACEI/ARB 扩张肾小球出球小动脉的作用大于扩张入球小动脉，肾小球囊内压力下降幅度更大，因而具有更强的抗蛋白尿作用。此外 ACEI/ARB 还能够不依赖于肾小球的血流动力学变化，发挥直接改善肾小球的选择性过滤的作用；具有抗纤维化作用，从而延缓肾脏病进展。ACEI/ARB 诱导的蛋白排泄量减少可能使血脂水平下降，从而减少全身性动脉粥样硬化的风险。此类药物也存在剂量效应关系，即在非糖尿病和糖尿病患者中，药物剂量越大（甚至是超大剂量），蛋白尿减少程度也越大。在推荐使用如此高剂量的治疗方案之前，还需对其疗效和安全性做进一步的研究。

目前尚不清楚引起最大抗高血压效应的 ACEI/ARB 剂量是否与达到最佳抗蛋白尿效应所需的剂量相同。已有研究报道最佳抗高血压效应和抗蛋白尿效应的所需剂量之间无相关性。

ACEI/ARB 可引起肾功能下降和血清钾浓度升高，这些变化通常在开始治疗后 1~2 周时发生。因此，在开始或强化治疗后的这个时间段，应当重复检测血清肌酐和血钾水平。如果在血压降低的最初 6~8 周内出现无法控制的高钾血症或血清肌酐浓度上升超过基线值 30%，应考虑终止用药。

对双侧肾动脉狭窄、妊娠、高血钾者禁用此类药物；使用 ACEI 类药物应注意咳嗽等不良反应，偶见血管神经性水肿等不良反应。

（2）醛固酮拮抗剂：在 ACEI/ARB 的基础上，加用醛固酮拮抗剂（对螺内酯的相关研究多于依普利酮）能进一步减少蛋白排泄量。一项纳入 7 项试验的荟萃分析结果显示，螺内酯治疗组的蛋白尿减少幅度显著更大（加权均数差值为 800mg/d，95%CI 330~1270mg/d）；螺内酯治疗组患者的收缩压也略微更低（3.4mmHg），差异有统计学意义；对肾功能进展无显著影响。然而，这些研究中 ACEI/ARB 剂量大多未能达到最大，并且醛固酮拮抗剂与高钾血症风险增加相关（在荟萃分析中 RR 为 3.1）。尚需长期试验以确定醛固酮拮抗剂是否能减缓肾病进展。

（3）钙通道阻滞剂（CCB）：钙通道阻滞剂分为二氢吡啶类药物（如氨氯地平和硝苯地平）和非二氢吡啶类钙通道阻滞剂（如地尔硫草和维拉帕米）。两类药物对蛋白尿的作用各不相同，非二氢吡啶类降低蛋白尿水平，而二氢吡啶类对蛋白尿无影响，甚或增加蛋白尿。当这些药物与 ACEI/ARB 联用时，也得到了相似的观察结果：尽管降压作用相近，但是非二氢吡啶类使蛋白尿平均减少 39%，而二氢吡啶类使蛋白尿平均增加 2%。一般，T 型钙通道阻滞剂能够降低肾小球囊内压从而降低蛋白排泄率，L 型钙通道阻滞剂相反，优先扩张入球小动脉，从而导致更多的主动脉压力被转移到肾小球上。二氢吡啶类钙通道阻滞剂作用于 L- 钙通道，可增加蛋白排泄率，而非二氢吡啶类却无此不良反应，但新研发的二氢吡啶类钙通道阻滞剂，如西尼地平（cilnidipine）却不易增加蛋白排泄率，甚至具有降低蛋白排泄率的作用。

与 ACEI/ARB 比较，CCB 使用具有一定优势，降压效果强，疗效不受食盐摄入量的影响，无咳嗽副作用，不诱发高血钾，不升高血肌酐，肾功能不全或双侧肾动脉狭窄的患者中仍能够使用，适用于大多数类型的高血压。尤对老年高血压、单纯收缩期高血压、稳定型心绞痛、冠状动脉或颈动脉粥样硬化、周围血管病患者适用。可单药或与其他 4 类药联合应用。

长效 CCB 是缓慢发挥作用的，应从小剂量开始逐渐加量，服药 1 周左右开始出现降压作用，最大降压效果多在用药 4~6 周后出现。除非血压极高需要迅速降压，应逐渐将血压降至目标水平以下，以便充分评估患者对药物的反应，依据个体情况进行调整。老年人尤其如此，应避免降压过度。

本类药物具有良好的耐受性，大多数不良反应为轻到中度，新型的长效二氢吡啶类 CCB 的不良反应更少。主要不良反应有：①踝部水肿、皮肤潮红、头痛：这些不良反应可能与用药过程中外周血管扩张有关，在女性患者更多见，效应与用量大小有关。绝大多数症状是轻到中度，为一过性，继续用药可自行消失，难以耐受的患者需停用。②心悸：与二氢吡啶类 CCB 的药理作用有关，其发生率与用药剂量有关。症状严重的患者不宜继续服用。③肝酶升高：CCB 可引起丙氨酸氨基转移酶、天门冬氨酸氨基转移酶、碱性磷酸酶和血清胆红素一过性升高，见于治疗后 2~3 周，一般不会导致停药。有引起胆汁淤积性黄疸的报道，可能是一种特异性反应，也可能存在过敏机制。④其他：发生率低的不良反应有嗜睡、心动过缓、齿龈增生、便秘、尿频、肌肉疼痛和抽搐等，偶有变态反应（神经血管性水肿、皮疹）、血象异常（粒细胞减少、血小板减少），必要时需停药。

（4）β 受体阻滞剂：β 受体阻滞剂降压作用明确，小剂量适用于高血压伴心肌梗死后、冠心病心绞痛、快速性心律失常、慢性心力衰竭或心率偏快（心率≥80 次/分）的 1~2 级高血压。对心血管高危患者的猝死有预防作用。可与二氢吡啶类钙离子通道阻滞剂合用。第三代 β 受体阻滞剂是一种具有特殊化学结构的单一化合物性质的药物，可同时选择性阻滞 α_1 受体，非选择性阻滞 β_1 和 β_2 受体，即 α、β 受体阻滞剂。常用药物为卡维地洛、阿罗洛尔、拉贝洛尔。三者 α 受体和 β 受体阻滞作用的比例有所不同，而其各自的口服及静脉制剂间的阻滞比例同样存在差异。β 受体阻断可使心率减慢、心排血量降低、心耗氧量降低致血压下降，而 α 受体阻断使外周血管阻力降低、冠脉阻力减小，同时，能激活脂蛋白酶活性来抵消 β 受体阻滞剂对它的抑制作用。因此，α、β 受体阻滞剂在协同降压的同时，其不良反应可因同时存在另一受体的阻滞效应而减轻，使其既具有扩张血管、降低周围血管阻力、减少心排血量、抑制肾素释放的作用,同时又具备抑制反射性心动过速、改善胰岛素抵抗、不加重脂代谢紊乱等优点。因此,β受体阻滞剂种类繁多,药理学各异,应根据具体情况进行选择,并提防在进展性 CKD 中的药物蓄积相关不良反应,如心动过缓。

起始剂量:无论高血压或心功能不全患者,均推荐从 1/4~1/2 剂量开始用药,如拉贝洛尔 50mg,卡维地洛 3.125~6.250 mg,2 次/d,盐酸阿罗洛尔 5mg,2 次/日,并根据血压及心脏情况调整。剂量递增:临床用药应遵循小剂量开始、逐渐加量、缓慢调整的原则,调整速度因人而异。如患者能耐受,一般每隔 2~4 周根据患者服药后血压、心率等情况调整用量。剂量调整过程必要时需评估心功能状态。当出现心功能恶化、眩晕、头痛等症状性低血压或心动过缓症状时,需减少药物剂量或停药。α、β受体阻滞剂的药效不受饮食影响,因此,服药时间与用餐无关,可空腹、餐中或餐后服用,但对于合并充血性心力衰竭的患者,推荐餐中服药,以延缓药物吸收,降低直立性低血压的发生。应考虑患者的年龄、基础血压水平、心率以及全身状况,其中心率是公认的心脏 β_1 受体阻滞的有效指标,清晨起床前静息心率为 55~60 次/分(不低于 55 次/分)即达患者耐受剂量。

对哮喘及二~三度房室传导阻滞患者禁用本类药物;慎用于慢性阻塞性肺气肿、糖耐量异常者或运动员。大剂量长期使用对糖脂代谢产生影响,高选择性及第三代 β 受体阻滞剂对糖脂代谢影响不大。注意支气管痉挛、心动过缓等不良反应;不要突然停药,以免发生撤药综合征。

(5)α 肾上腺素能受体阻滞剂:α 受体阻滞剂可阻断动脉 α 肾上腺素受体,从而阻碍这些受体的缩血管作用。因为目前没有关于这类药物降压效果的充足证据,因此这类药物很少作为降压治疗的初始药物,而常用于 ACEI、ARB、利尿剂、CCB、β 受体阻滞剂不耐受或者降压不达标的 CKD 患者。直接血管舒张剂肼屈嗪治疗 CKD 慢性高血压价值甚微,而米诺地尔常用于难治性高血压,在 CKD 高血压中治疗具有重要意义。为达到最大降压效果,α 受体阻滞剂通常与利尿剂联用。由于 α 肾上腺素能受体阻滞剂对于血糖、血脂水平有益,因此,当两者联用时,α 受体阻滞剂可中和部分利尿剂的负作用。α 受体阻滞剂可用于治疗良性前列腺肥大,因此对于同时患有前列腺肥大的老年高血压患者,可选用此类药物。

(6)利尿剂:当患者容量负荷超过正常,通常表现为显性水肿,少数患者存在隐性水肿(存在容量扩张但没有明显水肿)此时可以选择利尿剂。

当肾小球滤过率小于 30 ml/(min·1.73m²) 时,噻嗪类利尿剂的疗效降低。对于此类患者,通常首选袢利尿剂进行初始治疗。也可首选托拉塞米,其作用持续时间较长。如果水肿持续存在,可在袢利尿剂的基础上加用噻嗪类利尿剂。联合治疗的原理为:应用袢利尿剂后,大多数离开亨利(Henle)袢的液体都在远端小管被重吸收,而远端小管正是噻嗪类利尿剂的作用部位。因此,对于接受袢利尿剂治疗的患者,噻嗪类药物可增强其利尿作用。袢利尿剂治疗水肿以及替代或联用噻嗪类利尿剂用于治疗 CKD4-CKD5 期患者高血压尤为有效。

对于存在水肿的慢性肾病患者,初始目标为消除水肿。然而,如果水肿消除后高血压持续存在,则血浆容量扩张可能仍然存在并为高血压的促发因素。因此,当应用利尿剂治疗无显性水肿的慢性肾病患者的高血压时,应在降压作用不充分时增加利尿剂的剂量和(或)频率。

噻嗪类利尿剂具有代谢相关不良反应,包括低钾血症、高血糖及高尿酸血症。用于存在代谢综合征风险者需慎重;保钾利尿剂中的氨苯蝶啶和阿米洛利降低细胞外容量的能力不如噻嗪类利尿剂和袢利尿剂且易致高血钾,应尽量避免用于 CKD 患者。

(7)作用于中枢的药物:中枢 α 肾上腺素能受体激动剂通过减少交感神经冲动传出,舒张血管实现降压。临床常用的包括甲基多巴、可乐定。这类药物在绝大多数高血压患者中均有效。主要副作用为困倦和口干,这也降低了此类药物在人群中的使用率。与口服可乐定片相比,可乐定控释贴的副作用更少,但价格比口服剂更贵。在包括美国在内的一些国家,α-甲基多巴被广泛用于治疗孕期高血压。这类药物与其他降压药和免疫抑制剂相互作用极小,在 CKD 难治性高血压中具有重要价值。

(8)直接血管扩张剂:这类药物,尤其是肼屈嗪和米诺地尔,常可导致液体潴留和心动过速。当与利尿剂、β 受体阻滞剂或者交感神经阻滞类药物联用时,血管扩张剂降压效果最佳。因此,这类药物通常作为四线药物,或在其他药物基础上加用该类药物。

肼屈嗪是这类药物中应用最为广泛的。如果一些患者的高血压较难控制,部分专家会使用米诺地尔这种强效降压药物。肼屈嗪常见问题是液体潴留和心动过速,还可抑制头发生长。临床上,通常使用呋塞米减轻液体潴留。

(9)联合用药:ACEI 联合 ARB。ACEI 与 ARB 联用时蛋白尿减少程度似乎高于单用其中任意一种药物,但尚无研究比较过这两种药物联用与单用其中一种药物但剂量加倍的疗效。然而,目前尚未证实两种药物联用能够改善肾脏结局,并且可能更易出现不良反应。

其他联合用药方案:

2012 年 KDIGO 指南指出 :①限制钠盐摄入量或加用利尿剂可以增强 ACEI 和 ARB 的降压及降尿蛋白作用。此外 ACEI 和 ARB 还可联用 β 受体阻滞剂和 CCB。有研究指出,在延缓 CKD 进展方面,ACEI(贝那普利)联用 CCB(氨氯地平)优于与联用利尿剂(氢氯噻嗪)。ACEI 和 ARB 与非甾体抗炎药(NSAIDs)、环氧合酶 2(COX-2)抑制剂或保钾利尿药联用时应谨防高钾血症。②醛固酮拮抗剂为保钾利尿药,宜与排钾利尿剂联用,当与 AECI、ARB 和其他保钾利尿药联用时需高度谨慎。虽然其与 NSAIDs 和 COX-2 抑制剂联用的证据很少,但也宜慎重。螺内酯和依普利酮与细胞色素 P450 具有交互作用,与此类药物联用时也应慎重。③不推荐阿替洛尔和比索洛尔等 β 体阻滞剂联用其他可降低心率的药物,如非二氢吡啶类钙通道阻滞剂。亲脂性 β 受体阻滞剂可通过血脑屏障,与其他中枢作用药物(如可乐定)联用可导致困倦、意识混乱。④CCB,尤其是二氢吡啶类易致液体潴留,宜避免联用其他血管扩张药。此外,二氢吡啶类还可影响代谢,并能与环孢素及他克莫司相互作用。非二氢吡啶类与 β 受体阻滞剂联用易致严重缓慢性心律失常,在进展性 CKD 中尤为明显。⑤中枢 α 肾上腺素能受体激动剂与噻嗪类联用可减轻血管舒张所致液体潴留,而与其他药物联用时虽无特殊限制,但联用具有相似不良反应的药物时仍需慎重。⑥α 受体阻滞剂与其他药物联用的数据相对较少。因其可致周围性水肿,宜与利尿剂联用。⑦直接血管舒张剂可致心动过速和液体潴留,常与 β 受体阻滞剂和袢利尿剂联用。用药剂量的制定,需综合考虑药代动力学、并发症及合并用药等,若药物经肾脏排除,尚需根据 GFR 调整用药剂量。

对于伴发肾脏疾病的高血压患者,肾功能恶化和高血压相互加剧,形成恶性循环,高血压往往较难控制,通常需联合应用 2~3 种降压药才能降压达标(常用降压药物的剂量如表 3-5-2-1 所示)。所有种类的降压药都有其特定的适应证和禁忌证,在特殊情况下要考虑某种类型的降压药物,因为该类型的降压药物在某种情况下效果更好或对特定类型的靶器官损害有益。应强调个体化(如考虑年龄、血压升高的类型与幅度、有无并发症等)的降压方案,在有效降压的同时早期优先考虑应用 ACEI 或 ARB,尤其蛋白尿(白蛋白尿)明显者。血压不能有效控制者,加用 CCB 或小剂量利尿剂;蛋白尿患者 ACEI 或 ARB 往往要用到较大剂量才能有效。肾功能严重障碍者[eGFR<30 ml/(min·1.73m²)]时,要慎用或不用 ACEI、ARB,可用 CCB、呋塞米(速尿)等,应用过程中药密切观察肾功能和血钾水平。ACEI 和 ARB 联合使用并不能获得更大程度降压,不宜推荐。

表 3-5-2-1 常用降压药物的剂量

类别	药物	每日剂量(mg)低剂量	每日剂量(mg)常用剂量
钙通道阻滞剂			
非二氢吡啶类	地尔硫草	120	240~360
	维拉帕米	120	240~360
二氢吡啶类	氨氯地平	2.5	5~10
	非洛地平	2.5	5~10
	伊拉地平	2.5,每日 2 次	5~10,每日 2 次
	硝苯地平	30	30~90
	尼群地平	10	20
RAAS 抑制剂			
ACEI	贝那普利	5	10~40
	卡托普利	12.5,每日 2 次	50~100,每日 2 次
	依那普利	5	10~40
	福辛普利	10	10~40
	赖诺普利	5	10~40
	培哚普利	4	4~8
	喹那普利	5	10~40
	雷米普利	2.5	5~10
	群多普利	1~2	2~8
ARB	阿齐沙坦	40	80
	坎地沙坦	4	8~32
	依普沙坦	400	600~800
	厄贝沙坦	150	150~300
	氯沙坦	50	50~100
	奥美沙坦	10	20~40
	替米沙坦	40	40~80
	缬沙坦	80	80~320

类别	药物	每日剂量(mg)低剂量	每日剂量(mg)常用剂量
醛固酮受体阻滞剂	螺内酯	12.5	25~50
	依普利酮	25	50~100
利尿剂			
袢利尿剂	布美他尼	0.5	1
	呋塞米	20,每日2次	40,每日2次
	托拉塞米	5	10
噻嗪类利尿剂	苄氟噻嗪	5	10
	氯噻酮	12.5	12.5~25
	氢氯噻嗪	12.5	12.5~50
	吲达帕胺	1.25	2.5
保钾利尿剂	阿米洛利	5	5-10
	氨苯蝶啶	100	100
β受体阻滞剂			
	阿替洛尔	25	100
	比索洛尔	5	5-10
	卡维地洛	3.125,每日2次	6.25~25,每日2次
	拉贝洛尔	100,每日2次	100~300,每日2次
	琥珀酸美托洛尔	25	50~100
	酒石酸美托洛尔	25,每日2次	50~100,每日2次
	纳多洛尔	20	40~80
	奈必洛尔	2.5	5~10
	普萘洛尔	40,每日2次	40~160,每日2次
α受体阻滞剂			
	多沙唑嗪	1	1~2
	哌唑嗪	1,每日2次	1~5,每日2次
	特拉唑嗪	1	1~2
作用于中枢的药物			
	可乐定	0.1,每日2次	0.1~0.2,每日2次
	可乐定贴片	TTS-1,每周1次	TTS-1,2,或3,每周1次

续表

类别	药物	每日剂量(mg)低剂量	每日剂量(mg)常用剂量
血管扩张剂			
	肼屈嗪	10,每日 2 次	25~100,每日 2 次
	米诺地尔	2.5	5~10

（赵新菊）

第六章

慢性肾脏病与血液系统异常

第一节 贫 血

各种原因引起的慢性肾脏疾病(CKD)随着肾功能的下降,都会出现贫血。肾性贫血是指由各类肾脏疾病造成促红细胞生成素(EPO)的相对或者绝对不足导致的贫血,以及尿毒症患者血浆中的一些毒性物质通过干扰红细胞的生成和代谢而导致的贫血。贫血的严重程度与肾小球滤过率(GFR)和基础肾脏病的病因相关。贫血可以出现在CKD的早期,当GFR>60ml/(min·1.73m^2)时,贫血的发生率相对低;某些原因引起的CKD(如间质性肾损害)时贫血的发生相对较早;到CKD5期贫血则非常普遍。

一、慢性肾脏病贫血发生机制

(一)红细胞生成素缺乏

促红细胞生成素(EPO,EPO)的相对缺乏是肾性贫血的主要原因。EPO是由肾脏分泌的一种活性糖蛋白,分子量为30 400d,90%在肾脏产生,作用于骨髓中红系造血祖细胞,能促进其增殖、分化。EPO的主要靶细胞是红系集落形成单位(CFU-E),经EPO刺激后CFU-E可增殖并分化为幼红细胞。CKD患者随着残余肾功能的减少,EPO产生不足。部分患者虽然血浆EPO水平在"正常"范围内(6~30mU/ml)或轻度升高,但是并不能增加到像其他原因引起的同等贫血程度时所应达到的水平(>100mU/ml),这是由于残存的肾组织不能对贫血时的缺氧刺激产生足够的应答反应;部分患者血浆EPO低于正常值,也就是EPO绝对缺乏;还有部分患者可能存在红系祖细胞对内源性EPO的反应性下降。

(二)营养缺乏

铁缺乏在慢性肾衰竭及透析患者是非常常见的。缺乏的主要原因包括摄入不足、胃肠道功能紊乱所导致的吸收障碍、消化道出血以及透析丢失。当开始EPO治疗时,由于红细胞生成增加、铁储存转移至新生的红细胞内,往往造成铁需求超过储存铁的供应,可能出现功能性铁缺乏。铁缺乏使亚铁血红素和珠蛋白的合成缓慢,影响红细胞的生成。

其实,在大多数CKD患者,其储存铁是在"健康范围",但是因为铁调素水平增加,导致其不能顺利释放到循环中供红细胞生成使用,形成"相对性铁缺乏"。需要提高储存铁水平到超出"健康范围"以保证造血需求。

另外,患者由于胃肠道功能紊乱,叶酸、维生素B$_{12}$等物质吸收障碍,也可能造成CKD患者造血物质缺乏。当缺乏叶酸和维生素B$_{12}$时,出现脱氧核糖核酸的合成障碍,有核红细胞凋亡增加导致成熟停滞,非有效的红细胞早期成熟,出现大细胞性贫血。

蛋白质能量营养不良、尿毒症毒素导致的骨髓对 EPO 反应不良也是肾性贫血的重要原因。

(三)其他原因

1. 尿毒症毒素导致红细胞寿命缩短　很多研究都证实尿毒症患者的血浆可抑制红系集落形成单位(CFU-E)和红系暴式形成单位(BFU-E)的增殖以及血红蛋白的合成。尿毒症代谢废物的积聚可能参与贫血发生的病理生理机制,这些物质包括了不同分子量的一组中分子类物质,例如核糖核酸酶、多胺等。另外,尿毒症毒素可抑制红细胞膜钙泵活性,使红细胞钙增加,红细胞脆性增加,寿命缩短。

2. 甲状腺旁腺功能亢进　继发性甲状旁腺功能亢进是慢性肾衰竭患者的常见并发症,在慢性肾衰竭患者,甲状旁腺功能亢进是 EPO 治疗反应低下的原因之一;甲状旁腺次全切除术后可迅速改善部分透析患者的贫血。研究发现甲状旁腺激素(PTH)通过下调骨髓红系干细胞上的 EPO 受体表达,抑制骨髓红细胞生成。此外严重的甲状旁腺功能亢进可以导致纤维性骨炎,对骨髓造血产生影响。但 PTH 对红细胞生成的抑制作用并未得到完全认可,尚需进一步研究。

3. 失血　慢性肾衰竭患者由于存在血小板的功能障碍,常有出血倾向;加之每次透析时血液透析器及管路残血、凝血,以及每月常规化验取血等,均影响了贫血的发生。

4. 铝中毒　慢性肾衰竭患者由于应用含铝的制剂(如含铝的磷结合剂、硫糖铝等)和(或)透析用水铝含量高,常常会导致铝中毒。铝可以损害铁的转移、利用,抑制铁与原卟啉结合,阻抑血红素的合成。

5. 与透析相关的溶血　可能的原因:①透析液污染:如氯胺、硝酸盐等;②使用低渗透析液或过热透析液;③应用 10%甲醛溶液作为复用的消毒剂,可以产生抗 N 型红细胞抗体;④血泵的转动导致机械性红细胞损伤;⑤高的血流量通过狭窄的静脉导管或穿刺针使红细胞受损。

6. 铁调素　铁调素是新近发现的由肝脏特异表达的小分子防御性抗菌肽。铁调素通过对铁的代谢的两个重要途径即铁在十二指肠上皮细胞的吸收和铁在网状内皮细胞重吸收利用中发挥作用而影响铁的代谢。慢性肾脏病患者随着肾功能的下降及机体处于炎症状态,血清铁调素水平升高,进而阻止了足够铁的吸收并抑制铁从网状内皮系统的释放,加重铁缺乏,导致贫血并降低促红细胞生成素的疗效。

二、慢性肾脏病贫血的诊断标准

在 2006 年 K/DOQI 关于 CKD 贫血治疗的指南中,限定了成年男性 Hb<13.5g/dl,成年女性 Hb<12.0g/dl,则诊断为贫血,并需进一步的评价。国际改善肾脏病预后组织(Kidney Disease:Improving Global Outcome,KDIGO)2012 年发布的慢性肾脏病贫血治疗指南将贫血定义为成年男性 Hb<13.0g/dl,成年女性 Hb<12.0g/dl。

三、慢性肾脏病贫血的治疗目标

(一)血红蛋白目标值

2007 年 K/DOQI 工作组更新版推荐红细胞生成刺激因子(erythropoiesis-stimulating

agent,ESA)治疗的 Hb 目标值:对所有 CKD 患者,选定的 Hb 目标值一般应该在 11~12g/dl,同时不推荐 Hb 目标值超过 13g/dl。

2012 年 KDIGO 指南建议治疗的靶目标值应个体化;一般情况下,建议对 CKD 患者当 Hb 低于 10g/dl 时开始使用 ESA 治疗但避免 Hb 降低到低于 9g/dl。不应使用 ESA 维持 Hb 浓度大于 11.5g/dl;但是由于部分患者的生活质量在 Hb 大于或等于 11.5g/dl 时可能得到改善并且患者愿意做好准备接受相应风险,此时将会需要给予个体化的治疗方案。KDIGO 指南不推荐使用 ESA 将 Hb 浓度维持在大于或等于 13g/dl。

(二) 转铁蛋白饱和度及铁蛋白目标值

关于使用 ESA 治疗时铁参数的靶目标值,根据 2006 年 K/DOQI 工作组的建议:血液透析患者血清铁蛋白应该>200ng/ml 和转铁蛋白饱和度(TSAT)>20%;非透析的 CKD 以及腹膜透析患者血清铁蛋白应该>100ng/ml 和转铁蛋白饱和度(TSAT)>20%,关于铁蛋白值的上限并没有建议。研究显示:当血清铁蛋白>500ng/ml 时,组织中的铁正常或高于正常,但是否应该继续静脉应用铁剂尚缺乏有效性及安全性的 RCT 数据。因此可能需要根据患者对 ESA 治疗的反应、Hb 和 TSAT 水平以及临床情况综合判断是否应继续静脉补充铁剂。

2012 年 KDIGO 指南则未给出具体的铁参数靶目标值,但该指南指出:成人 CKD 贫血患者未给予铁剂或 ESA 治疗,希望不开始使用 ESA 而使 Hb 浓度升高且 TSAT≤30%并且铁蛋白≤500ng/ml(≤500μg/L)时,建议尝试静脉铁剂治疗(或口服铁剂);成人 CKD 贫血患者应用 ESA 治疗,未接受过铁剂治疗,如希望增加 Hb 浓度或减少 ESA 剂量且 TSAT≤30%和铁蛋白≤500ng/ml(≤500μg/L),建议尝试静脉铁剂治疗(或口服铁剂)。

四、红细胞生成刺激因子的使用方法和副作用

(一) 重组人红细胞生成素使用方法和副作用

1. 初始剂量、给药途径及频率 在 2001 年 K/DOQI 关于 CKD 贫血治疗的指南中建议成人皮下注射剂量应为每周每千克体重 80~120IU(通常每周 6000IU),每周分 2~3 次注射。血液透析患者采用静脉注射方式,剂量应为每周每千克体重 120~180IU(通常为每周 9000IU),分 3 次使用。

2012 年 KDIGO 指南建议:促红细胞生成素 α(EPO-α)或促红细胞生成素 β(EPO-β)的初始剂量通常为 20~50IU/kg,3 次/周。在使用 ESA 之前,首先评价所有可纠正的贫血原因(包括铁缺乏);在初始使用及维持使用 ESA 时,应平衡减少输血及贫血相关症状带来的获益与可能导致不良事件的风险(如卒中、血管通路的丧失及高血压)。开始治疗的剂量要根据患者的 Hb 水平、体重、临床情况以及可能的监测频率决定。

ESA 的给药途径应取决于 CKD 的分期、治疗的背景、药物的效果以及应用的 ESA 种类等。虽然皮下注射生物利用度降低大约 20%,但在药代动力学上优于静脉注射的方法,维持目标 Hb 水平时每周 EPO 的需要量比静脉用药少(少 15%~50%)。慢性肾脏病非透析患者及腹膜透析患者静脉注射 EPO 既不方便亦不经济,另外,为了将来血液透析血管通路的需要,应避免穿刺,保护血管。血液透析患者常规透析均建立了静脉通路,常常更愿意接受静脉注射的方法,因为皮下注射可引起注射部位疼痛。因此,2012 年 KDIGO 指南建议:慢性肾脏病非透析患者及腹膜透析患者皮下注射 ESA,CKD5 期血液透析(CKD5HD)患者及进行血液滤过或血液透析滤过的患者可静脉或皮下注射 ESA。

注射的频率取决于药物最大的效果以及患者是否方便、舒适,因此注射的频率应根据CKD 的分期、治疗的背景、药物的效果、患者的耐受性及其喜好以及应用的 ESA 种类等决定。

2. 剂量调整方案　治疗开始的目标是每个月 Hb 增长 1~2g/dl,4 周内血红蛋白上升速度应避免超过 2g/dl。ESA 剂量的调整一般是在 1 个月后。

2012 年 KDIGO 指南建议:ESA 剂量的调整应基于患者血红蛋白浓度、血红蛋白浓度变化的速度、目前 ESA 的剂量及临床情况。如果血红蛋白上升不理想,EPO -α 或 EPO -β 可以每 4 周上调一次剂量,上调幅度为每周 3×20IU/kg。如果血红蛋白上升接近 115g/L 或任意 2 周内血红蛋白上升超过 1g/dl,剂量应减少约 25%。如果血红蛋白持续上升,可以考虑暂时停用 ESA 直至血红蛋白开始下降,重新开始使用 ESA 时剂量较前减少约 25%。当需要下调 Hb 水平时,应首先下调 ESA 剂量而不是停用 ESA,因为停用 ESA 会导致迟发的 Hb 水平下降,甚至低于目标值水平,从而影响患者的预后。如果患者出现 ESA 相关副作用或出现可能导致 ESA 低反应的急性或进展性疾病时,可重新评价 ESA 剂量。

3. 副作用

(1)高血压:高血压是 EPO 治疗最重要的并发症。高血压通常发生在开始治疗的最初 3 个月,目前认为部分高血压的发生可能与血红蛋白上升过快有关。K/DOQI 工作组建议慢性肾脏病患者在接受 ESA 治疗后都应监测血压,特别是在开始使用的时候。出现与 ESA 治疗相关的高血压,首先应判断是否存在细胞外容量负荷过多的情况,如果存在则加强利尿和(或)超滤,在此基础上调整降压药物。其他治疗措施无效时 EPO 的剂量应减少,通常毋需因高血压停止 ESA 的治疗,除非是难以控制的进行性血压升高、发生高血压脑病等情况的重症患者,在其临床情况稳定以前,则应该停止使用 ESA。

(2)透析通路血栓:随着目标 Hb 水平的增加,血管通路血栓形成的危险可能增加。但也有研究认为没有足够的证据表明使用 EPO 的血液透析患者增加了通路血栓的发生率。应尽量将血红蛋白水平维持在适宜的水平。

(3)心脑血管事件:CKD 患者接受 ESA 治疗时采用较高的 Hb 目标水平可能会增加心脑血管疾病风险,因此将血红蛋白水平维持在适宜的范围非常重要。

(4)高钾血症:尽管有在应用 EPO 治疗中发生高钾血症的报道,但多数资料表明使用 EPO 患者高钾血症的发生率并没有显著的增高。因此,K/DOQI 工作组认为使用 EPO 的透析患者不需要比未使用 EPO 者进行更多的血钾监测。

(5)其他:头痛的发生率约为 15%。流感样综合征可累及大约 5% 的患者,目前尚不清楚流感样综合征的病因,但对抗炎药物有反应,而且似乎不会发生于皮下注射 EPO 的患者。

(二)其他红细胞生成刺激因子的使用方法和副作用

达贝泊汀-α 含有多达 22 个唾液酸分子,这赋予其更高的效价和更长的半衰期,其初始剂量通常为 0.45μg/kg,1 次/周,皮下注射或静脉给药,或 0.75μg/kg,1 次/2 周,皮下注射。有研究显示:血液透析患者应用长作用的 ESA(如达贝泊汀-α),皮下与静脉注射的效果类似。

持续性 EPO 受体激动剂(CERA)是一种重组人 EPO 的聚乙二醇形式,被认为具有重复激活 EPO 受体的能力,这种能力与延长的血清半衰期相结合,允许最高达每 4 周 1 次的给药间歇。CERA 的初始剂量通常为 0.6μg/kg,1 次/2 周,CKD 非透析患者及 CKD5D 患者分别采用皮下注射或静脉给药,CKD 非透析患者也可以 $1.2\mu g/kg$,1 次/4 周,皮下注射。

上述红细胞生成刺激因子的主要副作用与重组人红细胞生成素类似。有研究发现达贝泊汀-α 治疗组恶性肿瘤引起死亡的风险增加,主要发生于有恶性肿瘤史的患者。因此,在有活动性恶性肿瘤(特别是在有可能治愈的情况下)及既往有恶性肿瘤病史的患者中使用达贝泊汀-α 需要格外谨慎。

(三) 红细胞生成刺激因子(ESA)反应不良的定义及原因分析

1. 红细胞生成刺激因子低反应性的定义　对 ESA 低反应性是指在初始治疗期间需要大剂量,或在铁储备充足的患者中,尽管进行了大剂量治疗,但无法达到或维持目标血红蛋白水平。其确切的定义在不同的指南各不相同。K/DOQI 指南:在体内铁储备充分的情况下,每周静脉给予 450U/kg 或每周皮下注射 300U/kg 的 EPO4~6 个月,不能达到 Hct/Hgb 目标值或在这个剂量下不能保持目标值。修订后的欧洲指南:EPO 每周 300IU/kg(约每周 20,000U),达贝泊汀-α 每周 $1.5\mu g/kg$(约每周 $100\mu g$)无法达到或维持目标血红蛋白水平。2012 年 KDIGO 指南:将初始低反应性定义为给予恰当的按体重计算的剂量治疗 1 个月后血红蛋白水平无增加;将获得性低反应性定义为使用稳定剂量 ESA 的患者 ESA 剂量需增加两次,最终剂量比患者初始保持稳定所需的 ESA 剂量多 50%。

2. 铁缺乏和其他营养素缺乏　铁缺乏是红细胞生成刺激因子反应不良最重要的原因之一。当存在下列情况时,CKD 患者可能存在绝对性缺铁:TSAT 百分比(血清铁除以总铁结合力×100,TSAT)低于 20%;对于透析前和腹膜透析患者,血清铁蛋白的浓度<100ng/ml;或对于血液透析患者,血清铁蛋白的浓度<200ng/ml。除绝对性缺铁外,目前认识到 CKD 患者还可能存在功能性缺铁。功能性缺铁的特征是,根据常规标准的定义,患者的铁储备充足,但在给予 ESA 后不能从肝脏及其他储存部位将铁充分动员出来以充分支持红细胞生成。这些患者的血清铁蛋白水平正常或升高(有时显著升高),但 TSAT 通常约为 20%或更低。

其他营养素缺乏:叶酸和维生素 B_{12}是合成血红蛋白所必需的物质,如缺乏会影响红细胞的生成。

3. 急性炎症状态或慢性炎症状态　各种急慢性炎症状态(如通路感染、外科炎症、AIDS、SLE)可影响铁的吸收、释放和分布,另外可能通过释放炎症介质抑制 RBC 的生成。C 反应蛋白常常与炎症和(或)感染相关,可以用来进行对 EPO 抵抗的监测。

4. 急性或慢性失血　急性失血直接导致血红蛋白急剧下降,EPO 的使用不足以纠正贫血。慢性失血则导致铁的缺乏和对 EPO 的反应减弱。常常表现为需要大剂量 EPO 来保持稳定的 Hb 水平或者 Hb 水平下降以及患者在使用静脉铁剂的情况下仍显示铁贮备不足。

5. 急性或慢性溶血　CKD 患者可能出现与血液透析相关或无关的急性或慢性溶血,产生溶血性贫血相关的征象。

6. 骨髓疾病　伴有多发性骨髓瘤的 CKD 贫血患者常常需要更高剂量的 ESA,以达到目标 Hb 水平。对于原因不明的红细胞生成刺激因子反应不良的 CKD 患者,必要时应行骨髓穿刺检查。

7. 纤维性骨炎　严重继发性甲状旁腺功能亢进患者出现纤维性骨炎,导致骨髓大量纤维化组织生成,替代了有活性的骨髓红细胞造血组织,从而减弱了对 EPO 的反应。纤维化的程度与维持稳定血红蛋白所需的 EPO 剂量之间有相关性。

8. 纯红细胞再生障碍性贫血(PRCA)　2012 年 KDIGO 指南建议,对使用 ESA 至少 8 周且出现以下所有情况的患者,应进行抗 EPO 抗体所致纯红细胞再生障碍性贫血的评估:血红蛋白水平每周下降>0.5~1.0g/dl,或者每周需要输血至少 1~2U 来维持适当的血红蛋白;血小板和白细胞计数正常;绝对网织红细胞计数小于 10 000/μl。这时必须行骨髓穿刺,骨髓检查结果证实符合 PRCA(骨髓穿刺检查表现为重度红系增生不良,红系前体细胞<5%;还可能存在红系前体细胞成熟阻滞的证据,血小板和白细胞前体细胞完全正常)。明确诊断需要血清中检测出具有中和作用的抗 EPO 抗体。

明确诊断的患者首先应停止所有 ESA 产品,并常常需要输血以改善贫血症状。现有单纯糖皮质激素治疗、糖皮质激素联合环磷酰胺、单纯环孢素治疗、糖皮质激素联合静脉用丙种球蛋白、血浆置换、吗替麦考酚酯治疗、利妥昔单抗治疗等不同的免疫抑制治疗方案。目前倾向于初始治疗使用泼尼松[1.0mg/(kg·d)]加口服环磷酰胺(50~100mg/d)方案或单用环孢素 200mg/d(或100mg,每日 2 次)。治疗应持续直到抗体水平检测不到,或开始治疗后 3~4 个月内无反应。对上述两种方案治疗均没有反应的患者可使用其他免疫抑制治疗方案或肾移植。病情完全缓解后重新使用 EPO 时需格外谨慎,推荐在 EPO 抗体降至接近或低于可检测水平下线时,可考虑重新应用 EPO。如果再次给药,应严密监测血红蛋白、网织红细胞计数(绝对值)和 EPO 抗体水平以及患者整体情况,可能的情况下尽量采用静脉给药。

9. 其他 营养不良、使用 ACEI/ARB 类药物、铝中毒、甲状腺功能减退、透析充分性欠佳、恶性肿瘤、血红蛋白病等也可能导致红细胞生成刺激因子反应不良,对于可纠正的因素,如有可能,应尽量予以纠正。

五、铁剂的使用方法和副作用

(一)口服铁制剂

按照 2012 年 KDIGO 指南,当铁蛋白小于 500ng/ml 或转铁蛋白饱和度小于 30% 时,就可以进行铁剂的补充。如果口服补铁,则成人剂量为每日至少 200mg 元素铁,儿童为 2~3mg/kg。国内常见的铁剂见表 3-6-1-1。

表 3-6-1-1 各种铁剂的元素贴含量表

药名	剂量(mg)	元素铁含量(mg)
硫酸亚铁控释片(福乃得)	525	105
琥珀酸亚铁(速立菲)	100	35
多糖复合物(力蜚能)	300	150

(二)静脉铁制剂

1. 静脉铁制剂的种类 为了达到及维持 Hb110~120g/L(Hct33%~36%),部分 CKD 患者和大多数血液透析患者需要常规使用静脉铁剂治疗。目前常用的静脉铁剂包括蔗糖铁、右旋糖酐铁与葡萄糖酸铁。

蔗糖铁在欧洲及以色列广泛应用,在美国已完成了临床研究。FDA 于 2000 年 11 月批准了该药,有效性高,不良反应发生率低,没有由于变态反应引起的死亡。在第一次应用时毋需试验剂量。右旋糖酐铁有两种可静脉应用的右旋糖酐铁,即 INFeD 和 Dexferrum,临床治疗证明它们都是有效的。

右旋糖酐铁有变态反应的风险,表现为气短、低血压、胸痛、血管性水肿或荨麻疹。使用右旋糖酐铁发生的变态反应在那些既往有药物过敏史的患者中显著升高,第一次应用时要给予试验剂量。其他副作用包括皮肤瘙痒、呼吸困难及哮喘、关节痛、肌痛、发热和头痛(通常发生在用药后 24~48 小时)。静脉应用右旋糖酐铁发生的延迟不良反应表现为关节痛/肌痛,该反应与剂量相关,单次剂量≤100mg 很少发生。

葡萄糖酸铁不经透析清除,不含右旋糖苷及多糖。变态反应极其少见,未有死亡病例报道。对右旋糖苷铁过敏的患者可以耐受。虽然已经有报告静脉应用葡萄糖酸铁也可出现关节痛、肌痛,是急性反应而非延迟反应,其发生机制不详。第一次使用前要给予试验剂量。

2. 静脉铁制剂补充方案

(1)计算需要补充的总量:总缺铁量(mg),决定于血红蛋白水平和体重。总缺铁量可按下列公式计算得出:总缺铁量(mg)= 体重[kg]×(目标 Hb-实际 Hb)[g/L]×0.24* +储存量[mg]。

* 系数 0.24 = 0.0034×0.07×1000(血红蛋白铁含量≈0.34%. 血容量≈7%体重.1000,g 向 mg 转化)。

如果总用药量超过了最大单次给药剂量,则应分次给药,即按照单次 100mg 铁,每周不超过 3 次给予。但是,如果临床上需要快速补充机体铁储存,剂量可加大到单次 200mg 铁,每周不超过 3 次。

以体重 60kg 的女性患者,实际 Hb = 90g/L,目标 Hb = 120g/L,储存铁 = 500mg 举例计算:总缺铁量(mg)= 60[kg]×(120−90)[g/L]×0.24* +500[mg]= 932mg,可按照每次 100mg,每周两~三次给予,直至完成总缺铁量。

(2)分次补充后监测铁蛋白并决定是否继续给予:静脉注射铁剂的剂量依具体情况而定。如果 TSAT<20% 和(或)血清铁蛋白水平<100ng/ml,成人于每次透析可以给予 100~125mg 铁剂,共 8~10 次。如果 TSAT 仍<20% 和(或)血清铁蛋白水平<100ng/ml,可进行下一疗程的治疗(每周给予 100~125mg 铁剂,共 8~10 次)。一旦患者的 TSAT≥20%,血清铁蛋白水平≥100ng/ml,推荐每周使用铁剂 25~125mg 一次。

大多数患者可达到 Hb110~120g/l(Hct33%~36%),同时 TSAT<50% 和(或)血清铁蛋白水平<800ng/ml。TSAT≥50% 和(或)血清铁蛋白水平≥800ng/ml 的患者,应停止静脉铁剂 3 个月。

一旦达到理想的 Hb/Hct 及铁储备,血液透析患者的静脉铁剂维持量可以在每周 25~125mg 间变动。每周所提供的静脉铁剂量是为了使患者在一安全、稳定的铁水平时维持目标 Hb/Hct 水平。反映铁状况的转铁蛋白饱和度和血清铁蛋白应每 3 个月检查一次。

(王　宓　隋　准)

第二节　血小板数量或功能异常

尿毒症患者普遍存在血小板功能缺陷及血小板-内皮细胞间异常的相互作用。早在 20 世纪 90 年代研究即显示,尿毒症患者血小板功能障碍包括血小板聚集减少和血小板黏附受损。血小板黏附受损可能至少在某种程度上是由糖蛋白Ⅱb/Ⅲa 内在功能的障碍导致的。进一步研究显示,相对于正常对照人群,尿毒症患者在受到 ADP、卟啉醇肉豆蔻酸乙酸酯或

RGD 多肽刺激后,单克隆的血小板糖蛋白Ⅱb/Ⅲa 抗体(抗 LIBS1)的活性明显偏低,因此造成血小板黏附受损。研究还显示:血小板糖蛋白表达异常、来源于血小板 α-颗粒的 ADP 和 5-羟色胺的释放改变也可能与尿毒症患者的血小板功能异常有关。

其他影响血小板功能的因素包括:尿毒症毒素的作用、贫血、一氧化氮(NO)生成量增加等。

(隋 准)

第三节 凝血机制异常

尿毒症患者可有多种凝血机制异常,研究发现其血浆中抗凝酶Ⅲ(AT-Ⅲ)和蛋白 C 的活性下降。AT-Ⅲ和蛋白 C 是体内最重要的生理性抗凝物质,AT-Ⅲ能抑制凝血酶及多种凝血因子,维生素 K 依赖的蛋白 C 系统能抑制因子 Ⅴ、Ⅷ,它们的降低将引起体内抗凝血作用减弱,使患者有发生血栓的危险。尿毒症患者还可观察到纤溶酶原活化抑制因子及抗纤溶酶的活性增加。

而尿毒症患者进入血液透析后,会进一步影响其凝血系统。血液透析对凝血纤溶系统的影响,表现为在原有的止、凝血功能紊乱的基础上,由于血液透析过程中血液成分与异己物质透析膜直接接触,激活内源性凝血途径及血小板,并激活补体导致组织缺氧血管内皮损伤,从而使凝血酶形成增多。此外,在透析早期,血小板及补体的活化、动脉血氧分压降低,引起的低氧血症可直接引起组织型纤溶酶原激活物(t-PA)的释放。t-PA 的过度释放及随后发生的纤溶酶原激活物抑制物(PAI)的消耗性降低,再加上肝素的应用,必然加剧患者体内纤溶系统的异常改变。

(隋 准)

第四节 白细胞分类异常和功能异常

CKD 患者发生感染的概率是正常人群的 3.4 倍,感染主要表现为肺炎、菌血症或败血症、泌尿系感染等。除感染外,CKD 患者肿瘤的发病率也较非 CKD 人群显著增高,尤其是 CKD4 期和 5 期患者,肿瘤发病率是正常人群的 4~5 倍。

针对 CKD 患者中出现的这种高感染、高肿瘤发病率,国内外做了大量的研究发现,其原因为 CKD 患者普遍存在免疫功能失衡,机体抵抗力降低,这种免疫功能障碍在终末期肾脏病患者中表现尤为明显,表现为抵抗力降低,易并发各种感染、肿瘤发病率增高和多种蛋白质免疫原(如乙型肝炎病毒疫苗等)反应低下。其中感染是导致 ESRD 患者死亡的第二位原因。

近年来国内外研究发现,CKD 患者在肾功能早、中期以 CD4 细胞减少、CD4/CD8 比值下降为主要表现;而在尿毒症期,CD3、CD4、CD4/CD8 比值均较健康对照人群全面下降,提示 CKD 患者存在以 T 淋巴细胞总数减少和 T 细胞亚群分布异常为主的细胞功能紊乱,在 CKD 的终末期这种紊乱更加明显。研究显示,CKD 患者外周血 T 淋巴细胞早期活化标志 CD69 表达增加明显,且透析患者较非透析患者水平增加,说明 CKD 患者外周血中存在 T 细胞的异常活化。该研究同时还发现,通过 CD95/Fas 途径诱导细胞程序性死亡(AICD)。CKD 患者外周血淋巴细胞凋亡增加,这可能是 CKD 患者外周血 T 淋巴细胞减少的原因之一。另外在 CKD 患者中存在着抗原呈递细胞(APC)的功能异常,尿毒症患者树突状细胞(DC)、单核细胞的抗原递呈能力明显下降。非透析的 ESRD 患者中,其 APCs 表面 TLR 表达明显降低,故受 TLR 调控的 CD80、CD86 降低,APC 抗原递呈功能降低,导致淋巴细胞激活能力下降,T 淋巴细胞减少。另外在 CKD 患者中,蛋白质/能量营养不良(PEM)是较常见且严重的并发症,而 PEM 也可以引起淋巴细胞减少及 T 淋巴细胞的功能障碍。

（隋　准）

第七章

慢性肾脏病矿物质和骨代谢异常

第一节　慢性肾脏病矿物质和骨代谢异常概述

矿物质及骨代谢异常(CKD-MBD)是全身性疾病,具有下列一个或一个以上表现:①钙、磷、甲状旁腺激素(PTH)或维生素 D 代谢异常;②骨转化、矿化、骨容量、骨骼线性生长或骨强度的异常;③血管或其他软组织钙化。

一、慢性肾脏病矿物质和骨代谢异常

(一) 高磷血症

正常血磷水平在 0.81~1.45mmol/L。血磷超过 1.45mmol/L 即为高磷血症。

随着肾功能下降,肾脏对磷滤过排出减少,导致磷在体内潴留是 CKD 患者发生高磷血症的最根本原因。在 CKD3 期,就可以出现尿磷排泄减少,血磷升高;有研究表明,在肾小球滤过率低于 20~45ml/(min · 1.73m^2)时,就会出现明显的高磷血症。高磷血症是 CKD-MBD 的始动因素,特别是刺激 PTH 的分泌。高 PTH 又促使骨吸收增加,磷进一步从骨骼释放到细胞外液。此外,高磷血症还与磷的摄入、应用活性维生素 D 及其类似物(增加肠道对磷的吸收,降低磷与其结合剂的亲和力)等有关。高磷血症本身或结合高钙血症与 CKD 及透析患者升高的死亡率和疾病率相关。

(二) 血钙异常

生化一般测定的是血总钙。血总钙的正常值范围是 2.12~2.62mmol/L,低于此水平即为低钙血症。高于此水平即为高钙血症。

CKD 患者早期的血钙异常多为低钙血症,随病程进展及药物治疗等,可发生高钙血症。体内钙的调节有赖于甲状旁腺激素(PTH)和维生素 D。CKD 病程中,这两种激素均发生变化。CKD 患者低钙血症的发生与肾脏排磷减少导致磷潴留、肾脏 1,25(OH)$_2$ 维生素 D 产生减少、肠道钙吸收减少及骨骼对 PTH 作用抵抗等有关。随着病程进展,高钙血症也并不少见,与大剂量使用含钙磷结合剂(特别是在无动力骨病患者)、使用活性维生素 D 或维生素 D 类似物或严重的继发性甲旁亢等有关。

血浆中的钙以三种形式存在:①与蛋白结合的钙,占血浆钙的 47%,其中 37% 与白蛋白结合,10% 与球蛋白结合;②与阴离子结合的钙,占血浆总钙的 10%,主要与磷酸、硫酸、柠檬酸、碳酸等结合;③离子钙,占血浆钙的 45%,发挥生理作用。在明显低白蛋白血症时,血浆总钙水平下降,白蛋白每下降 1g/dl,总钙下降 0.8mg/dl。因此,在有明显低白蛋白血症的患

者,虽然总钙下降,但离子钙可能正常,患者并不会出现低钙血症的症状,这时为了更好地评价血钙水平,需计算校正钙。计算公式:校正钙(mg/dl) = 测定血总钙(mg/dl)+0.8×[4.0- 白蛋白浓度(g/dl)]。

(三)甲状旁腺激素水平异常

甲状旁腺激素(PTH)在体内以多种形式存在,主要生物活性形式是含 84 个氨基酸的 1-84PTH。已有 4 代检测 PTH 的方法,目前临床最广泛使用的是第二代免疫测定法 (IRMAs),又称全段 PTH(iPTH)方法。这种方法的主要问题有:①除了可以检测到 84 个氨基酸的 PTH,还可检测到其他没有生物活性或生物活性相反的 PTH 片段;②不能区别氧化型和非氧化型 PTH,而真正有活性的是非氧化型 PTH。因此,目前广泛使用的 PTH 检测方法并不能很准确地反映活性 PTH 水平,在评价 CKD 患者 PTH 水平时,要结合临床其他指标并观察 PTH 的动态变化。

在 CKD 早期即可出现 PTH 水平的增高,即继发性甲状旁腺功能亢进(SHPT),随着 CKD 病程进展,患病率进一步增高。引起 SHPT 的主要机制有:①高磷血症:其导致低钙血症、活性维生素 D 生成减少及增加 PTH 基因表达。②游离钙水平下降:血清游离钙可作用于甲状旁腺的钙敏感受体(CaSR),调节 PTH 的体内合成、分泌及降解。低钙血症增加 PTH 的释放,减少 PTH 的胞内降解,增加 PTH 基因表达以及刺激甲状旁腺细胞增生。③骨化三醇(1,25(OH)$_2$VitD)生成减少:其可通过直接或间接的机制刺激 PTH 分泌。间接作用:骨化三醇生成减少后降低了肠道钙吸收和骨骼钙释放,促进了低钙血症的发生,导致 PTH 升高。直接作用:骨化三醇可作用于甲状旁腺的维生素 D 受体(VDR),抑制 PTH 转录。骨化三醇水平降低后一方面对 PTH 转录的抑制作用减弱,另一方面也会降低甲状旁腺细胞的 VDRs 数量,这均导致甲状旁腺细胞增生及 PTH 水平的增高。④甲状旁腺成纤维细胞生长因子受体(FGFR)表达减少及体内 klotho 蛋白水平降低:成纤维细胞生长因子 23(FGF-23)发挥了降血磷的关键作用(一方面减少肾脏磷重吸收,另一方面抑制肾脏 1alpha 羟化酶活性,减少活性维生素 D 的生成,从而减少肠道磷吸收)。在 CKD 早期,随着磷潴留,FGF-23 水平升高。其还作用于甲状旁腺的 FGFR,有抑制 PTH 分泌的作用。FGFR 的活化还需要 klotho 蛋白,其可明显增加 FGF-23 与其受体的亲和力。在 CKD 患者,虽然早期已有 FGF-23 水平的升高,但甲状旁腺上 FGFR 数量减少,klotho 蛋白水平下降,FGF-23 抑制 PTH 分泌的作用明显减弱,也导致了 SHPT。⑤甲状旁腺 VDRs 和 CaSRs 表达减少:在 CKD 患者,特别是在结节状增生的甲状旁腺,这两种受体表达减少,对活性维生素 D 和血钙的调节 PTH 分泌作用减弱,从而使 PTH 进一步升高。

二、骨代谢异常

CKD 患者骨代谢异常的准确判断需要骨活检的组织病理学评价。为了更清楚地阐述骨活检结果,2006 年,美国国家肾脏基金会(NKF)肾性骨营养不良工作组建议采用骨转化、矿化和骨容量三个主要指标来描述骨病理结果,即 TMV 分类系统。

正常骨由类骨质和矿化骨组成。类骨质为薄层状,适量覆在骨表面(<25%),其上覆盖成熟的成骨细胞(约 40%)。骨吸收很少(<7%),破骨细胞在骨表面仅占很小的比例 (<2%)。使用四环素荧光标记时,在类骨质表面下方见到的四环素发光带代表了活跃的骨

矿化。

CKD 患者的骨病类型主要有下述 5 种：

1. 高转化骨病 严重者出现纤维囊性骨炎，发生于继发性甲旁亢，表现为高转化、正常矿化，骨容量根据疾病严重程度可表现为中到高。慢性、持续 PTH 过高导致骨髓纤维化，编织样类骨质（woven osteoid），成骨细胞数目增多、活性增强，类骨质表面增宽，可见数个破骨细胞和吸收表面。可见四环素标记带清楚地覆盖在大部分骨表面，提示骨形成加速，不存在矿化缺失。

2. 低转化骨软化 低转化骨软化，表现为低转化和骨矿化障碍。低转化即骨形成和骨吸收细胞数目减少，成骨细胞或骨吸收表面减少，骨矿化障碍表现为类骨质表面增宽，四环素标记时，荧光显微镜下很少或无四环素沉积。

3. 混合型骨病 混合型骨病包括高转化纤维囊性骨炎和低转化骨软化的病理表现。光镜下表现类似纤维囊性骨炎，与之比较有更大程度的类骨质聚积。荧光下可见矿化异常，表现为弥漫的四环素沉积及在某些骨形成表面无四环素沉积。也存在矿化延迟时间（MLT）缩短。

4. 铝中毒性骨病 随着水处理技术的改进、含钙及其他不含铝磷结合剂的广泛使用，该病理表现已较少见。铝抑制骨矿化，铝中毒是最常见的造成 ESRD 患者骨软化的原因。其表现为骨软化基础上骨表面有广泛的铝沉积。骨铝沉积也可发生于很小比例的无动力骨病患者。在 Villanueva 和金精三羧酸染色切片可见淡蓝色的类骨质与白色矿化骨间红色的铝条带。

5. 无动力骨病 无动力或再生不良型骨病在 CKD 和透析患者中发生率越来越高，已基本替代了骨软化所致骨病，并超过了继发性甲旁亢导致的高转化骨病。

无动力骨病的发生与多种因素有关，PTH 释放的过度抑制是最主要因素，其他还包括高龄、糖尿病等。造成 PTH 释放受抑的因素主要有相对大剂量的维生素 D 及其类似物的使用、含钙磷结合剂的使用等。

病理上表现为骨转化明显降低，成骨细胞和破骨细胞活性都明显下降，骨形成和骨吸收均减低，组织上表现为超薄的类骨质层，无活跃的矿化、成骨细胞失活、破骨细胞和骨表面吸收减少。与骨软化相比，成骨细胞的胶原合成率和随后的矿化都下降，因此，不同于骨软化的类骨质层增厚，无动力骨病类骨质层很薄。

这些患者的 PTH 水平常正常或轻微升高，由于骨骼钙沉积减少，有发生高钙血症的倾向，发生髋部骨折的风险显著升高。在儿童，无动力骨病与其他骨病类型相比，生长延缓更明显。

三、软组织钙化

在 CKD 患者中，可发生各部位的软组织钙化。由于与心脏功能有紧密联系，临床更关注心脏瓣膜的钙化。晚期的心脏瓣膜钙化会导致瓣膜功能异常，进而出现心衰，且增加心内膜炎风险。有研究发现，瓣膜钙化与血管钙化的发生过程相似。临床研究和尸检研究发现，CKD 患者的二尖瓣钙化与冠状动脉钙化相关，是冠状动脉钙化评分的预测因子。二尖瓣和主动脉瓣钙化在 CKD5 期患者及一般人群均与不良预后相关。在非透析 CKD 患者中的研究发现，有主动脉瓣、二尖瓣钙化或上述任一瓣膜钙化，其冠心病较无钙化者更重，即瓣膜钙化与 CKD 患者的冠脉病变及其严重度相关。超声心动及冠脉 CT 均可用于检测心脏瓣膜钙化。

四、血管中层钙化

在 CKD 患者中,有两种血管钙化(VC),即血管中层钙化和血管内膜钙化。内膜钙化是炎症过程的结果,是晚期动脉粥样硬化和闭塞性血管病的一种表现。中层钙化在 CKD 患者中更常见,其与内膜钙化相比,与炎症和脂质沉积无关,称为钙性尿毒症性血管病。

(一) 血管中层钙化发生机制

钙化的发生是一个类似于骨化的主动过程。骨钙素、骨连接素、碱性磷酸酶和胶原-I 等骨形成蛋白在钙化血管壁增加并促进平滑肌细胞向成骨细胞的转化。这些蛋白的表达由一些转录因子驱动。另外,一些抑制因素如基质 Gla 蛋白(MGP)、胎球蛋白、骨保护素等的缺失也会促进钙化的发生。在 CKD 患者中,一些生化指标的异常如高磷血症、继发性甲旁亢、维生素 D 缺乏或维生素 D 治疗均与血管中层钙化的发生有关。

(二) 血管中层钙化临床检测方法

主要通过一些影像学方法进行血管钙化的评估。

X 线平片是 KDIGO 推荐的钙化检测方法,可用于检测多部位血管,包括胸片评价主动脉弓有无钙化;立位侧位腹平片评价腹主动脉钙化,骨盆片评价髂、股动脉钙化;双手正位片可评价桡动脉及指间动脉钙化。另外,X 线片可以提供一些钙化部位的信息,内膜钙化为斑片状,中层钙化表现为铁轨样。不足之处是敏感性不高,另外不能进行准确定量。

血管钙化检测的金标准是多层螺旋 CT 和电子束 CT,主要用于检测冠状动脉钙化。二者相比,螺旋 CT 更常用。可进行准确定量,观察钙化变化。但 CT 检测价格昂贵、射线剂量较大、普及性不够高等,限制了广泛使用。而目前的冠脉 CT 检测多数都需要患者有合适的心率,才能检测准确,还需要相应的积分评价软件和有经验的医生进行评价,推广起来有一定困难。

血管超声主要用于浅表动脉如颈动脉动脉粥样硬化病变及钙化的检测。这种检测方法普及,检测费用低,且无放射线。可定性和半定量评价血管钙化,与 X 线平片相比,能更好地区分动脉内膜钙化和动脉中层钙化,但检测的准确性受检测人员技术等因素的影响。

脉搏波速度(PWV)是一种简单、准确、可重复测定动脉僵硬度的方法,血管钙化可导致动脉僵硬度升高,PWV 可用于间接评价血管钙化。

五、慢性肾脏病矿物质和骨代谢异常治疗的目标值

下文中将分别列出 2003 年 K/DOQI、2009 年 KDIGO 和 2013 年中华医学会肾脏病学分会(CSN)的目标值建议。

(一) 磷的目标值

各指南对血磷检测频率和目标值的建议见表 3-7-1-1。

表 3-7-1-1 血磷检测频率和目标值的建议

	K/DOQI（2003 年）		KDIGO（2009 年）		CSN（2013 年）	
	检测频率	目标值	检测频率	目标值	检测频率	目标值
CKD3 期	每 12 个月	2.7~4.6mg/dl 0.87~1.49mmol/L	每 6~12 个月	正常范围 2.5~4.5mg/dl 0.81~1.45mmol/l	每 6~12 个月	正常范围 0.87~1.45mmol/L
CKD4 期	每 3 个月		每 3~6 个月		每 3~6 个月	
CKD5 期	每个月	3.5~5.5mg/dl 1.13~1.78mmol/L	每 1~3 个月		每 1~3 个月	
透析				尽量接近正常范围		1.13~1.78mmol/L

目前,还没有关于不同血磷目标值对临床重要结局影响的随机对照研究。一些流行病学及观察性研究表明,高于正常水平甚至是在正常值高限都会增加 CKD3~5 期患者的心血管疾病及死亡的风险。在 ESRD 患者中,单独血清磷的持续升高就与增加的死亡率相关。在 2017 年的 KDIGO 指南中,未再将 CKD5D 期患者区分出来,而是同 CKD3~5 期,建议降低血磷水平至正常范围。尽管在透析患者中,控制血磷在正常范围有难度,但按照 KDIGO 的建议,仍应以"正常范围"作为治疗的目标。

（二）钙的目标值

各指南对血钙检测频率和目标值的建议见表 3-7-1-2。

表 3-7-1-2 血钙检测频率和目标值的建议

	K/DOQI（2003 年）		KDIGO（2009 年）		CSN（2013 年）	
	检测频率	目标值	检测频率	目标值	检测频率	目标值
CKD3 期	每 12 个月	正常范围 8.6~10.3mg/dl	每 6~12 个月	正常范围	每 6~12 个月	正常范围 2.10~2.50mmol/L
CKD4 期	每 3 个月	2.15~2.58mmol/L	每 3~6 个月		每 3~6 个月	
CKD5 期 或透析	每个月	8.4~9.5mg/dl 2.10~2.37mmol/L	每 1~3 个月		每 1~3 个月	

在 CKD5D 期患者,同血磷一样,增加全因死亡危险比的血钙界值在不同的研究得出不同的结果,从>2.38mmol/L 到>2.85mmol/L 不等。在 2017 年 KDIGO 指南中特别强调避免高钙血症,而且证据水平由 2D 升为 2C。关于低限,有很少的证据表明,低于 2.10mmol/L 后可能会有增加的危险。KDIGO 指南给出的建议是,是否治疗要基于化验结果的趋势以及考虑到所有 CKD-MBD 的指标,而不是某一次、某一项指标结果。

（三）钙磷乘积的目标值

关于钙磷乘积,K/DOQI 指南建议应控制血清钙磷乘积低于 55mg^2/dl^2,而在 KDIGO 指南中更看重每个指标都要尽量达标。

（四）全段甲状旁腺激素的目标值

各指南对 PTH 检测频率和目标值的建议见表 3-7-1-3。

表 3-7-1-3　PTH 检测频率和目标值的建议

	K/DOQI（2003 年）		KDIGO（2009 年）		CSN（2013 年）	
	检测频率	目标值	检测频率	目标值	检测频率	目标值
CKD3 期	每 12 个月	35~70pg/ml	视基线水平和 CKD 进展情况而定		视基线水平和 CKD 进展情况而定	尚不清楚
CKD4 期	每 3 个月	70~110pg/ml	每 6~12 个月		每 6~12 个月	
CKD5 期	每 3 个月	150~300pg/ml	每 3~6 个月	正常上限的 2~9 倍	每 3~6 个月	
透析						正常上限的 2~9倍

对于 PTH 的检测,要注意:①指南意见一致,均建议采用 iPTH 水平来评价和治疗。②不同的检测方法间及样本收集和储存的差异都会影响检测结果,造成检测结果间的明显的变异,2009 年 KDIGO 工作组建议不以某一种方法测得的 PTH 水平作为目标值,而是参考相应检测方法标准值的上限。③应依据是否出现升高的趋势而不是根据某一次的具体值治疗。

考虑到 PTH 水平反映了甲状旁腺功能,2017 年更新版 KDIGO 指南未再设定 2~9 倍的范围,对于 PTH 升高的患者,建议首先评价是否存在高磷血症、低钙血症和维生素 D 缺乏等可纠正的因素。在纠正上述因素后,如仍有 PTH 的增高,可以 K/DOQI 指南的 150~300pg/ml 作为 iPTH 的目标值。

在接受 CKD-MBD 治疗的患者,或指标有异常的患者,KDIGO 指南建议增加检测频率,以了解变化趋势、治疗效果和副作用。

（甘良英）

第二节　磷　结　合　剂

一、磷结合剂概述

绝大部分透析患者需要口服磷结合剂以控制血磷。KDIGO 指南建议 CKD3~5 期(2D)和 CKD5D(2B)患者治疗高磷血症时使用磷结合剂。磷结合剂的种类要根据患者的 CKD 分期、是否有其他的 CKD-MBD 情况、伴随用药以及药物副作用等来选择。

目前,根据是否含钙可将降磷药分为两大类:含钙磷结合剂和不含钙磷结合剂。这些药物降磷效果都不错,就临床益处如死亡率或骨折发生情况而言,哪种更好也尚没有明确的结论。在 CKD 非透析患者中,有少量证据表明,司维拉姆较碳酸钙降低了 CKD 患者的死亡率。

二、含钙的磷结合剂的使用方法和副作用

由于服用含铝磷结合剂后铝吸收造成体内组织铝蓄积、铝中毒,现多使用钙盐来结合肠道磷,发挥降磷作用。当患者的高磷血症经饮食和透析仍不能控制满意时,可以服用含钙的磷结合剂。

目前,大部分患者使用的含钙磷结合剂是:碳酸钙和醋酸钙。这两种比较而言,醋酸钙较碳酸钙降磷效果更好。碳酸钙仅在酸性条件下溶解,而许多 ESRD 患者有胃酸缺乏或者正在服用 H_2 拮抗剂,就影响了碳酸钙的溶解。而醋酸钙,在酸性和碱性环境中都是可溶的,仅需使用碳酸钙一半的钙离子剂量,但临床上这种差异并不明显,其高钙血症的发生率与大剂量碳酸钙的发生率相似。

服药剂量可以根据患者血磷控制情况进行调整,直到血磷达到目标范围,或出现高钙血症。

服用含钙磷结合剂可能会造成冠脉钙化的进展。为了降低这种可能性,建议元素钙的总剂量(包括食物中的钙)不超过 2000mg/d,每天服用的钙剂中元素钙不超过 1500mg/d。即使是这样的剂量,在同时进行维生素 D 治疗时,也会造成正钙平衡,长期下来可能会有不好的后果。

磷结合剂在餐中服用效果最好。既可有效结合饮食中的磷,且被吸收的游离钙少。在两次进餐中间服用的含钙磷结合剂仅结合肠液中的磷酸盐,游离钙就更多,被吸收的钙也就更多,这种服用方法适合那些有低钙血症且血磷正常或偏低的患者。

高钙血症是含钙磷结合剂的一个常见并发症,易发生于同时服用维生素 D 制剂或因骨软化或无动力骨病导致骨转化降低限制骨骼多余钙摄取时。为了限制钙负荷,对于有血管钙化证据的患者应限制含钙磷结合剂的剂量。

有高钙血症的高磷血症患者、疑诊无动力骨病、血管钙化和持续低 PTH 水平的患者,要限制含钙磷结合剂的使用。在那些低 PTH 水平且使用含钙磷结合剂或同时使用维生素 D治疗后出现高钙血症的患者,要怀疑有无无动力骨病。鉴于更多的临床证据,在 KDIGO2017年的 CKD-MBD 指南中,建议对所有成年患者均要限制含钙磷结合剂的使用。

长期使用含钙磷结合剂时,要注意监测血清钙浓度,对于血液透析患者,可以通过调整透析液钙离子浓度配合含钙磷结合剂的使用。

1. 碳酸钙　500mg 剂型含元素钙 200mg,元素钙占 40%。用于降磷时,餐中服用,从每餐 1~2 片开始,根据血磷和血钙水平调整剂量。用于升高血钙时两餐中间或空腹服用。优点是价格便宜,易于购买。缺点是易发生高钙血症。

2. 醋酸钙　常见 667mg 剂型含元素钙 169mg,元素钙占 25%。服用方法同碳酸钙。同样剂量的元素钙,醋酸钙的降磷效果优于碳酸钙,升高血钙的作用更小。醋酸钙主要缺点是价格高,胃肠道副作用较碳酸钙可能要多一些。

三、不含钙的磷结合剂使用方法和副作用

1. 含铝制剂　氢氧化铝使用了很多年,服用后在肠道形成不溶性、不被吸收的磷酸铝,有效降低血磷。但从 20 世纪 80 年代开始,发现长期服用会引起铝在体内蓄积,发生铝中毒,累及肌肉、中枢神经系统以及骨,导致骨软化、难治性贫血、骨骼、肌肉痛以及痴呆等。因

此,目前铝剂已不作为常规降磷药物,仅作为合并高钙、高磷血症患者的短期使用。K/DOQI 指南建议,当血磷>2.26mmol/L 时,可短时间使用含铝磷结合剂,疗程为 2~4 周。

2. 碳酸镧　碳酸镧是不含钙、铝的磷结合剂。其在消化道酸性环境下解离,与食物中的磷酸盐结合形成磷酸镧抑制磷的吸收,可有效降低血磷。剂型为 250mg/片、500mg/片、750mg/片及 1000mg/片。可从 500mg/次,3 次/日起始,根据血磷水平增减剂量,不建议超过 1250mg/次,3 次/日。

有荟萃分析显示,与含钙磷结合剂比较,使用碳酸镧和司维拉姆为代表的不含钙磷结合剂,可以减慢血管钙化的进展和降低死亡率。含钙磷结合剂与碳酸镧比较,会增加钙负荷、相对增高无动力骨病的发生率和血管钙化。生化指标方面,与含钙磷结合剂比较,碳酸镧高钙血症发生率低,不容易发生低 PTH。

副作用主要为胃肠道反应,发生率同碳酸钙。对尿毒症大鼠的研究发现,喂食碳酸镧110 天后,在多个器官发现镧的存在,特别是肝脏,但未发现明显的肝毒性。尚未发现长期使用碳酸镧对人体骨和其他器官有安全性影响。

就碳酸镧和司维拉姆而言,选择哪一种,目前主要决定因素是药物价格和患者的耐受性,还需要更多的研究证据和经验。

3. 司维拉姆　盐酸司维拉姆和碳酸司维拉姆都是阳离子聚合物,通过离子交换结合磷,不含钙、铝,不被吸收,可以有效降低血磷水平,且不会升高血钙。其剂型为 400mg/片或 800mg/片,800~1600mg/次,一日三次,餐中服用。可根据血磷水平增减剂量。有一项小型研究表明,每日一次和每日三次服用同样有效,简单的服用方法会大大提高患者依从性。

司维拉姆与含钙磷结合剂比较,可降低非透析 CKD 和透析患者的死亡率,减慢血管钙化,更少发生高钙血症,不容易发生低 PTH。

最初使用的盐酸司维拉姆有可能加重代谢性酸中毒,碳酸司维拉姆与其比较升高碳酸氢根水平,避免了这个问题,且两者降磷作用相同。尽管有上述临床益处,但与含钙磷结合剂相比,司维拉姆最大缺点就是价格昂贵,很大程度上限制了广泛临床使用;另外,有少数患者发生低钙血症,需要补充钙剂。

（甘良英）

第三节　肠道磷吸收的阻断剂

烟酰胺或烟酸是一种肠道磷吸收的阻断剂。

一、作用机制

烟酰胺是烟酸(维生素 B3)的代谢产物,通过抑制胃肠道和肾脏的 Na/Pi 共转运系统减少磷的吸收,从而降低血磷。

二、使用方法和副作用

服用时逐渐从 500mg 增加到 1500mg/天,可明显降低血磷。主要副作用就是胃肠道不适,也有个别报道发生轻微血小板减少。

（甘良英）

第四节　活性维生素 D 及其衍生物的作用机制、使用方法和副作用

活性维生素 D 及其衍生物是目前治疗 SHPT 的常用药物,已有多项研究表明,其可改善 CKD 患者维生素 D 缺乏、纠正 SHPT,并能降低患者死亡率、改善预后。但是,活性维生素 D 及其衍生物会升高血钙、血磷水平,而高钙、高磷的发生会导致或加重血管钙化。对于非透析 CKD 患者,使用前要控制血磷于正常范围内、校正血钙<2.37mmol/l,使用时要注意监测血钙、血磷及 PTH 等指标,在开始使用的前 3 个月及调整剂量时,至少每月监测一次,以后每 3 个月一次。

一、(1,25)双羟维生素 D

即骨化三醇,与体内产生的活性维生素 D 相同,临床使用最为广泛。在 SHPT 患者,如前面甲状旁腺激素水平异常的相关机制所述,活性维生素 D 可通过作用于甲状旁腺的维生素 D 受体(VDRs),降低 PTH。有口服和静脉注射两种剂型,这两种给药途径在抑制 PTH 和不良反应方面没有什么差异。未透析 CKD 患者和腹膜透析患者由于没有静脉通路,主要靠口服给药。在 CKD3~4 期患者的研究发现,骨化三醇 0.25~0.5μg/d 能够较好地控制 SHPT。每日服用效果不好或严重 SHPT,可予以冲击治疗,每周剂量可根据患者之前的药物剂量及 PTH 水平调整,一般 1~4μg/次,2~3 次/周,建议最大剂量不超过 7~8μg/周。

二、(1α)羟维生素 D

仅有一个羟基,不是活性维生素 D,进入体内后需经肝脏 25 羟化酶羟化,形成 1,25 双羟维生素 D,即活性维生素 D,发挥作用。用法及副作用基本同活性维生素 D。

三、帕立骨化醇

即 19-nor-1-α,25(OH)$_2$D$_2$,是第二代维生素 D 类似物,是一种选择性维生素 D 受体激动剂,对甲状旁腺亲和力高于肠道,因而对肠道吸收钙影响更小。有静脉和口服制剂,静脉制剂已进入中国。可静脉间断给药,0.04~0.1μg/kg 体重,根据 PTH 水平可每 2~4 周增加 2~4μg,最频繁的给药频率为隔日,最大剂量 0.24μg/kg(16.8μg)。口服给药的初始剂量应根据基础 iPTH 水平而定,有两种给药方案:①每日一次给药:iPTH 轻度升高时,初始剂量 1μg,每日 1 次;iPTH 明显升高时,初始剂量 2μg,每日一次;②每周 3 次给药:基础 iPTH 轻度升高,则初始剂量 2μg,每周 3 次;如基础 iPTH 中重度升高,则初始剂量 4μg,每周 3 次。使用注意事项和使用禁忌同骨化三醇。一般服药后 2~4 周调整剂量。

(甘良英)

第五节　钙敏感受体激动剂的作用机制、使用方法和副作用

钙敏感受体激动剂(拟钙剂)主要是模拟细胞外钙离子对甲状旁腺细胞的作用或增加甲状旁腺钙敏感受体(CaSR)对钙的敏感性。CaSR 是调节甲状旁腺 PTH 分泌和增生的主要因

素,由于与维生素 D 类似物的作用靶点完全不同,故可与维生素 D 类似物(作用于 VDRs)同时使用达到互补作用或协同抑制 PTH。拟钙剂治疗可以降低 PTH 和钙、磷水平,且呈剂量依赖性,可明显降低甲状旁腺切除的概率。

西那卡塞是目前唯一一个拟钙剂。其不良反应主要是低钙血症和胃肠道反应。

适应证:PTH>300pg/ml、血钙>2.1mmol/L 的透析患者,不同于维生素 D 类似物,高磷血症不是禁忌证。

剂量:起始剂量 30mg/天,逐步增加到 60、90、180mg/天。未达目标前,可每隔四周上调剂量。

禁忌证:①血钙<2.1mmol/l。西那卡塞可引起低钙血症,常无症状,亦可引起 QT 间期延长。需调节含钙磷结合剂、维生素 D 制剂或降低西那卡塞剂量。服药期间要频繁监测血钙和 PTH 水平。②恶心、呕吐是最常见的副作用,食物可减轻症状,继续使用有些可逐渐缓解。

(甘良英)

第六节　磷结合剂、维生素 D 和钙敏感受体激动剂的选择和配合

在临床实践中,CKD-MBD 的治疗需要降磷药(含钙或非含钙磷结合剂)、骨化三醇/维生素 D 类似物以及拟钙剂的联合使用。使用哪种或哪几种药物要根据患者血钙、血磷及 PTH 水平进行选择。如仅表现为低钙高磷,可在饮食控制后,选用经典的含钙磷结合剂;如钙磷达标,仍有 PTH 不达标,可加用骨化三醇/维生素 D 类似物或拟钙剂,若 PTH 下降不满意,亦可联合使用;若钙磷水平明显升高合并高 PTH,需使用西那卡塞联合不含钙磷结合剂,治疗中血钙、血磷下降,可再联合骨化三醇/维生素 D 类似物等进行治疗。药物的选择上,还要考虑患者有无血管钙化。

(甘良英)

第八章

慢性肾脏病的慢性病毒性感染的预防和治疗

第一节 乙型病毒性肝炎

一、监测

目前,全球约有 2.4 亿慢性乙型肝炎病毒(HBV)感染者,我国约有慢性 HBV 感染者 9 300万人,HBV 感染除了导致肝脏损害外,也可有多种肝外合并症。HBV 相关性肾小球肾炎是其常见合并症之一。在 HBV 慢性携带率高的国家,HBV 相关性肾小球肾炎发病率也高。HBV 感染且未应用抗病毒药物的患者发生肾损害的概率显著高于非 HBV 感染者,因此在对慢性肾脏病的 HBV 感染患者进行随访时不仅评估患者的肝脏情况,也应对肾脏情况,包括蛋白尿、血尿及肾功能情况进行监测与评估,必要时进行肾穿刺检查。

目前还没有对慢性肾脏病的 HBV 感染患者的 HBV 监测达成一致或共识,所以其监测遵循乙型肝炎病毒感染的监测并同时监测血肌酐、血尿、蛋白尿或尿白蛋白/肌酐等。乙型肝炎病毒感染的监测主要包括生化指标检测和病毒学检测。生化指标包括转氨酶(ALT)和肝功能指标,反映肝细胞损伤、肝脏合成及代谢能力,其中 ALT 是反映免疫活化的间接指标。病毒学检测包括血清学标志物检测和乙型肝炎病毒基因(HBV DNA)检测,血清学检测即抗原和抗体检测(乙型肝炎病毒表面标志物),包括乙型肝炎病毒表面抗原(HBsAg)、乙型肝炎病毒表面抗体(抗-HBS)、e 抗原(HBeAg)、e 抗体(抗-HBe)、核心抗体(抗-HBc),是判断 HBV 感染的基本依据;HBVDNA 定量检测主要用来检测血液中 HBV 含量,了解病毒传染性及病情严重程度,是 HBV 感染最直接、特异性强、灵敏性高的指标。根据 2015 年《慢性乙型肝炎防治指南》建议对患者进行病毒学监测及肝功能指标进行定期监测,包括以下方面:

慢性 HBV 携带者和非活动性 HBsAg 携带者的随访:慢性 HBV 携带者因处于免疫耐受期,一般情况下患者肝内无炎症活动或仅有轻微炎症,且此期患者抗病毒治疗效果欠佳,一般不推荐抗病毒治疗,但对于年龄超过 35 岁、有肝细胞肝癌家族史的高病毒载量患者需要考虑抗病毒治疗。必须注意相当一部分免疫耐受期患者在成年后随着免疫耐受的打破会出现肝炎活动。因此,对于 HBV 携带者应每 3~6 个月进行血常规、生物化学、病毒学、AFP、B 超和无创性肝纤维化等检查,必要时行肝组织活检,若符合抗病毒治疗指征,应及时启动治疗。非活动性 HBsAg 携带者也不推荐抗病毒治疗,但此类患者有发展成 HBeAg 阴性慢性乙型肝炎的可能,且长期随访仍有发生肝细胞肝癌的风险,因此建议每 6 个月进行血常规、生物化学、病毒学,AFP、B超和无创性肝纤维化等检查。若符合抗病毒治疗指征,也应及时启动治疗。

抗病毒治疗过程中的患者随访:抗病毒治疗过程中定期随访的目的是为了监测抗病毒治疗的疗效、用药依从性,以及耐药和不良反应。

二、疫苗接种

目前全球使用的乙型肝炎疫苗(HBVac)主要有4种类型:①血源性疫苗:由于血浆中存在一些病原物质造成潜在的隐患及血浆来源困难,目前已停止使用;②基因工程疫苗(rHBV):为第二代HBVac,该疫苗免疫原性强,不含任何血液成分,克服了血源性疫苗的缺点,具有成本低、安全性高、可以大批量生产等特点;③含前s蛋白(Pre-S)的rHBV:被认为是第三代rHBV。Pre-S能明显增强免疫应答,因此,含全Pre-S(Hepacare疫苗)或仅含Pre-S1或Pre-S2的rHBV保护效果强于不含Pre-S者,但目前仅有少数国家生产;④DNA疫苗(基因疫苗,或称核酸疫苗)该疫苗尚在实验阶段。故对于透析患者,理想的治疗应选用第三代rHBV疫苗。然而,目前第三代rHBV有限的普及率,只能使大多数患者选用第二代rHBV。

(一)适用人群

透析前的慢性肾脏病患者、易感的维持性血液透析患者、腹膜透析及家庭透析患者。在接受透析前进行疫苗接种的尿毒症患者有更高的血清转化率,儿童患者也是如此。因此CKD患者应尽早接受乙肝疫苗接种。肾移植患者应尽可能在接受移植前完成疫苗接种。CKD患者注射乙肝疫苗后CKD早中期患者抗HBs阳转率明显高于CKD晚期患者,且效价高于CKD晚期组,因此推荐在终末期肾病前就进行接种,且初次免疫无应答的患者再次免疫后仍可能出现保护性抗体,因此推荐初次免疫无应答的患者加强免疫接种。

(二)剂量和时间(表3-8-1-1)

对血液透析患者和其他接受免疫抑制治疗的患者,需要更高的疫苗剂量或增加接种次数。推荐使用重组乙肝疫苗,在三角肌肌内注射。共3次接种,即0、1、6个月免疫程序。血清学检查应在最后一次接种后1~2个月进行。血清学检查需检测乙肝表面抗体的量(≥10IU/L具有保护作用)。当乙肝表面抗体水平<10IU/L时需进行加强剂量接种。对成人建议接种3针20μg重组酵母乙型肝炎疫苗或20ugCHO重组乙型肝炎疫苗。对免疫功能低下或无应答者,应增加疫苗的接种剂量(如60μg)和针次。

表3-8-1-1　肝疫苗接种推荐剂量及时间

人群	Recombivax HB			Engerix B		
	剂量	体积	时间	剂量	体积	时间
≥20岁,透析前	10μg	1.0ml	0、1、6个月共3次	20μg	1.0ml	0、1、6个月共3次
≥20岁,依赖透析	40μg	1.0ml	0、1、6个月共3次	40μg	1个部位 2个1.0ml	0、1、2、6个月共4次
<20岁	5μg	1.0ml	0、1、6个月共3次	10μg	0.5ml	0、1、6个月共3次

（三）治疗

对于慢性肾脏病的慢性乙型肝炎病毒性感染的治疗,应根据患者的具体临床情况进行。

抗病毒治疗适应证:①HBeAg(+),HBV DNA≥10^5 拷贝/ml(相当于 20 000IU/ml);HBeAg(-),HBV DNA≥10^4 拷贝/ml(相当于 2000IU/ml);②丙氨酸氨基转移酶(ALT)≥正常值上限 2 倍[2 倍正常上限(ULN)];③ALT<2×ULN,但肝组织学显示存在明显的肝脏炎症或纤维化,特别是肝纤维化 2 级以上;④对于年龄>40 岁且 ALT>ULN 者,建议行肝穿刺或无创性检查明确肝脏纤维化情况后给予抗病毒治疗;⑤ALT 持续正常(每 3 个月检查 1 次,持续 12 个月),年龄>30 岁,伴有肝硬化或肝癌家族史,建议行肝穿刺或无创性检查明确肝脏纤维化情况后给予抗病毒治疗;⑥存在肝硬化的客观依据时,无论 ALT 和 HBeAg 情况,均建议积极抗病毒治疗。此外,当肝炎病毒复制指标阴性(HBeAg 阴性,抗 HBe 阳性,HBV DNA 持续低于最低检测限,ALT 正常,肝组织学无或仅有轻度炎症),但肾病病情严重需加用激素或免疫抑制剂时也应在使用激素或免疫抑制剂提前 1 周进行抗病毒治疗。

我国 2015 年版《慢性乙型肝炎防治指南》明确提出对初治患者无论 HBeAg 阳性还是阴性,均优先推荐选用恩替卡韦(ETV)、替诺福韦酯(TDF)或聚乙二醇干扰素(PEG-IFN)。恩替卡韦为环戊酰鸟嘌呤核苷类似物,可强效选择性抑制 HBV DNA 多聚酶的启动、DNA 依赖性合成及反转录功能。拉米夫定为 L-核苷类似物,可有效抑制 HBV DNA 复制,使 ALT 恢复正常,肝组织学病变改善。阿德福韦酯为无环腺嘌呤核苷酸类似物,能有效地抑制 HBV 反转录酶。替比夫定是一种强效、特异抑制 HBV 复制的 L-核苷类似物。对于接受拉米夫定治疗的患者,一旦检出基因型耐药或 HBV DNA 开始升高应加用阿德福韦酯联合治疗。对于恩替卡韦或替比夫定耐药者,可加用阿德福韦酯联合治疗。对于阿德福韦酯耐药者,可加拉米夫定或替比夫定与恩替卡韦联合治疗。由于 ADV 和 TDF 可导致肾小管损伤,其在长期治疗过程中血肌酐升高的发生率各为 3.0% 和 2.2%,因此应该避免在有肾脏疾病及高危风险的患者中应用这 2 种药物。这类患者应该尽可能选择可能具有肾脏保护功能的替比夫定或无明显肾毒性且强效低耐药的 ETV。同时还应注意患者的肌酐清除率、药物代谢特点及是否行血液透析等情况,调整用药剂量和间隔时间。

2015APASL 指南仍推荐初治患者选择替诺福韦酯(TDF)(A1)、恩替卡韦(ETV)(A1)、阿德福韦酯(ADV)(A2)、替比夫定(LdT)(A2)或拉米夫定(LAM)(A2)治疗,其中 ETV 和 TDF 作为一线推荐药物(A1)。

2015APASL 指南充实并具体了慢性乙肝合并 CKD 患者的用药方案,即 LdT 或 ETV 可作为慢性 HBV 感染合并肾功能不全或肾脏替代治疗患者一线抗病毒药物。同时应根据肌酐清除率调整剂量。若使用 TDF 或者 ADV,应至少每 3 个月监测肾功能和骨状况(A1);若使用 LdT 治疗,应监测有无肌肉症状和肌力减弱(A1)。

2012 年的 KDIGO 指南仅推荐 HBV 相关性肾小球肾炎患者需依据病毒性 HBV 的治疗要求,接受核(苷)酸类药物联合 α 干扰素治疗,并根据肾功能损害程度进行药物调整,避免肾脏毒性。

治疗疗程:①HBeAg(+)者,达到 HBV DNA 低于检测下限、ALT 恢复正常、HBeAg 血清学转换后,再巩固至少 1 年(经过至少 2 次复查,每次间隔 6 个月)仍保持不变、且总疗程至少已达 2 年者,可考虑停药;②HBeAg(-)者:达到 HBV DNA 低于检测下限,ALT 正常后,至少再巩固 18 个月(经过至少 3 次复查,每次间隔 6 个月)仍保持不变、且总疗程至少已达到

30 个月,可考虑停药;③代偿性或失代偿性乙型肝炎肝硬化者,停药标准尚不明确。核(苷)酸类药物停用后可出现复发,甚至病情恶化,应予以重视。延长疗程可减少复发。

治疗过程中相关指标监测:①治疗前相关指标基线检测:血常规、血肌酐、肌酸激酶等;生物化学指标:转氨酶、胆红素、白蛋白等;病毒学标志物:HBV 抗原抗体、HBVDNA 等。②治疗期间监测:定期监测血常规、血肌酐、肌酸激酶等;生物化学指标:治疗开始后每个月 1 次、连续 3 次,以后随病情改善可每 3 个月 1 次;病毒学标志物:HBV 抗原抗体和 HBV DNA 治疗开始后 1~3 个月检测 1 次,以后每 3~6 个月检测 1 次。

(蔡美顺)

第二节　丙型病毒性肝炎

一、预防

丙型肝炎呈全球流行,全球 HCV 感染率约为 2.8%,估计感染人数为 1.85 亿,每年因此而死亡 35 万人。2006 年统计数字显示我国 1~59 岁人群抗 HCV 流行率为 0.43%,推算 HCV 感染者共约 1000 万人。HCV 感染可导致肝脏急、慢性炎症和纤维化、肝硬化甚至肝细胞癌,是严重的社会和公共卫生问题。慢性丙型肝炎(chronic hepatitis C,CHC)是慢性肾脏病,尤其是维持性血液透析患者常见的合并症,是导致 CKD 患者肝脏损伤最常见的原因。输血、反复穿刺、营养状况差等原因导致 CKD 患者 HCV 感染率较普通人群明显升高,在发达国家,CKD 患者 HCV 感染率为 7%~40%。HCV 属于黄病毒科,为单股正链 RNA 病毒,易变异。HCV-RNA 只有一个开放读框,编码 10 余种结构和非结构(NS)蛋白。HCV 目前可分为 6 个基因型,每个基因型又分为不同亚型。HCV1b 基因型和 HCV2a 基因型在我国较为常见,其中以 HCV1b 基因型为主。该病毒抵抗力差,100℃5min 或 60℃1 小时、高压蒸汽和甲醛熏蒸等均可灭活该病毒。

HCV 的传播途径包括血液传播、性传播和母婴传播,因此加强血制品的管理及性教育等可以有效降低 HCV 感染率。

各个指南关于 CHC 的预防均提出要合理应用注射类药物、透析机器严格消毒及注意手卫生等,最重要的是,要定期监测抗- HCV 抗体或者 HCV RNA。2008 年 KDIGO 指南关于丙型肝炎患者的管理指出,血液透析中心应当确保遵循严格的感染控制措施,防止包括 HCV 在内的血源性病原体的传播。感染控制措施应当包括有效的卫生防护措施,防止血液或污染有血液的体液在患者间直接传播或通过污染的设备或物体表面传播。推荐所有 CKD 尤其是 CKD 5 期患者进行 HCV 感染相关检测,强烈建议 ESRD 患者开始第一次透析前或更换透析中心时监测 HCV 感染相关指标。

KDIGO 指南建议,抗-HCV 抗体或 HCV-RNA 均可作为最初的监测指标,具体根据当地及该透析中心丙型肝炎的流行情况而定,若是高发病区,建议将 HCV-RNA 作为最初的筛查指标;反之,可检测抗-HCV 抗体。

二、治疗

CKD 尤其是透析合并 CHC 患者的死亡风险明显高于普通 CKD 或透析患者。与普通慢性丙型肝炎患者不同,CKD合并慢性丙型肝炎患者治疗方案的选择不仅要考虑肝脏疾病发展情况,亦要考虑肾功能进展情况。2008年KDIGO指南指出,所有CKD合并HCV感染患者应评估抗病毒治疗的利弊,以判断是否进行抗病毒治疗。抗病毒治疗时,需要根据CKD分期或肾小球滤过率(eGFR)调整药物的剂量。

KDIGO指南建议CKD 1期和2期的HCV感染患者,建议和普通的HCV感染者治疗一样,可以采用聚乙二醇干扰素α和利巴韦林联合治疗。建议根据患者的耐受情况决定和调整利巴韦林的剂量。CKD3期、4期和非透析的5期HCV感染患者,建议采用单剂聚乙二醇干扰素α治疗,并根据肾功能水平调节剂量。对于CKD5期维持血液透析的HCV感染者,当肾小球滤过率(glomerular filtration rate,GFR)低于15ml/(min·1.73m^2)时,建议采用普通干扰素单独治疗并据GFR调整剂量。对于HCV相关的肾小球肾炎患者,特别是膜增生性肾小球肾炎患者,可以根据CKD分期采用以上的抗病毒治疗。对于冷球蛋白血症性肾脏疾病患者,建议考虑免疫抑制剂治疗。对于HCV感染的肾移植受者,且抗病毒治疗的益处明确超过危险性时,建议采用普通干扰素α单独治疗。建议以持续病毒学应答(sustained viral response,SVR)作为抗病毒治疗取得应答的标准,即抗病毒治疗结束后6个月HCV RNA仍保持清除状态。以上建议推荐级别均为弱级别,具体药物剂量见表3-8-2-1。

表3-8-2-1 KDIGO指南关于CKD患者合并HCV感染的抗病毒治疗

CKD分期	IFN	利巴韦林	常见不良反应
1和2	聚乙二醇IFN α-2a:180μg/周,SQ	800~1200mg/d 分两次	IFN:头痛,流感样反应,抑郁
	聚乙二醇IFN α-2b:1.5μg/(kg·周),SQ		利巴韦林:加重血透相关贫血
3和4	聚乙二醇IFN α-2a:135μg/周,SQ	3期:400~800mg/d 分两次	IFN:同上;利巴韦林:可以引起溶血性贫血,必须增加EPO剂量
	聚乙二醇IFN α-2b:1.0μg/(kg·周),SQ	不推荐用于eGFR<50ml/(min·1.73 m^2)	
5	聚乙二醇IFN α-2a:135μg/周,SQ	不推荐	IFN:同上
5期透析	IFN α-2a:3mU,SQ,3次/周	不推荐	IFN:同上
	IFN α-2b:3mU,SQ,3次/周		
5期移植	不推荐,除非发生纤维淤胆性肝炎或者危及生命的血管炎	不推荐	IFN:与移植物排异和丧失功能相关

近年来新兴的直接抗病毒药物(direct-acting antiviral agents,DAAs)为此类患者的治疗提供了更多的选择,开辟了丙型肝炎治愈的新时代。目前上市和在研的DAAs主要包括3类,即NS3/4A蛋白酶抑制剂、NS5A蛋白酶抑制剂和NS5B聚合酶抑制剂。2014年欧洲肝病学会已将DAAs纳入丙型肝炎的基础治疗,根据不同的基因型选择不同的DAAs联合或不

联合干扰素及利巴韦林,大部分的患者可达到维持病毒持续应答。此类药物,如司美匹韦、达卡他韦、利托那韦联合艾伯维在体内通过肝脏代谢,伴有肾功能不全的患者可以使用,但在 eGFR<30ml/(min·1.73m^2)或终末期肾病的患者应禁用索非布韦。2015 年《丙型肝炎防治指南》建议对肾损伤患者的治疗,首选无干扰素和无利巴韦林的 DAAs 方案。

（蔡美顺）

第九章

慢性肾脏病的内分泌异常

慢性肾衰竭(chronic renal failure,CRF)时内分泌系统可出现一系列代谢紊乱。一方面,可出现某些内分泌腺的功能障碍、激素水平下降,典型表现为肾脏本身的内分泌功能明显不足,如红细胞生成素、$1,25(OH)_2D_3$ 等。另一方面,也可表现为某些内分泌腺功能亢进、激素水平升高(如甲状旁腺激素等),这方面的紊乱更为常见。由于肾脏是多肽类激素的主要降解部位,肾衰竭时这些激素的降解明显降低;因此,即使尿毒症患者的内分泌器官或腺体本身某种激素的分泌并无增多,其血清和体液内多种多肽激素水平均也可有不同程度的升高。

第一节　甲状腺功能异常

一、慢性肾脏病患者甲状腺功能异常的特点

CKD 既可影响下丘脑-垂体-甲状腺轴,亦可影响甲状腺激素的外周代谢,其甲状腺功能异常包括以下 3 个方面:

(一) 甲状腺激素合成异常

肾脏主要通过肾小球滤过清除碘化物。随着慢性肾脏病患者肾小球滤过率(GFR)的下降,碘化物排泄减少,血浆中无机碘含量增加,甲状腺对碘的摄取也增加,从而抑制了甲状腺激素的合成,即 Wolff-Chaikoff 效应。有研究表明,这种现象是由于肾脏处理碘的能力受损,导致血清碘的水平升高,从而延长 Wolff-Chaikoff 效应,而不是自身免疫性机制及甲状腺激素从尿中丢失所致。

(二) 血中甲状腺激素水平异常

慢性肾脏病患者血清游离三碘甲状腺原氨酸(T_3)、游离四碘甲状腺原氨酸(T_4)以及总 T_3、T_4 水平通常表现正常或降低,无论有无临床症状,均表现为原发性甲状腺功能减退,其中以 T_3 水平降低(即低 T3 综合征)最为常见。甲状腺功能减退主要以亚临床形式出现,随着肾小球滤过率的降低,甲状腺功能减退的发生率增加。

(三) 下丘脑-垂体功能障碍

在慢性肾脏病患者,血清促甲状腺激素水平通常正常,但促甲状腺素释放激素的整体水平却是低的,且促甲状腺激素对外源性促甲状腺素释放激素兴奋试验反应迟缓,以及返回基线水平的时间延长。

二、慢性肾脏病引起甲状腺功能改变的可能机制

1. 慢性肾脏病患者控制饮食、慢性代谢性酸中毒和慢性蛋白质营养不良影响碘甲状腺原氨酸的脱碘以及蛋白与 T_3 的结合,减少外周 T_4 向 T_3 的转化及其与蛋白的结合。此外,肿瘤坏死因子-α、白细胞介素-1 等炎症因子抑制脱碘酶的表达,从而抑制 T_4 向 T_3 的转化。

2. 肾衰竭患者体内蓄积的尿素、肌酐、吲哚类、酚类等物质影响 T_4 转化为 T_3。

3. 甲状腺激素结合球蛋白、甲状腺素结合前白蛋白在血浆内浓度的变化可影响甲状腺激素的生理作用。部分慢性肾脏病患者长期大量蛋白尿和低蛋白血症,一方面使血中甲状腺激素结合球蛋白和甲状腺素结合前白蛋白减少,亲和力下降,导致 T_3、T_4 减少;另一方面由于肾小球基底膜受损,肾小球通透性增加,大量白蛋白随尿丢失的同时,甲状腺激素结合球蛋白从尿中丢失也增多,T_3 代谢加快,且其尿中 T_3、T_4 排泄量也明显高于正常人,最终导致体内甲状腺激素水平减低。

4. 患者机体还产生保护性适应机制,通过减少分解代谢,节约体内能量,减少蛋白消耗,从而使血中甲状腺激素浓度进一步下降。

三、甲状腺激素替代治疗

目前的研究并未阐述慢性肾脏病患者甲状腺激素替代治疗的必要性。慢性肾脏病患者出现 T_3 水平降低时,纠正这一异常可能会导致机体负氮平衡以及肌肉分解代谢增加。尽管慢性肾脏病患者出现甲状腺功能减退会导致其不良预后,但究竟甲状腺功能异常到何种程度才需要进行甲状腺激素替代治疗尚不明确。总之,促甲状腺激素水平正常范围内轻度升高(<20IU/ml)伴或不伴 T_3/T_4 水平的降低时,通常不需要甲状腺素替代治疗。也有研究显示,透析前的慢性肾脏病患者口服碳酸氢钠,纠正代谢性酸中毒,可以改善终末期肾脏病患者的甲状腺功能。

(于　媛)

第二节　肾上腺皮质功能异常

肾上腺皮质激素由下丘脑-垂体-肾上腺轴调节,经肝、肺、肾等组织降解转化,并大部分经肾脏排泄。血浆皮质激素高低又反馈调节下丘脑及垂体。肾脏功能,尤其是肾小球滤过率对血浆皮质激素浓度存在一定的影响。肾脏参与了皮质醇的排泄和其水溶性产物的代谢,因此严重肾衰竭的患者其血浆皮质醇的半衰期延长。

慢性肾脏病的患者血浆皮质醇浓度可以正常也可能下降或升高。慢性肾脏病患者的皮质醇浓度下降可能与其血浆低蛋白血症有关,血浆皮质醇90%以上与蛋白结合,5%~10%呈游离状态,二者保持动态平衡。慢性肾脏病患者皮质醇浓度升高的原因可能为:①肾脏疾病时各种化合物的聚积可能会干扰市面上现有的皮质醇检测方法的准确性,导致皮质醇浓度被假性高估。②肾功能不全时,其肾小球滤过功能下降,使血浆皮质醇从尿排泄减少,导致血浆皮质醇增高,其浓度可随肾功能受损的加重而增加。③慢性肾衰竭患者干扰了肝脏对皮质醇的代谢。④CRF 患者体内大量毒性产物堆积,全身各系统均处于一种应激状态,毒素亦可刺激神经内分泌系统,由于神经体液的调节,促使肾上腺皮质分泌激素增加。⑤CRF 时

体内蛋白质代谢呈负氮平衡,故多种酶的合成底物缺乏,致使激素在降解中所需酶的缺乏或不能正常发挥作用。

(于　媛)

第三节　胰岛素水平异常和胰岛素抵抗

CKD 患者随着肾脏功能下降,出现胰岛素代谢清除能力下降、尿毒症毒素蓄积、活性维生素 D_3 缺乏、继发性甲状旁腺功能进(secondary hyperparathyroidism,SHPT)、肾性贫血,亦可伴有氧化应激及炎症等因素使胰岛素分泌减少及胰岛素抵抗增加,从而加重 CKD 患者糖代谢异常的发生和发展。

一、胰岛素在正常人体内的代谢

正常人的肾脏在胰岛素的代谢中发挥重要作用。胰岛素的相对分子质量是 6000,因此它可以被自由滤过,胰岛素到达肾小管管腔,通过载体介导的内吞作用进入到近端肾小管上皮细胞。上述过程占胰岛素清除量的 60%。在胰岛素的肾脏清除过程中,40% 的胰岛素来自肾小管旁的毛细血管网。进入到肾小管上皮细胞内的胰岛素被转运到溶酶体,并在这里代谢成为氨基酸。最终结果是,被滤过的胰岛素只有不到 1% 出现在终尿中。

二、慢性肾脏病患者胰岛素水平异常

慢性肾脏病时胰岛素的肾小球代谢清除下降。GFR 下降时胰岛素可通过小管旁路途径代偿排泄,只有当 GFR 严重下降低于 $15\sim20ml/(min\cdot1.73m^2)$ 时才会出现胰岛素代谢清除的明显下降。

值得注意的时,一方面胰岛素代谢减慢,血清胰岛素有升高趋势,另一方面周围组织对胰岛素不敏感,因此慢性肾病患者血糖调整存在一定困难。

三、慢性肾脏病的胰岛素抵抗(insulin resistence,IR)

几乎所有尿毒症患者都存在组织对胰岛素的敏感性下降。在非糖尿病 CKD3~4 期患者中 30% 存在 IR,CKD5 期腹膜透析及肾移植患者中比例各为 50%,而在 MHD 患者中比例升高至 69%。

(于　媛)

第四节　其他内分泌功能异常

一、肾素-血管紧张素-醛固酮系统异常

肾素是一种天冬氨酰蛋白酶,主要由肾脏入球小动脉的球旁细胞合成和分泌。肾脏通过肾素-血管紧张素-醛固酮系统参与调节血压和水、钠代谢。各种原因引起肾血流量减少或血浆中 Na^+ 浓度降低均可促进肾素分泌,激活肾素-血管紧张素系统(renin-angiotensin system,RAS),随后通过一系列生物学效应使血压升高。某些肾脏疾病可出现 RAS 活性增强,从而形成肾性高血压;醛固酮分泌增多可出现钠水潴留。血管紧张素 Ⅱ 可通过血流动力

学作用(使血压上升、肾小球毛细血管压明显升高、滤过膜通透性升高导致蛋白尿)促进肾小球硬化及肾间质纤维化发展,还通过非血流动力学作用(包括上调促纤维化因子转化生长因子-β、诱导趋化因子表达而促进巨噬细胞活化、促进细胞外基质沉积、诱导具有肾毒性的氧自由基产生,促进细胞增生以及组织重塑以及干扰 nephrin 表达而加重蛋白尿等)加速病变进展。醛固酮除保钠排钾的功能外,也能通过直接上调转化生长因子-β 的表达发挥促细胞增殖和促纤维化的作用。

二、红细胞生成素生成障碍

肾脏可以产生红细胞生成素,EPO 是由肾脏皮质和外髓部分小管周围的纤维母细胞产生的。肾脏产生 EPO 受肾脏皮质和外髓质局部组织氧含量调节。当机体贫血或缺氧时 EPO 的产生增多。红细胞生成素具有促进骨髓造血细胞和原红细胞的分化、成熟,促进网织红细胞释放入血和加速血红蛋白的合成等作用。肾脏疾病时常伴有贫血,肾性贫血的发生与肾实质的破坏导致红细胞生成素形成减少有关。

三、维生素 D 代谢异常

1,25-二羟维生素 D 是维生素 D 的活化形式,具有促进小肠对钙磷的吸收、促进肾小管对磷的重吸收和骨钙的动员等作用。

肾脏是产生活性维生素 D 的重要场所,也是影响维生素 D 代谢的重要器官,因此肾脏疾病时会出现各种与维生素 D 代谢异常相关的病理生理改变。维生素 D 的活化在肝脏和肾脏。肾皮质细胞线粒体含有 1-α 羟化酶系,可将由肝脏生成的 25-羟维生素 D 羟化成 1,25-二羟维生素 D。当肾功能受损、有效肾单位减少时,肾脏 1α 羟化酶产生减少,导致 1,25-二羟维生素 D 水平降低。1,25-二羟维生素 D 水平的降低则减少了对甲状旁腺激素(PTH)基因转录的抑制以及减少肠道钙的吸收,从而上调 PTH 的合成。此外,由于维生素 D 受体表达的减少使得靶细胞对 1,25-二羟维生素 D 的作用产生抵抗。这种绝对和相对的 1,25-二羟维生素 D 的不足是 CKD 患者发生继发性甲状旁腺功能亢进的重要原因之一。此外,肾病综合征患者由于维生素 D 结合蛋白从尿中丢失,导致血浆中 25-羟维生素 D 水平的降低。有作者观察了正常肾功能的肾病综合征患者,其血浆 25-羟维生素 D 水平显著低于正常,血浆 25-羟维生素 D 水平与尿蛋白量呈负相关。

四、前列腺素合成异常

肾髓质间质细胞可形成前列腺素 E_2、A_2 和 F_2,其中 PGE_2 和 PGA_2 具有扩张血管、降低外周阻力和促进肾小管排水、排钠的作用。因此,慢性肾衰竭时,PGA_2 和 PGE_2 生成不足是引起肾性高血压的因素之一。

五、其他

肾脏还可合成内皮素、一氧化氮和激肽系统的某些成分等血管活性物质,这些物质以旁分泌和自分泌形式作用于局部肾血管。在疾病时,参与肾衰竭发生的病理生理过程和肾性高血压的形成。

(于　嫒)

第十章

慢性肾脏病的消化系统异常

第一节　常见症状及其成因

慢性肾衰竭(CRF)是由各种肾脏疾病引起的慢性、进行性疾病,CRF可累及多个系统,而消化系统最易受累。消化系统症状常为尿毒症的首发症状,如恶心、呕吐、上腹胀、腹泻、便秘等。CRF时消化道症状的原因是多方面的:

一、胃肠动力学变化

CRF患者胃肠动力学变化表现为胃电过速、快速节律紊乱和胃电过缓。其原因可能是潴留的毒性物(如胍类)干扰了交感神经和副交感神经的活动,副交感神经兴奋增强,破坏了内环境的稳定,以及尿素从消化道排出增多,经细菌或消化道中的水解酶作用而产生碳酸胺和氨,刺激胃肠黏膜,造成胃功能紊乱以及广泛的黏膜炎症。另外,CRF时多种胃肠肽激素(例如胃泌素、胆囊收缩素和胰高血糖素)之间发生不成比例的变化,直接刺激肠平滑肌或中枢神经系统。

二、胃肠激素变化

胃肠激素是一类小分子高效能生物活性物质,包括胃泌素、生长抑素、抑胃肽、胰高血糖素等。肾脏是胃肠激素降解和清除的主要场所。CRF患者肾脏排泄、降解功能下降,引起胃肠激素不成比例的改变,导致体内生理平衡的破坏,自我调节功能的削弱,从而导致胃肠运动功能异常和病理改变。

(于　媛)

第二节　胃排空障碍倾向

正常胃肠运动的基本形式是消化间期移行性复合运动(migrating motor complex,MMC);MMC是指在消化间期或空腹状态下发生于胃和小肠的一种收缩运动,该运动具有明显的规律性,对食物残渣的排空具有重要作用。正常人的MMC可分Ⅲ期:Ⅰ期为静止期,Ⅱ期为不规则收缩期,Ⅲ期为短暂而有力的规律性收缩。其中Ⅲ期最为关键,是胃肠运动的主要动力波,起着促进胃排空,防止肠道细菌过度滋生,发出饥饿信号等作用,并与消化液、胃肠激素的分泌高峰同步。研究证明,尿毒症患者明显缺乏MMC Ⅲ期。MMC Ⅲ期的缺乏可以影响

146

胃肠运动功能,可使胃、小肠排空能力减低而出现腹胀。

胃肠运动的调节是一个十分复杂的过程,主要受自主神经及体液因素尤其是胃肠激素的调控。目前比较明确的激素有胆囊收缩素(抑制胃排空),胃泌素(抑制胃排空),胃动素(促进胃排空)。此外,继发于全身性疾病而引起的胃麻痹,胃电节律紊乱以及精神因素,如焦虑、恐惧等都可以影响胃排空。

(于　媛)

第三节　消化道出血倾向

慢性肾衰竭患者存在消化道出血倾向,其原因与下列因素有关:①CRF 患者血尿素氮和肌酐升高,使尿素分泌增加,由细菌分解成氨刺激消化道黏膜引起黏膜充血、水肿糜烂甚至溃疡;②由于肠道肽类激素水平的升高和机体代谢障碍引起胃肠道黏膜屏障机制下降;③前列腺素 E2 能增加胃黏膜血流,并具有胃肠细胞的保护作用,能保持胃黏膜的完整性,肾组织破坏严重时,前列腺素合成减少;④肾脏对胃泌素的灭活、排泄障碍,且肾衰严重时,高血磷低血钙引甲状旁腺功能亢进,以及由此继发的高血钙刺激胃泌素释放,使胃酸过度分泌;⑤终末期肾病患者病情危重、精神紧张、情绪抑郁,加上全身多器官受累,用药多而复杂,极易造成急性胃肠黏膜病变和应激性溃疡;⑥严重肾衰竭时 V、Ⅶ凝血因子缺乏,酚与琥珀呱啶等毒性物质抑制血小板第 3 因子的活性,使血小板黏附性、凝聚性降低而易出血。同时,前列腺素与血栓素 A2 之间不平衡,毛细血管脆性增加也与上消化道出血有关。

(于　媛)

第十一章

慢性肾脏病的瘙痒

慢性肾脏疾病瘙痒(CKD 瘙痒,旧称尿毒症瘙痒)是 CKD 患者尤其是 ESRD 患者中常见和令人烦恼的问题。CKD 伴随瘙痒的治疗结果常常相互矛盾。目前通过多种治疗方法可以缓解患者的症状,但很难根治。因为对瘙痒的病理生理机制并不完全清楚,而且,由于 CKD 相关瘙痒在临床上异质性较大,很难进行系统的研究,相关研究相对较少。

第一节　皮肤瘙痒概述

瘙痒是多种皮肤病共有的一种自觉症状,如仅有皮肤瘙痒而无原发性皮肤损害时则称为瘙痒病。临床上可分为全身性皮肤瘙痒和局限性皮肤瘙痒,后者多局限在肛门和外阴部。全身性皮肤瘙痒常见原因为过敏性疾病、内分泌失调、冬季瘙痒、肝肾疾病、恶性肿瘤、精神性因素以及老年性瘙痒等。

一、过敏性疾病

过敏性疾病导致的瘙痒是由过敏原引起的皮肤病,主要是指人体接触到某些过敏原而引起皮肤发痒,通常伴有红肿、风团、脱皮等皮肤病症。具体的过敏原可以分为接触过敏原、吸入过敏原、食入过敏原和注射入过敏原四类。皮肤病症可表现为过敏性皮炎的表现,一般无特异性,由于接触物、接触方式及个体反应不同,发生皮炎的形态、范围及严重程度也不相同。轻症时局部呈红斑,淡红至鲜红色,稍有水肿,或有针尖大丘疹密集,重症时红斑肿胀明显,在此基础上有多数丘疹、水疱,炎症剧烈时可以发生大疱。

患者存在过敏原接触史,可以出现皮疹、发热等过敏性症状,实验室检查发现血常规中嗜酸性粒细胞增多,抗过敏治疗有效等可协助诊断。

二、老年性瘙痒

老年性皮肤瘙痒症是老年人常见的皮肤疾病。有研究表明,老年性瘙痒多是由于激素水平生理性下降、皮肤老化萎缩、皮脂腺和汗腺分泌功能的减退使皮肤含水量减少、缺乏皮脂滋润、易受周围环境因素刺激诱发等所致。

(一) 老年性瘙痒的表现

老年性皮肤瘙痒症多见于 60 岁以上的老年人,男性的发病率比女性高,晚间瘙痒比白天严重。主要表现为皮肤干燥变薄,表面有糠秕状脱屑,长期搔抓,皮肤上会出现许多抓痕、血痂、色素沉着、苔藓样变,重者可以发生皮肤感染。

（二）老年性瘙痒的病因

情绪波动、温度变化等均可诱发皮肤瘙痒症,如果迁延不愈,可导致患者出现多种心理不适。

（三）老年性瘙痒的发病机制

老年性瘙痒与老年人的生理变化密切相关。皮肤腺体功能退行性萎缩,出现皱纹、皮肤变脆、抵抗力下降;同时患者还可出现年龄相关的内分泌改变、过敏性因素、动脉硬化、糖尿病、贫血、习惯性便秘及肝脏疾病等。

（赵新菊）

第二节　慢性肾脏病瘙痒

一、CKD 瘙痒患病率

在过去的 20 多年,CKD 瘙痒患病率总体呈现下降趋势。早在 20 世纪 70 年代 Young 和他的同事们报道 CKD 瘙痒的患病率达 85%。随后到 80 年代这个数字降到 50%~60%。在血液透析患者中报道的患病率不尽相同,有些研究提示随着更有效的透析治疗可以明显下降。1980—1993 年本病患病率 50%~90%。来自 DOPPS(透析结果和实践模式研究)的大宗研究显示患病率为 42%。

二、CKD 瘙痒的临床特征

瘙痒累及范围变化较大,容易累及上肢、头、腹部,很多患者还会出现全身瘙痒。在患者患病期间瘙痒程度也不同,有的患者每天瘙痒仅持续几分钟时间,而有的患者则持续瘙痒,可以从偶发不适到昼夜完全烦躁不安。

其他症状包括:①症状多于晚上加重,导致睡眠中断。瘙痒越严重则睡眠中断的情况越严重,可能导致患者发生显著的乏力和抑郁。②通常温度越高、压力越大患者瘙痒越重(尤其是过度出汗的时候),进行体力活动、温度较低、使用冷水或热水淋浴时瘙痒可减轻。③有些患者反映,在血液透析治疗时瘙痒可能加重,而有些患者通过血液透析治疗则可减轻瘙痒。

一般体格检查无特殊体征,除非患者此前就合并了某些皮肤病,如神经性皮炎、痒疹、角化性丘疹及毛囊性角质化过度症等,导致反复搔抓形成抓痕。尿毒症性瘙痒的患者大多会合并干燥症,通常无体征,但需要仔细检查患者皮肤有无开裂的情况。与不合并瘙痒的患者相比,实验室检查发现瘙痒患者的 BUN、甲状旁腺水平、血磷、血钙、血镁水平等明显升高。

三、CKD 瘙痒的成因

在过去 20 年里,曾出现过多种不同的关于 CKD 瘙痒的病理生理学假说。其中,最著名假说认为甲状旁腺素是重要的参与因素。因为患有甲状旁腺功能亢进的患者其 CKD 瘙痒似乎是最严重的。而且,甲状旁腺切除术后瘙痒消失。然而,其后的资料未能够证实这个理论。相似的理论是磷酸氢钙结晶学说,血清钙和磷酸盐水平的升高引起 CKD 瘙痒的理论未能得到认同。肥大细胞分泌组胺可能引起 CKD 瘙痒。但是,和上述学说一样,"组胺学说"也因为有争议的结果而未被采纳。目前认为免疫及阿片学说具有一定的理论支持。

(一)免疫学说

该学说认为这是一个系统性炎症的结果而不单单是局部皮肤的病变。研究显示,促炎症性 T 细胞和细胞因子起到直接的作用。与不合并瘙痒的患者相比,瘙痒的血液透析患者的促炎症性的 T 辅助细胞 1、C 反应蛋白、白细胞介素-6 和白细胞介素-2 水平均较高。

(二)阿片学说

阿片类 μ 和 κ 受体表达不平衡导致瘙痒,κ 受体阻滞瘙痒加重;相反则瘙痒减轻。这一发病机制首先在胆汁淤积性瘙痒中被认识。已知几种 μ 受体竞争药物能够诱发瘙痒,特别是在中枢给药后;在动物研究中证明胆汁淤积与阿片能紧张性增加有关;阿片拮抗剂成功治疗胆汁淤积性瘙痒。在血液透析患者中观察到 μ 受体激动剂(β 内啡肽)与 κ 受体激动剂(强啡肽)比例较健康对照组增高,且随着比例升高,瘙痒的严重程度增加,支持本假说。

在 1985 年报道了首例应用静脉注射阿片拮抗剂纳洛酮成功治疗 CKD 瘙痒的案例。另一项安慰剂对照临床试验显示,严重 CKD 瘙痒患者口服 μ 受体阻滞剂纳曲酮进行治疗,所有患者的瘙痒都有所减轻。

如上所述,肥大细胞释放组胺和其他致瘙痒因子、干燥病可能均参与了瘙痒的发生。由于目前尿毒症性瘙痒没有确定的单一的原因,研究发现多种因素可能与瘙痒有关,包括透析不充分、甲状旁腺功能亢进、钙磷乘积升高、干燥症(汗腺萎缩导致的皮肤干燥)、血钙、血镁水平升高等。其他原因如贫血、男性患者、维生素 A 过多症、β_2 微球蛋白水平增高、HLA-B35 血清型,出现充血性心力衰竭、神经疾病及腹水等也有少量证据表明可能与瘙痒有关。瘙痒似乎与患者年龄、种族、透析类型及基础肾脏疾病无关。

四、诊断

尿毒症性瘙痒非常常见,在排除其他导致瘙痒的病因后,透析患者出现瘙痒均应考虑到这个疾病,如果患者的 BUN、甲状旁腺激素水平、血磷、血钙水平等明显升高,疾病发作与透析开始时间一致,瘙痒症状持续等均提示本病诊断。

五、治疗

治疗尿毒症性瘙痒的高质量证据目前比较少,大多基于个案或非对照性研究。根据现有证据推荐的治疗需结合患者疾病的严重程度及对开始治疗的反应,采取逐步升级的策略。

(一)初始治疗

由于透析不充分经常与瘙痒相关,充分透析是重要的治疗方法。增加透析剂量或许能够改善瘙痒。建议无论血液透析还是腹膜透析患者均应达到 Kt/V 靶目标值。如果已经达到靶目标值,患者仍然有严重的瘙痒,依从性好的情况下可以进一步增加透析剂量,达到 1.5~1.7,维持 1~2 个月,但如果患者 Kt/V >1.7,则建议降至 1.7 以下。此外,应选择生物相容性好的透析膜,如果患者使用低通量透析则可以换用高通量透析膜,有研究表明也能改善患者的瘙痒。

对甲状旁腺功能亢进、高磷血症及高镁血症给予最佳治疗。

规律使用润肤剂和(或)外用镇痛药。如果患者患有皮肤干燥症,则首先考虑使用润肤剂。推荐高水分含量的润肤剂一日两次使用。外用镇痛药可以选择普莫卡因洗剂,对于局部瘙痒可以使用辣椒素。

有研究表明色甘酸钠可以缓解患者的瘙痒症状。

由于动物实验表明,外用他克莫司制剂增加皮肤恶性肿瘤的风险,故不推荐使用局部他克莫司药物软膏治疗瘙痒。

(二)抵抗性瘙痒

尽管经过充分透析、良好控制代谢指标、使用润肤剂或外用镇痛剂治疗 4 周,患者瘙痒症状仍然持续则定义为抵抗性瘙痒。这类患者可以使用抗组胺药物,如果经过 1~2 周的试验性治疗仍然无效,可以使用加巴喷丁或普瑞巴林。

1. 口服抗组胺药物 推荐使用第一代抗组胺药物羟嗪(每天 3~4 次,每次 25mg 口服),或苯海拉明(每天 3~4 次,每次 25mg 口服)。如果患者白天服用镇静作用太明显,则可以在白天更换为镇静副作用小一些的药物,如氯雷他定等,而夜里仍然可以使用较强镇静作用的抗组胺药物。

2. 加巴喷丁 如果加用抗组胺药物试验性治疗 1~2 周,患者症状仍然无改善,可以考虑加用加巴喷丁。加巴喷丁初始剂量为每次透析结束后口服 100mg,可以逐渐加量至每日 350mg,不推荐使用更大剂量。在加巴喷丁治疗效果不好的患者,可以更换为普瑞巴林。普瑞巴林推荐起始剂量为每日 25mg,逐渐可增加至每日 75mg,透析患者不推荐使用更大剂量。使用该两种药物时需要密切监测神经系统副作用,例如眩晕、嗜睡等。

3. 舍曲林 普通人群中治疗瘙痒可以使用抗抑郁药物。舍曲林是选择性 5-羟色胺再摄取抑制剂,对尿毒症性瘙痒治疗可能有效。

(三)难治性瘙痒

经过上述治疗大多数患者症状会得到缓解,但如果仍无改善,称为难治性瘙痒,此时可以选择 UVB 治疗。但需要注意 UVB 治疗可能诱发癌变,接受免疫抑制治疗的患者不应采用此种治疗方法。

此外针对阿片系统的药物治疗可能有效,有待进一步研究验证。肾脏移植治疗对于尿毒症性瘙痒治疗效果明确。其他各种治疗方法,包括 ω-6 脂肪酸的 ω-3 脂肪酸、姜黄、锌,活性炭、5-羟色胺受体的选择性抑制剂,口服色甘酸钠、尼麦角林、沙利度胺和酮替芬,外敷剂 γ-亚麻酸、丝胶蛋白霜等治疗效果并不确切,只有当患者对以上治疗方法均不能获得满意疗效时再考虑使用。

（赵新菊）

第十二章

慢性肾脏病的精神神经系统异常

神经精神系统并发症在 CKD 患者中患病率非常高。尿毒症毒素对神经系统产生严重影响,可导致程度不等的多种多样的神经紊乱。患者可以表现为中枢神经系统疾病,例如脑病、认知障碍;也可以表现为外周神经系统疾病,例如肌病或自主神经或外周神经病变等。需要注意的是,少见的 CKD 原发病因同样能够独立影响中枢或周围神经系统,例如淀粉样变、系统性红斑狼疮、肝衰竭、Wilson 病,Fabry 病等。至今,对于 CKD 神经系统合并症的管理并没有指南性意见。大多数神经系统并发症出现在 GFR<20ml/(min·1.73m²)或肾功能更低的情况下。神经系统并发症的患病率只在 CKD5 期和透析患者中有明确报道。然而肾功能下降与神经并发症的严重程度密切相关,提示 CKD 早期可能就已经开始出现神经损害。所以早期发现并进行干预为晚期减少相关并发症提供了可能的治疗机会。CKD 尤其是 ESRD 患者常出现各种精神疾病,抑郁发生率较高。有证据表明合并这些疾病可以影响患者的合并症发生率及死亡率。此外,也会严重影响到患者的生活质量。

第一节 抑 郁

抑郁既可以指一种心境状态,表现为悲伤、绝望、焦虑、空虚、沮丧或无望的感觉;也可以没有感觉,或者表现为流泪;也可以指一系列症状和体征群,包括抑郁心境;还可以指一种精神障碍。临床工作中需要及时识别 MDD 并给予干预治疗,以避免出现恶性事件。

在普通人群中抑郁的发生率 2%~4%,然而慢性疾病中抑郁的发生率明显增高,研究显示慢性透析的 ESRD 患者患病率可以高达 26%。医生通过问诊,使用量表确定患者是否有抑郁相关的症状,并确定抑郁的诊断。目前的研究中主要使用的是患者自评的问卷调查,而不是医生报告的,也没有经过医生的问诊,因此研究具有一定的局限性。所以自评量表可能高估了抑郁的发生率。

一、抑郁与不良预后的相关性研究

与未诊断抑郁的患者相比,MDD 患者的不良事件发生风险明显增加,患者一年内住院率和死亡风险翻倍。此外,在 CVD 和 CHF 患者中,抑郁还是反复发作心脏事件、再住院以及死亡的独立危险因素。对于 CKD 和 ESRD 患者,抑郁与住院率、肾脏疾病进展、开始透析治疗及死亡风险增加独立相关。抑郁与不良预后的相关性可以等同于患者合并糖尿病、周围血管病及 CHF 的风险。同时抑郁还降低生活质量,加重躯体疾病和性功能障碍。因此识别抑郁,并进行有效干预对患者至关重要。

二、临床表现

1. 心境低落　患者感到悲伤、无望、泄气、"心情低落"或"垂头丧气"。大约 50% 的 MDD 患者会出现强烈且持续的烦恼、挫败感、易激惹、愤怒或敌意。

2. 兴趣或愉悦感缺失　对以前感到愉快的活动丧失兴趣或愉悦感(兴趣缺失)也是一个基本症状。患者会对事情、兴趣爱好和活动不太感兴趣或不太能从中获得快乐,可能报告称"他们不再在意"。患者可能不再与朋友来往或对朋友不再感兴趣,并且性欲也会降低。

3. 食欲或体重改变　一些患者不得不强迫自己进食,而有些患者则可能进食较多,并且可能渴望特定的食物(如垃圾食品和碳水化合物)。

4. 睡眠障碍　睡眠问题表现为失眠或嗜睡(具体见第二节)。

5. 疲劳或精力丧失　患者将精力丧失(无力)描述为感到疲倦、筋疲力尽和倦怠。患者可能感到需要在白天休息、出现肢体沉重或感觉很难开始或完成活动。

6. 神经认知功能障碍　可表现为思考、集中注意力或做决定的能力受损。患者还可能出现容易分心或报告存在记忆困难。

7. 精神运动激越或迟滞。

8. 无价值感或过度的内疚感　抑郁患者自我知觉的特征可能是感到能力不足、自卑、失败、无价值和不适当的内疚。无价值感和内疚感通常表现为将中性事件或小挫折错误地认为是个人失败的证据。

9. 自杀意念和行为　抑郁患者会反复出现死亡或自杀的想法,并且可能试图自杀。自杀意念可能是被动的,其想法是自己不值得活下去,或者如果自己死了他人会过得更好。相反,主动自杀意念的特征是具有想要死去或实施自杀的想法,这提示该患者的病情严重。此外,可能存在自杀计划、准备自杀的行为(如挑选实施自杀的时间和地点、购买大量药物或购买枪,或者写遗书)和企图自杀。

根据一项比较 MDD 患者和健康对照者的神经心理学研究的 meta 分析,MDD 的特征为以下方面存在缺陷:注意力、专注度、认知灵活性(概念或定势转移)、执行功能(如计划、问题解决、推理和冲动性)、信息处理(精神运动性)速度、记忆力、言语流畅性(即在限定时间内,通常为 1 分钟,列举出尽可能多的一类词语,如动物或水果)。

三、CKD 患者抑郁的危险因素(表 3-12-1-1)

表 3-12-1-1　CKD 患者抑郁的危险因素

一般性因素	合并疾病	透析相关因素	心理因素
年龄较轻	糖尿病	对推荐饮食依从性差	社交能力受损
女性	低白蛋白血症	透析间期体重增长控制差	与配偶疏远
低收入	脑血管疾病		与其他家庭成员疏远
受教育水平低下	心血管疾病		
失业	其他精神异常		

四、诊断

CKD 或 ESRD 患者中大约 1/5 的患者可能出现抑郁,这导致患者出现不良临床预后、生活质量低下、身体功能受损的风险增加,因此监测患者是否出现抑郁非常重要。建议在 CKD 患者及 ESRD 患者首次就诊时就进行评价,此后每半年或一年重新评估。推荐使用自评量表及高敏感性和较好特异性的评估工具进行评估(表 3-12-1-2)。

表 3-12-1-2　抑郁的诊断性工具

量表	非 CKD 患者界值	CKD 患者界值	ESRD 患者界值
21 项 BDI-Ⅱ	≥10	≥11	≥14~16
16 项 QIDS-SR	≥10	≥10	未验证
20 项 CES-D	≥16	未验证	≥18
9 项 PHQ	≥10	未验证	≥10

注:BDI-Ⅱ:Beck 抑郁量表;QIDS-SR 抑郁症状快速自评量表;CES-D:流调用抑郁自评量表;PHQ:患者健康问卷抑郁自评量表

五、治疗

临床医生需要将自杀风险高的患者识别出来,能够将"自杀的想法"和"想到死亡"区别出来。ESRD 老年患者较多,即使没有抑郁或没有自杀的想法也常常想到死亡。如果识别出有自杀想法的患者,需要仔细询问是否有自杀的意向或实施方案(表 3-12-1-3)。如果患者有自杀的意向或实施方案应转诊至能够提供精神科医生诊治的具有相关资质的医疗机构。

表 3-12-1-3　自杀风险评估问卷

1. 多久会想到自杀?

2. 你是否制定了什么方案?

3. 以前是否试图自杀过?

4. 你打算怎么结束生命?

5. 有什么人或事情能够阻止你自杀吗?

治疗 CKD 或 ESRD 患者的抑郁有药物和非药物疗法。鉴于没有大样本、随机对照的研究,目前对于 CKD 人群并没有高质量的证据支持各种治疗方案。

一般的治疗建议包括:①CKD3~5 期患者如果符合 DSM-Ⅳ《精神疾病的诊断和统计手册》中 MDD 的诊断标准,应该考虑给予积极的治疗,经过抗抑郁药物治疗后 8~12 周后需要重新评价治疗效果。②如果考虑对 CKD3~5 期患者实施药物治疗,推荐使用选择性 5-羟色胺再摄取抑制剂作为一线治疗。③非药物治疗包括:调整透析处方,可以进行每周 6 次的高频透析;锻炼,包括抗阻训练、有氧训练等;认知行为治疗,包括心理医生及社工支持等;治疗患者焦虑、疼痛、睡眠障碍、性功能障碍等;其他还可以采用音乐、艺术的辅助治疗,参加社区活动,从家庭、朋友获得支持给予社会干预等等。

综上，抑郁在肾脏病患者中非常常见，但医生与患者对于疾病的认识、诊断和治疗不足。研究已经表明严重抑郁症与患者不良的临床预后有关，因此，临床医师要能够识别肾病患者是否发生抑郁，对症状严重的患者给予一般性支持治疗，必要时向精神科专科医师转诊并加用药物治疗。

（赵新菊）

第二节 睡眠障碍

80% ESRD 患者存在各种睡眠障碍，包括失眠、白天嗜睡、入睡困难、频繁的觉醒、不安腿综合征（详见第三节）、PLMS、阻塞性睡眠呼吸暂停综合征及中枢性睡眠呼吸暂停综合征、梦魇、梦游及发作性睡病等。观察性研究发现 CKD 自然病程的早期即可发生睡眠障碍。一项研究发现：首次诊断 CKD 的患者平均 GFR58.6ml/（min·1.73m^2），随访四周发现 89.5% 的患者有不同程度的睡眠障碍。三分之一的患者需要服用安眠药。此外，透析治疗对患者具有显著影响，与下午进行血液透析的患者相比，上午进行血液透析的患者报告夜间睡眠减少，睡眠质量最差。患者睡眠质量最高、时间最长的睡眠发生在血液透析后第一个晚上。

一、失眠

采用常规血液透析或持续性不卧床腹膜透析治疗的 ESRD 患者，失眠的患病率为 19%~71%。失眠与 ESRD 患者的死亡风险增加有关。

临床表现：患者主诉难以入睡及维持睡眠，以及有晨间早醒。除了主观的睡眠主诉外，采用常规血液透析治疗的 ESRD 患者还存在睡眠不足和睡眠中断的客观证据。多导睡眠监测的相关研究表明，ESRD 患者总睡眠时间低于正常（每晚 4.4~6.0 小时），睡眠因频繁觉醒（每小时可高达 30 次）而片段化，从而导致睡眠效率低。

二、过度嗜睡

过度嗜睡定义为在白天主要的清醒时段不能保持清醒或警觉，从而导致无意识的陷入嗜睡或睡眠状态。在采用常规血液透析或 CAPD 治疗的 ESRD 患者中，日间嗜睡较常见。

临床表现：日间睡眠过多表现为被动或主动情况下不自主地入睡，前一种情况例如阅读、看电视，后一种情况例如驾驶、谈话过程。

三、睡眠呼吸暂停

睡眠呼吸暂停是一种慢性内科疾病，是指患者在睡眠时停止呼吸。睡眠呼吸暂停有两种类型，这两者均可见于 ESRD 患者。睡眠时上气道的间歇性关闭导致阻塞性睡眠呼吸暂停；呼吸驱动的间歇性缺失导致中枢性睡眠呼吸暂停。

睡眠呼吸暂停可能会加重 CKD 的症状，如日间疲乏、嗜睡和神经认知功能受损，从而可能会损害生活质量。在 CKD4、5 期患者中，对认知功能的类似影响已有报道。阻塞性睡眠呼吸暂停和夜间低氧血症的患病率随着肾功能下降而增加。此外，睡眠呼吸暂停可能会加重 CKD 和 ESRD 的心血管并发症，而心血管疾病是 ESRD 患者死亡的主要原因。

在一般人群中，阻塞性睡眠呼吸暂停的常见体征和症状包括大声打鼾、呼吸暂停发作、晨起头痛及白天嗜睡或注意力不集中。ESRD 患者可能没有睡眠呼吸暂停的典型临床表现，可能需要客观监测来确定诊断。

睡眠障碍与抑郁、疼痛、高血压、心血管事件、生活质量低下及死亡风险增加有关。高血压及使用抗高血压药物与睡眠差独立相关。睡眠评分差的患者比评分高的患者，死亡风险增加 16%。睡眠障碍的患者使用更多的医疗资源。成功的肾移植手术对睡眠改善亦价值有限。

四、常见睡眠障碍的治疗

（一）患者应注意睡眠卫生

睡眠卫生是指有助于改善和维持良好睡眠的行为，包括①睡眠的时间，只要感到休息好就足够（成人通常 7~8 小时），然后就起床。②保持规律的睡眠时间表，尤其是早晨规律的苏醒时间。③尝试不要强制睡眠。④午餐后避免饮用含咖啡因的饮料。⑤避免在接近睡眠时间时饮酒（如下午晚些时候和傍晚）。⑥避免吸烟或其他的尼古丁摄入，特别是在傍晚。⑦根据需要调整卧室环境以减少刺激（如减少外界光线、关闭电视机或收音机）。⑧避免在睡前长期使用发光屏（笔记本电脑、平板电脑、智能手机或电子书）。⑨睡前消除担忧或担心。⑩有规律地锻炼至少 20 分钟，最好的锻炼时间为睡前的 4~5 小时以前。⑪避免日间小睡，特别是超过 20~30 分钟或在日间较晚的时候小睡。

（二）充分治疗 CKD 及其并发症

将 CKD 及 ESRD 患者的血红蛋白控制于靶目标水平、低钠、严格控制血压、治疗疼痛，可以使用非药物治疗及认知行为疗法，以提高患者睡眠质量、降低疲乏感。

在老年患者中可以使用比较亮的灯光。褪黑素治疗风险很低，可以帮助患者重建节律。

（三）失眠的治疗

对于失眠的患者，应接受对可能诱发或加重失眠的任何躯体疾病、精神疾病、物质滥用或睡眠障碍的治疗；对持续失眠严重到需要干预措施的患者，建议将失眠的认知行为治疗（CBT-I）作为初始治疗，而不是药物治疗；对于接受了 CBT-I 治疗，但失眠仍持续严重到需要干预的患者，建议在 CBT-I 的基础上加用药物治疗；对于需要药物治疗的入睡困难型失眠患者，建议使用短效药物；对于需要药物治疗的睡眠维持型失眠患者，建议使用长效药物；或者，可使用已被批准在半夜使用的一种唑吡坦剂型。

应警告患者有日间困倦、驾驶能力受损、头晕、目眩的风险。进行行为治疗联合药物治疗的患者，行为治疗应该持续 6~8 周。对于治疗有效的患者，在继续行为治疗的同时药物可逐渐减量。症状复发的患者，在给予长期治疗前可能需要在睡眠障碍中心进行评估。

（四）睡眠呼吸暂停的治疗

对于睡眠呼吸暂停的患者，目标是缓解患者症状、改善体征，恢复患者睡眠质量、将睡眠呼吸暂停低通气指数和血氧饱和度水平恢复正常。多种行为治疗和气道特异性疗法，包括减轻体重、气道正压治疗、口腔矫正器和外科手术均可用于治疗睡眠呼吸暂停。对于重度睡眠呼吸暂停患者［睡眠呼吸暂停低通气指数（AHI）≥30 次/小时］，推荐使用气道正压作为初始治疗。对于轻至中度睡眠呼吸暂停患者，建议使用气道正压而非口腔矫正器作为初始治疗，对于预计难以依从气道正压治疗的患者，才选择口腔矫正器作为替代。拒绝进行或不适合进行气道正压治疗或口腔矫正器治疗，或经这些治疗后无效的特定患者可选择手术疗法。对于拒绝或无法依从气道正压治疗的部分中至重度睡眠呼吸暂停患者,植入神经刺激器刺激舌下神经可能是一种有效的新型治疗方法,但还需要进一步的数据加以证实。

(赵新菊)

第三节　不安腿综合征

一、定义

不安腿综合征(RLS)是指与令人感到不适的、感觉异常相关的自发性持续腿部运动症状。患者迫切想活动下肢,夜间及静息状态下症状加重,活动可使症状缓解。RLS 患者常合并睡眠障碍,PLMS 也较为常见。

二、流行病学

国外的流行病学资料表明其患病率为总人口的 1%~10%,我国的患病率估计在 1.2%~5%。一项既往调查发现 RLS(每月至少发病 5 晚)的患病率随着年龄增大而升高:18~29 岁是 3%,30~79 岁是 10%,而 80 岁及以上则是 19%,总体患病率为 6%~60%。

有研究表明,贫血可能发挥了重要作用,低剂量的 EPO 治疗可使 RLS 发生率显著下降。此外,另一项研究显示,对于伴有功能性铁缺乏而非绝对铁缺乏的透析患者,补铁治疗有益。还有一项研究发现,RLS 发生与低血清甲状旁腺激素浓度而不是低血红蛋白浓度有关。因此目前 RLS 在透析人群的危险因素并不明确。

三、分类

原发性 RLS 患者中超过 40% 的患者具有与常染色体显性遗传相符的家族史;继发性RLS 患者可见于缺铁性贫血、孕妇或产妇、尿毒症、风湿性疾病、糖尿病、帕金森病、Ⅱ 型遗传性运动感觉神经病、Ⅰ/Ⅱ 型脊髓小脑性共济失调及多发性硬化等。已知与 RLS 有关的其他疾病包括周围神经病变、肌萎缩侧索硬化症、维生素缺乏、腰骶神经根病、椎管狭窄、摄入过量咖啡因、服用米安色林、低血糖、甲状腺功能减退症和肥胖。

四、临床表现

尽管 RLS 的主观症状常很难描述,但其临床特征却高度固定。RLS 的标志性特征是腿部明显不适,且仅发生在静止时,活动后可立即缓解。异常感觉的部位通常位于深部且局限于膝盖以下。通往为双侧分布,但也有可能呈不对称性分布,更严重的病例可有手臂受累。患者用于描述症状的词汇包括:蠕动感、蚁行感、牵拉感、瘙痒、拖拽感或拉伸感,这些感觉都位于深部结构而不是皮肤。患者通常不具有痛性周围神经病中的疼痛和刺痛的感觉异常,也对皮肤接触不敏感。症状在一天中常逐渐加重,并在夜间患者卧床后 15~30 分钟内达到最严重。在严重病例中,症状可能在白天患者坐着时提早出现,因此会干扰患者参加会议、看电影和进行类似活动。在症状较轻的病例中,患者会坐立不安、辗转反侧、踢腿或按摩腿部以缓解症状。症状较严重的患者将被迫起床踱步以缓解症状。PLMS 是突发的腿部抽动。这些抽动是重复的高度刻板化的运动,通常包括蹈趾的伸展伴踝、膝以及有时伴髋部的部分屈曲。每个动作持续 0.5~5 秒,每 20~40 秒重复 1 次。这种动作通常呈丛集性发作,持续数分钟至 1 小时。患者通常是不自觉地进行这些动作。PLMS 的患病率随着年龄增加而增加,并且睡眠实验室评估发现绝大多数 RLS 患者有 PLMS。

五、诊断

主要依靠临床表现,但是辅助检查可以排除一些继发性病因,主要包括血清铁蛋白、转铁蛋白、血清铁结合力、肾功能、血糖等;某些情况下可能需要检查头颅 MRI、脑电图、肌电图、多导睡眠图、腰椎 CT 或 MRI、下肢血管彩超等。

诊断标准:国际不安腿综合征研究组(IRLSSG)提出了以下 4 条特征作为诊断 RLS 的基本标准:①迫切想活动腿部,通常伴有腿部不适和不舒服的感觉,或由此种感觉导致患者迫切想活动腿部。有时,仅有迫切想活动腿部而不伴有不适感;有时除了腿部外,手臂或身体其他部位也会受累。②在休息或静止(如躺着或坐着)时迫切想活动的感觉或不适感产生或加剧。③活动(如走动或伸展)可部分或完全缓解迫切想活动的感觉或不适感,缓解至少可维持至活动结束。④迫切想活动的感觉或不适感在傍晚或夜间比白天严重,或只出现于傍晚或夜间。当症状很严重时,夜间的症状加重可能不明显,但这在症状严重之前必然存在。

诊断 RLS 的支持性标准包括以下几条:①有 RLS 家族史。②多巴胺能药物治疗有效。③采用多导睡眠图或腿部活动记录仪评估觉醒期或睡眠期的周期性肢体运动。

六、治疗

(一)专家小组建议对患者进行分级治疗

1. 间歇发作型不安腿综合征 定义为出现症状时已给患者带来很大痛苦以至于需要治疗,但发作频率尚不足以需要规律的每日服药。治疗选择包括:非药物治疗、左旋多巴、多巴胺受体激动剂、弱效阿片类药物或阿片类受体激动剂、苯二氮䓬类或苯二氮䓬类受体激动剂。

2. 每日发作型不安腿综合征 定义为频率和严重程度都足以使患者需要每日治疗的 RLS。治疗选择包括非药物治疗、多巴胺受体激动剂、加巴喷丁、弱效阿片类药物或阿片类受体激动剂。

3. 难治型不安腿综合征 定义为采用多巴胺受体激动剂治疗效果不佳的每日发作型 RLS。治疗效果不佳是指给予足量的药物治疗但初始疗效不佳,或是尽管已增加剂量疗效仍随着时间推移变得不充分。额外、提前给药仍不能控制症状加重(白天症状早现,或者症状波及手臂或躯干)的 RLS 也是难治型 RLS;出现不能耐受的不良反应的 RLS 也属于难治型 RLS。

对于这类患者应考虑转诊至 RLS 专科医生处进行治疗。推荐以下 4 种不同的药物治疗方法:换用加巴喷丁;换用另一种多巴胺受体激动剂;加用另一种药物,如加巴喷丁、苯二氮䓬类或者阿片类药物等;换用一种强效阿片类药物或曲马多。

(二)非药物治疗

对于间歇发作型和每日发作型 RLS 患者,推荐给予非药物治疗。治疗包括以下几个部分:

1. 补铁疗法 对于所有 RLS 患者,特别是绝经前女性,均建议试验性口服铁剂治疗。

有铁过载综合征的患者例外,这些患者不应给予铁剂治疗。如果患者血清铁蛋白水平低于45~50ng/ml(45~50μg/L),则推荐进行补铁治疗。建议的补铁治疗方案是应用硫酸亚铁(325mg/次,一日2~3次)联合维生素C(每次服用硫酸亚铁时服用100~200mg),后者可促进铁吸收。治疗开始后3~4个月应复查铁蛋白水平,此后每3~6个月复查1次,直至血清铁蛋白水平达到50ng/ml(>50μg/L)以上,铁饱和度达到20%以上。

2. 精神觉醒训练。

3. 避免加重因素　咖啡因、尼古丁和酒精可能加重RLS症状。此外,抗抑郁药、精神抑制药物、阻断多巴胺受体的止吐药如甲氧氯普胺、镇静型抗组胺药(包括一些非处方药)可能促进RLS症状的发生。然而,停用此类药物可能对患者造成伤害,应仔细权衡。

4. 肾衰竭患者行每日短时血液透析　一项前瞻性队列研究(FREEDOM研究)纳入了94例有睡眠障碍和(或)RLS的患者,应用每日短时血液透析治疗后,采用国际不安腿综合征研究组评定量表进行评估,发现其症状获得了持续改善。然而,给予药物治疗RLS的患者百分比并无下降。

5. 锻炼。

6. 腿部按摩。

7. 使用电热垫或热水澡保暖。

（三）药物治疗

1. 多巴胺受体激动剂　属于一类直接激活多巴胺受体的药物,并且半衰期(4~6小时)长于左旋多巴(90分钟)。这类药物治疗每日发作型RLS通常优于左旋多巴。2011年一项荟萃分析纳入了38项评价多巴胺受体激动剂治疗RLS的临床试验,这些多巴胺受体激动剂包括卡麦角林、麦角脲、培高利特、普拉克索、罗匹尼罗、罗替戈汀和舒马尼罗,结果显示除舒马尼罗外其余药物均优于安慰剂。在其中两项临床研究中,采用国际不安腿综合征研究组评定量表进行评估,发现卡麦角林和普拉克索在改善疾病严重程度方面优于左旋多巴。

2. 普拉克索和罗匹尼罗　普拉克索和罗匹尼罗是非麦角类多巴胺受体激动剂,引起副作用的可能性较其他多巴胺受体激动剂小。这些药物被认为可作为大多数每日发作型RLS患者的首选治疗药物。这些药物对于间歇发作型RLS患者也可能有所帮助。普拉克索和罗匹尼罗的不良反应通常轻微、短暂,仅限于恶心、头晕、疲劳,这些不良反应常在10~14日内消退。少见的副作用包括鼻塞、便秘、失眠及下肢水肿;如果停药,这些副作用均是可逆的。

3. 左旋多巴　左旋多巴治疗RLS的有效性在一些小规模随机试验和一项meta分析中得以证实。为达到最佳吸收状态,服用左旋多巴不应同时摄入高蛋白食物。

4. 苯二氮䓬类　苯二氮䓬类有助于治疗轻度的RLS,特别是较年轻的患者。虽然没有对照研究,但地西泮已用于治疗RLS多年。RLS专家小组推荐使用苯二氮䓬类或苯二氮䓬类受体激动剂治疗间歇发作型RLS,尤其是对于合并其他原因导致睡眠质量低的患者。

5. 加巴喷丁　加巴喷丁和加巴喷丁恩那卡比缓释剂型可用于治疗每日发作型RLS。

6. 阿片类药物　非对照研究中已报道多种阿片类药物包括可待因和美沙酮有助于治疗RLS。

（四）总结

建议对所有RLS患者(除铁过载患者)均试验性口服铁剂治疗,特别是绝经前女性;在症状通常的发作时间前约1小时以普拉克索(0.125mg)或罗匹尼罗(0.25mg)开始药物治疗,并根据患者对治疗的反应情况逐步增加剂量。这些药物对大多数患者有效且能被很好地耐受。普拉克索剂量不超过 0.75mg/d,罗匹尼罗剂量不超过 4mg/d。对于不能耐受多巴胺受体激动剂的患者,还可以选择在症状发作前应用左旋多巴/卡比多巴 25/100mg。在一些情况下,可能需要给予左旋多巴控释剂型以帮助患者度过夜晚或者避免白天出现症状反跳。氯硝西泮起始剂量为 0.5mg,睡前应用,可单独或作为辅助治疗。加巴喷丁引起的不良反应相对较少且镇静效果相对较弱,因此也可能是另一种不错的可选药物。阿片类药物应该作为最后的选择,可单用或与其他药物联用。

(赵新菊)

第四节 周围神经系统异常

CKD 患者最常见的神经系统并发症为周围神经病,也称为尿毒症性神经病,透析患者中的患病率为 60%~90%。尿毒症性神经病出现与否及严重程度与肾功能的下降程度密切相关,通常在 GFR<12ml/(min·1.73m²) 时临床症状逐渐显现。

一、临床表现

典型的周围神经病的临床表现为隐匿发生、缓慢发展、对称性、距离依赖性的神经病。由于周围神经病具有距离依赖性的本质,因此更容易累及远端神经。下肢神经受累较上肢受累严重。因此早期症状可能包括肢体远端针刺感觉丧失或振动觉减弱或消失,脚踝深部肌腱反射减弱或消失。当疾病进展后逐渐累及近端及上肢,病变范围呈现"手套""袜套"样分布。更严重的情况是运动神经受累,能够导致肌肉萎缩及肌肉无力,同样也是远端更突出。评价足内肌的力量,例如蹋趾的力量对早期运动神经损伤具有提示意义。尿毒症性神经病通常累及较大的运动、感觉神经纤维,但也可以累及小神经纤维。对于糖尿病患者,小神经纤维受损的症状更为突出,如严重烧灼痛、剧痛,温度觉和痛觉改变等。

二、诊断

尿毒症性神经病的临床诊断必须除外其他引起神经病变的病因,包括糖代谢紊乱、结缔组织病、炎症性脱髓鞘性多神经病等。对于神经病变的诊断,神经传导的检查是金标准。CKD 患者尿毒症性神经病的神经传导检查通常可以发现:感觉神经诱发波幅降低,运动神经诱发波幅也降低但程度较轻,同时运动和感觉神经传导速度相对保留。这与轴突型神经病的表现相一致,是与炎症性脱髓鞘性多神经病的一个鉴别点。

三、治疗

患者出现严重的神经病变或病情持续进展,是开始透析治疗的重要指征。常规透析治疗可以改变神经病的进展但很少改善临床症状。近期研究发现,使用高通量透析或者血液透析滤过或许能够改善预后。肾移植能够真正改善患者临床症状。避免高钾血症,将血钾水平控制在正常范围、控制好血糖等可能能够预防或延缓疾病进展。疼痛性神经病可以通过使用膜稳定的神经病性疼痛治疗,包括三环类抗抑郁药(阿米替林)及抗惊厥药(丙戊酸钠、卡马西平、普瑞巴林及加巴喷丁等)。但上述药物均有副作用,且抗惊厥药需要根据肾功能减量,尤其对于老年人可能出现不能耐受等情况,在心律失常、充血性心衰、直立性低血压及尿潴留的患者中慎用。因此,需要仔细鉴别患者病因,并谨慎给予对症治疗。

（赵新菊）

第五节　自主神经病变

CKD 患者自主神经功能紊乱也非常常见,并可能出现致命性的后果,如心律失常、无症状性心肌缺血及猝死等。在 CKD5 期患者中发生率可高达 60%。

一、临床表现

自主神经病的最常见症状为阳痿,大多数男性 CKD 患者均会出现不同程度的受累。其他表现还包括膀胱功能紊乱和小肠功能紊乱,以及皮肤干燥、汗液分泌异常等。心血管自主神经功能紊乱表现为直立不耐受、活动耐力下降、心悸、心律失常等。

二、诊断

临床可以通过心脏瞳孔反射、出汗、心率变异性、Valsalva 动作及直立后心率改变等评价自主神经的功能情况。

三、治疗

肾移植可以改善自主神经功能,但透析治疗很少真正得到实质性改变。自主神经功能紊乱的患者可能更容易出现透析中低血压,此时可以在透析开始前 15~30 分钟给予患者米多君进行治疗。勃起障碍将在第十三章第一节进行详细阐述。心脏自主神经病的最佳治疗尚无定论,有研究表明,ACEI 能够降低心率变异率。β 受体阻滞剂对于晚期 CKD 心血管具有保护作用,但有糖脂代谢的副作用。α/β 受体阻滞剂卡维地洛等对糖脂代谢呈中性影响,同样能起到心血管保护作用。对于糖尿病肾病 CKD 患者,控制好血糖同样有助于延缓自主神经病和周围神经病的进展。

（赵新菊）

第六节　中枢神经系统异常

一、认知障碍和痴呆

（一）定义

认知受损定义为在 2 项或更多认知功能领域新出现的缺陷。进行临床评估能够发现轻度的认知受损,但通常轻度的认知受损并不影响日常功能。痴呆的特征是患者认知受损同时出现行为异常,影响到独立能力和日常生活。CKD 是认知受损进展及发生痴呆的独立危险因素。认知受损可以影响到 CKD 各个分期的人群,并且患病率及进展率与肾功能水平呈负相关。70% 的 CKD5 期的患者可能出现中到重度的认知受损,主要是记忆力和执行功能受损更严重。

161

（二）诊断

简易精神状态检查表（MMSE）是评价认知受损最广泛使用的方法。如果评分小于24分提示认知受损。这种方法对轻度认知障碍敏感性较低。该评分主要集中于评价记忆力和注意力方面，且受到受试者教育程度和文化背景的影响。因此，如果临床上医生怀疑 MMSE 评分正常的患者有认知障碍，应进一步转诊给神经精神专科医师进行进一步评价。建议对所有患者进行 CT 或 MRI 的检查以除外占位性病变导致的症状，如果是占位性病变可能具有治疗的余地。同时应进行血清学检查以除外其他原因导致的认知障碍，如维生素 B_{12} 缺乏及甲状腺功能减退等。

（三）治疗

首先应识别出 CKD 合并认知障碍和痴呆的患者并做好记录。对痴呆的患者需要立即启动保护干预，包括实施对患者和家庭的教育及非药物性支持计划。没有对 CKD 痴呆的患者药物干预的推荐，因为目前的治疗药物并未在 CKD 人群中进行过验证。

二、脑病、谵妄和抽搐

（一）相关定义

脑病指脑功能或结构出现弥漫性改变，临床上主要表现为意识水平改变。CKD 患者脑病发生除了与肾功能受损，毒素蓄积有关外，其他因素还包括维生素 B_1 缺乏、高血压、水、电解质紊乱、药物毒性作用、透析治疗及移植排斥等。尿毒症性脑病患者多起病隐匿，出现脑功能改变的非特异性的临床症状。早期表现为疲劳、乏力、头痛、头晕、理解力和记忆力减退等，进一步发展出现烦躁不安、肌肉颤动、幻觉等，严重者还会出现定向力障碍、嗜睡、昏迷及抽搐等。迅速识别脑病并诊断非常重要，经过有效治疗脑病可能出现逆转。

（二）诊断

实验室检查包括全血细胞分析、电解质、血糖、BUN、血肌酐、转氨酶及血氨，以除外由于电解质异常或低血糖等原因导致的脑病。如果患者躁动，还可能需要进行腰椎穿刺以除外脑膜炎或脑炎。所有患者均应进行头 CT 或 MRI 的检查，以除外占位性病变、出血或缺血性卒中。所有患者还应进行脑电图（EEG）的检查，检查结果主要为弥漫性慢波，θ 及 δ 波增多。三相尖波是代谢性脑病 EEG 的一个特殊表现。

（三）治疗

脑病的治疗主要是识别并治疗基础疾病；如有可能，停用对中枢神经系统具有潜在毒性的药物；对有酒精中毒、营养不良、癌症、妊娠剧吐或进行血液透析治疗病史的患者使用维生素 B_1；身体约束物应当仅作为最后手段使用（在必须使用的情况下）；必要时可以短期、小剂量使用氟哌啶醇，在酒精戒断、抗胆碱能药中毒、苯二氮䓬类药物戒断的病例中以及在帕金森病患者中，应避免使用该药物。

（赵新菊）

第十三章

慢性肾脏病的性功能异常

性功能异常是 CKD 患者常见的并发症。通常由于患者合并多种躯体疾病、心理疾病及合并症因素而出现相关症状。CKD 男性患者性欲下降,勃起功能障碍、不能达到性高潮。女性 CKD 患者则常见性交困难、停经、性欲下降、及性发育迟缓等。

第一节　男性勃起障碍

约 50% 透析前 CKD 男性患者,80% 透析男性患者可以出现 ED。ED 是指阴茎持续不能达到或者维持勃起以满足性生活。这是影响 ESRD 患者生活质量的重要问题,然而既往患者及医生均对此问题认识不足,有报道表明只有 25% 的患者和医生讨论过相关问题。

一、病因

(一) 压力
CKD 患者常常存在心理和躯体压力,可能会促发性功能障碍。

(二) 下丘脑-垂体-睾丸功能异常
1. 精子发生异常　CKD 晚期患者伴有精子发生受损和睾丸损害,常常导致不育。精液分析通常显示射精量减少、弱精子症或完全性无精子症以及活动精子的百分比较低。睾丸组织学检查显示,精子发生活性的下降程度从成熟精母细胞数量减少到生精单元完全不发育。其他表现包括精曲小管损害、支持细胞萎缩以及间质纤维化和钙化。

引起尿毒症者睾丸损害的因素尚不明确。对于进行持续性血液透析的患者,透析管中的塑化剂(如邻苯二甲酸盐)可能对睾丸损害有一定作用。

2. 睾酮　尿毒症还会损害性腺的类固醇激素合成。患者的血清总睾酮和游离睾酮浓度通常降低,但性激素结合球蛋白的结合能力和浓度正常。透析患者的低血清睾酮水平与死亡率增加有关。

3. 促性腺激素　男性尿毒症患者的血清 LH 浓度升高,原因是睾酮反馈调节降低。患者卵泡刺激素(FSH)分泌也升高,但差异程度更大。FSH 水平升高很可能是睾酮和抑制素(由支持细胞产生)下降所导致的。精曲小管损害最严重以及推测其抑制素水平最低的尿毒症患者,血浆 FSH 浓度可能最高。有研究提示,FSH 水平升高可能预示患者在肾移植后精子发生功能的恢复较差。

4. 催乳素　大多数男性透析患者血浆催乳素浓度升高,因为他们的催乳素生成是正常人的 3 倍。催乳素代谢清除率也有下降,但仅下降 33%。另外,患者还存在催乳素的调控异常。例如,输注多巴胺或口服左旋多巴胺均不能降低基础催乳素水平。另一方面,正常情况下可以增加催乳素分泌的操作,如输注精氨酸、胰岛素诱导的低血糖以及输注促甲状腺激素释放激素,对这类患者无效或仅有轻微反应。

男性尿毒症患者催乳素释放增强的临床意义还不完全清楚。对于肾功能正常的男性,高泌乳素血症往往会导致 LH 降低,并因此使睾酮浓度降低,独立引发性腺功能减退症。然而,肾衰竭男性患者的 LH 水平高于正常男性。男性肾衰竭患者使用溴隐亭治疗时,可将催乳素水平降至接近正常的水平,但并不是都能对改善性欲和性能力有效。溴隐亭的副作用发生率较高,特别是低血压。

二、临床表现

(一)男性乳房发育

大约 30% 的维持性血液透析男性患者会出现乳房发育。这个问题最常发生在开始透析的几个月内,然后随着透析的继续进行往往又消退。这种情况下的男性乳房发育发病机制尚不明确。

(二)勃起功能障碍

这些患者阴茎动脉可能出现弥漫的动脉粥样硬化,收缩结构出现缺氧性改变及勃起组织发生结构性变化。

ED 危险因素总体可以归结为血管性、非血管性及年龄相关。血管性危险因素包括:高血脂症、高血压、糖尿病等。非血管性因素包括前列腺癌手术及中枢神经系统病变等。年龄也是重要的危险因素,可以通过血管性及非血管性因素起作用。不论病因为何,如果男性对现状不满,ED 常常伴随心理问题。

三、诊断

临床需对患者是否合并血管疾病、自主神经病变、自主神经功能紊乱、性腺功能减退症做出评价。患者缺乏第二性征以及睾丸小而柔软提示性腺功能减退。夜间勃起试验有助于区分阳痿是器质性疾病还是心理性疾病。需要对患者进行激素水平检测,(睾酮、雌激素、FSH、LH、TSH、PTH、催乳素水平)及锌水平测定。还需要进行阴茎血流、阴茎血压、触诊阴茎搏动等确定是否存在血管因素。

ED 分级系统,目前使用较多的为国际勃起功能评分表(IIEF),总分 22~25 分提示为正常 EF(表 3-13-1-1)。其他量表还包括亚利桑那性体验量表(ASEX)及 Mell-Krat 量表等。

表 3-13-1-1 国际勃起功能评分表

请根据您过去 6 个月的性生活实际情况回答以下问题,选择适当的编号标记(√)

	0	1	2	3	4	5	得分
1. 对阴茎勃起及维持勃起有多少信心?		很低	低	中等	高	很高	
2. 受到性刺激后有多少次阴茎能够坚挺地插入阴道?	无性活动	几乎没有或完全没有	只有几次	有时或大约一半时候	大多数时候	几乎每次或每次	

续表

	0	1	2	3	4	5	得分
3. 性交时有多少次能在进入阴道后维持阴茎勃起?	没有尝试性交	几乎没有或完全没有	只有几次	有时或大约一半时候	大多数时候	几乎每次或每次	
4. 性交时保持勃起至性交完毕有多大的困难?	没有尝试性交	非常困难	很困难	有困难	有点困难	不困难	
5. 尝试性交时是否感到满足?	没有尝试性交	几乎没有或完全没有	只有几次	有时或大约一半时候	大多数时候	几乎每次或每次	

IIEF-5 评分:

注:一般而言,IIEF-5 评分<8 分为重度勃起功能障碍,8～11 分为中度勃起功能障碍,12～21 分为轻度勃起功能障碍。

四、治疗

在普通人群,使用维持环鸟苷酸介导的平滑肌松弛药物,如西地那非为磷酸二酯酶(PDE)选择性抑制剂,能增强在性刺激下 NO 释放,引起海绵体平滑肌松弛和勃起。类似作用的伐地那非、他达那非能够治疗男性患者的 ED。

尽管西地那非根本性地改变了 ED 患者的治疗,但在某些情况下用药仍然需要非常谨慎:①西地那非须在医生指导下使用。②发生过卒中和心脏病发作、低血压或某些罕见的遗传性眼病和色素性视网膜炎患者禁用。③西地那非禁止与 NO 供体(如任何一种短效或长效硝酸酯类药物)合用,因为已有西地那非与 NO 供体合用引起严重低血压而导致死亡的报告。④有严重心血管病既往史不宜于性活动和严重肝损害患者,禁用西地那非。

下列患者禁用西地那非:6 个月内发生过心肌梗死、休克或危及生命的心律失常的患者;静息状态低血压(血压 90/50mmHg 以下)或高血压(血压 170/110 以上)的患者;心衰或引起不稳定型心绞痛的冠状动脉患者。

(赵新菊)

第二节　女性妊娠问题

女性 CKD 患者由于出现卵泡刺激素(FSH)和黄体生成素(LH)升高,常见性欲下降、停经、月经紊乱、无排卵月经周期等,这些均是 CKD 及 ESRD 女性患者生殖障碍的原因。即使 CKD 女性患者妊娠,也可能出现母体肾脏损害,胎儿出现并发症。

一、女性 CKD 患者生殖障碍

(一)生殖障碍的病因

1. 尿毒症性绝经前女性中的激素紊乱　在尿毒症女性中主要的月经周期异常是不排卵,进而导致不孕。长期进行透析的女性经常也存在性欲下降,且达到性高潮的能力降低。尽管少见,晚期肾衰竭女性中仍可出现妊娠,但胎儿发育异常、死胎和妊娠丢失率显著增加。

2. 催乳素和溢乳 CKD女性血液循环中的催乳素浓度通常升高并可发生溢乳,这是由于催乳素的分泌增加且代谢清除降低导致的。催乳素水平升高可能损害患者的下丘脑-垂体功能,并导致这些患者的性功能障碍并出现溢乳。在这些患者中,使用溴隐亭进行治疗可纠正高催乳素血症,但不能恢复正常月经,因此提示其他机制也参与其中。

3. 下丘脑-垂体-卵巢轴异常。

(二)生殖障碍的评估

评价女性性功能比男性要困难,或许因为CKD女性患者性功能障碍研究较少的原因。可以使用女性性功能量表(FSFI)等进行评估。

(三)生殖障碍的治疗

对于CKD合并生殖功能、性功能障碍的患者,应纠正患者的贫血并发症、给予充分透析、治疗潜在的抑郁非常重要。改变生活方式、戒烟、进行力量训练、有氧运动可以减轻抑郁,改善形体,对性生活具有积极影响。如果是慢性无排卵、缺乏孕激素分泌等可以通过在月经周期末口服孕激素重建月经周期。在这些患者中应常规妇科随访。

二、妊娠相关风险

(一)妊娠期肾脏的生理变化

妊娠期间,母体的两个肾脏的大小都会增加$1 \sim 1.5cm$。由于肾血管及间质的体积增加,肾脏体积可增加多达30%,同时GFR也会增加。这可以引起血肌酐浓度的下降,平均下降幅度为$35\mu mol/L(0.4mg/dl)$,降至妊娠期的正常范围$35 \sim 70\mu mol/L(0.4 \sim 0.8mg/dl)$。因此,妊娠女性血肌酐高于$70\mu mol/L$应警惕肾脏损害。妊娠期BUN水平也因相同的原因而降至$2.9 \sim 3.9mmol/L(8 \sim 10mg/dl)$。妊晚期尿蛋白排泄量会明显增加,CKD合并蛋白尿的女性患者妊娠晚期出现蛋白尿增加程度更大。

同时,妊娠女性的肾盂和肾盏系统可能发生扩张,使得妊娠期肾盂肾炎的风险增加。此外,孕妇出现尿频、夜尿增多、排尿困难、尿急和压力性尿失禁均较为常见。

(二)妊娠对肾脏病的影响

1. 肾脏病患者可能会因妊娠而出现肾功能下降 当孕妇基础GFR正常或仅轻微下降时(血肌酐浓度$<132\mu mol/L$),不足10%的女性可能出现肾功能永久损害;当基础GFR中度下降(血肌酐浓度$132 \sim 255\mu mol/L$)时,肾功能变化异质性较大,多达1/3的患者会出现肾功能的永久性损害;当基础GFR重度下降时,发生肾功能永久性损害的风险高,胎儿不良结局风险也高,不建议这部分患者妊娠。

2. 蛋白尿加重 总体来讲约50%的患者出现蛋白尿进展,且随基础肾功能降低风险增加。

3. 新发生高血压或高血压恶化 大约1/4的患者发生高血压或高血压恶化;患者也可发生重度高血压,这可能导致母体损伤、胎儿早产或胎儿结局不良。

(三)妊娠时机

如果CKD女性患者血压控制良好,24小时尿蛋白定量$<1g/d$,血肌酐$<132\mu mol/L$可以考虑妊娠,但需要加强监测血压、尿常规、肾功能情况。

对于以下患者不建议妊娠:

1. CKD3~5期患者。

2. 高血压难以控制者　建议血压控制正常后再妊娠。

3. 24 小时尿蛋白定量>1g/d 者。

4. 活动性狼疮者　建议疾病达到或接近完全缓解状态至少 6 个月后再妊娠。

5. 血液透析和腹膜透析的患者。

6. 合并其他不适合妊娠的情况。

(四) 妊娠对胎儿的影响

伴有肾功能下降的 CKD 患者妊娠发生剖宫产、早产风险增加,因此小胎龄儿、新生儿住重症监护病房的风险增加;合并高血压者并发子痫前期、子痫风险增加,胎儿出现死胎、胎儿生长受限、早产等风险增加;合并蛋白尿尤其是大量蛋白尿者,母体血白蛋白降低,子宫胎盘血流减少,胎盘灌注不良,胎儿处于长期慢性缺氧状态,出现胎儿生长受限、新生儿窒息甚至死胎风险增加。

综上,CKD 女性可以出现生殖障碍,即使妊娠母体及胎儿也存在较大的风险。因此对有生育需求的 CKD 女性患者需要进行评估,指导患者妊娠,妊娠后需要加强监测,以提高妊娠成功率,减少妊娠并发症,改善母体和胎儿的预后。

(赵新菊)

第十四章

慢性肾脏病的特殊问题

第一节　慢性肾脏病的药物剂量调整

肾脏既是药物代谢及排泄的场所,又是药物发挥作用或产生不良反应的器官。肾脏在药物的代谢和清除中起着重要作用。药物在肾脏的清除包括肾小球滤过、肾小管分泌和肾小管重吸收。

目前临床上应用的药物大多数属于小分子物质,可自由通过肾小球滤过膜,而与血浆蛋白结合的药物则不能通过肾小球滤过。因此药物的滤过量依赖于血药浓度、药物蛋白结合率及肾小球滤过率等因素。药物自血中进入肾小管管腔是载体参与的主动转运过程,有饱和现象。若两种药物是通过同一种主动转运机制自肾小管分泌时,可发生竞争作用,从而影响药物排泄。肾小管分泌机制与肾小球滤过机制不同,不受血浆蛋白结合的影响。肾小管尿液中的药物以解离型和非解离型存在,解离型药物脂溶性低,非解离型脂溶性高,脂溶性高的药物易于被动扩散被肾小管重吸收,而脂溶性低的药物不容易被重吸收。

肾脏病时,由于药物代谢动力学发生改变,药物及其活性代谢产物的药理作用强度及维持时间也受到影响。肾脏病的药物代谢动力学与正常人不同,主要表现在以下几个方面:①药物吸收:肾脏病患者由于氨的含量增多而使胃内 pH 升高,影响药物吸收,从而改变其生物利用度。②药物分布:肾脏疾病可引起蛋白自尿中丢失,导致蛋白结合药物丢失和血浆蛋白水平下降;或尿毒症毒素导致蛋白结构改变而改变药物与蛋白的亲和力;加之尿毒症毒素和酸中毒的影响,从而影响药物的分布和血浆游离药物浓度。③药物的分解代谢:肾脏病患者氧化速度加快,还原、水解过程减慢,乙酰化过程正常或减慢。④药物排泄:随着肾功能减退,药物排泄速度减慢,半衰期延长。所以,慢性肾脏病患者用药,应根据肾功能减退(eGFR)的严重程度来调整给药剂量、单次剂量及给药间隔。否则,按照常规给药,会导致药物蓄积而中毒。肾功能不全及透析患者临床常用药物剂量调整见表 3-14-1-1。

老年人合理用药包括:①避免滥用药物,应根据病情变化及时调整药物,将老年人的用药种类减至最低水平,并避免使用肾毒性药物;②对主要经肝脏代谢的药物应将剂量减少至常规成人剂量的 1/2 或 1/3;③对主要经肾脏排泄的药物根据 eGFR 水平减量或延长给药间歇;④对用药者应定期细致观察,监测其临床表现,肾功能及有关生化指标,必要时监测血药浓度,一旦出现不良反应,立即给予及时处理。

表3-14-1-1 肾功能不全及透析患者临床常用药物剂量调整一览表

药物 英文	中文	调药法	GFR>50 (mL/min)	GFR10~50 (mL/min)	GFR<10 (mL/min)	HD后补充剂量	CAPD	CRRT
acarbose	阿卡波糖	D	50%~100%	避免使用	避免使用	不清	不清	避免使用
acebutolol	醋丁洛尔	D	100%	50%	30%~50%	不用	不清	同GFR10~50
acetazolamide	乙酰唑胺	I	q6h	q12h	避免使用	无资料	无资料	避免使用
acetohexamide	醋磺己脲	I	避免使用	避免使用	避免使用	不清	不用	避免使用
acetohydroxamic acid	乙酰氧肟酸	D	100%	100%	避免使用	不清	不清	不清
acetominophen	对乙酰氨基酚	I	q4h	q6h	q8h	不用	不用	同GFR10~50
acetylsalicylic acid	乙酰水杨酸	I	q4h	q4~6h	避免使用	透后给药	不用	同GFR10~50
acrivastine	阿伐斯汀	D	不清	不清	不清	不清	不清	不清
acyclovir	无环鸟苷	D, I	5mg/kg, q8h	5mg/kg, q12~24h	2.5mg/kg, q24h	透后给药	同GFR<10	每日3.5mg/kg
adenosine	腺苷	D	100%	100%	100%	不用	不用	同GFR10~50
albuterol	沙丁胺醇	D	100%	75%	50%	不清	不清	同GFR10~50
alcuronium	双烯丙毒马钱碱	D	避免使用	避免使用	避免使用	不清	不清	避免使用
alfentanil	阿芬太尼	D	100%	100%	100%	不可应用	不可应用	无资料
alfentanil	阿芬太尼	D	100%	100%	100%	不清	不清	同GFR10~50
allopurinol	别嘌醇	D	75%	50%	25%	1/2剂量	不清	同GFR10~50
alprazolam	甲基三唑安定	D	100%	100%	100%	不用	不清	无资料
altretamine	六甲基蜜胺	D	unkow	不清	不清	无数据	无资料	不清
amantadine	金刚烷胺	I	q24~48h	q48~72h	q7d	不用	不用	同GFR10~50
amikacin	丁胺卡那霉素	D, I	60%~90%, q12h	30%~70%, q12~18h	20%~30%, q24~48h	2/3剂量	每日15~20mg/L	同GFR10~50

续表

药物（英文）	药物（中文）	调药法	GFR>50（ml/min）	GFR10~50（ml/min）	GFR<10（ml/min）	HD后补充剂量	CAPD	CRRT
amiloride	氨氯吡咪	D	100%	50%	避免使用	不可应用	不可应用	不可应用
amiodarone	胺碘酮	D	100%	100%	100%	不用	不用	同 GFR10~50
amitriptyline	阿米替林（抗抑郁）	D	100%	100%	100%	不用	不清	无资料
amlodipine	氨氯地平	D	100%	100%	100%	不用	不用	同 GFR10~50
amoxapine	阿莫沙平	D	100%	100%	100%	不清	不清	无资料
amoxicillin	羟氨苄青霉素	I	q8h	q8~12h	q24h	透后给药	250mg,q12h	不可应用
amphotericin	两性霉素	I	q24h	q24h	q24~36h	不用	同 GFR<10	同 GFR10~50
amphotericin B colloidal	两性霉素 B	I	q24h	q24h	q24~36h	不用	同 GFR<10	同 GFR10~50
amphotericin B lipid	两性霉素 B	I	q24h	q24h	q24~36h	不用	同 GFR<10	同 GFR10~50
ampicilin	氨苄青霉素	I	q6h	q6~12h	q12~24h	透后给药	250mg,q12h	同 GFR10~50
amrinone	氨力农	D	100%	100%	50%~75%	无数据	无资料	同 GFR10~50
anistreplase	阿尼普酶	D	100%	100%	100%	不清	不清	同 GFR10~50
astemizole	阿司咪唑	D	100%	100%	100%	不清	不清	无资料
atenolol	阿替洛尔	D,I	100%,q24h	50%,q48h	30%~50%,q96h	25~50mg	不用	同 GFR10~50
atovaquone	阿托喹酮（抗原虫）	D	100%	100%	100%	不用	不用	同 GFR10~50
atracurium	阿曲库铵	D	100%	100%	100%	不清	不清	同 GFR10~50
auranofin	金诺芬	D	50%	避免使用	避免使用	不用	不用	不用
azathioprine	硫唑嘌呤	D	100%	75%	50%	需要补充	不清	同 GFR10~50
azithromycin	阿奇霉素	D	100%	100%	100%	不用	不用	不用

续表

药物 英文	中文	调药法	GFR>50 (ml/min)	GFR10~50 (ml/min)	GFR<10 (ml/min)	HD后 补充剂量	CAPD	CRRT
azlocilin	阿洛西林	I	q4~6h	q6~8h	q8h	透后给药	同GFR<10	同GFR10~50
aztreonam	氨曲南	D	100%	50%~75%	25%	0.5g	同GFR<10	同GFR10~50
benazepril	贝那普利	D	100%	50%~75%	25%~50%	不用	不用	同GFR10~50
bepridil	苄普地尔	D	不清	不清	不清	不用	不用	无资料
betamethasone	倍他米松	D	100%	100%	100%	不清	不清	同GFR10~50
betaxolol	倍他洛尔	D	100%	100%	50%	不清	不用	同GFR10~50
bezafibrate	苯扎贝特	D	70%	50%	25%	不清	不清	同GFR10~50
bisoprolol	比索洛尔	D	100%	75%	50%	不清	不清	同GFR10~50
bleomycin	博来霉素	D	100%	75%	50%	不用	不清	同GFR10~50
bopindolol	波吲洛尔	D	100%	100%	100%	不用	不用	同GFR10~50
bretylium	溴苄铵	D	100%	25%~50%	25%	不用	不用	同GFR10~50
bromocriptine	溴隐亭	D	100%	100%	100%	不清	不清	不清
brompheniramine	溴苯吡丙胺	D	100%	100%	100%	不清	不清	无资料
budesonide	布地奈德	D	100%	100%	100%	不清	不清	同GFR10~50
bumetanide	丁尿胺	D	100%	100%	100%	不用	不用	不可应用
bupropion	安非他酮(抗抑郁)	D	100%	100%	100%	不清	不清	无资料
buspirone	丁螺环酮	D	100%	100%	100%	不用	不清	无资料
busulfan	白消安	D	100%	100%	100%	不清	不清	同GFR10~50
butorphanol	布托啡诺(镇痛,镇咳)	D	100%	75%	50%	不清	不清	无资料

续表

药物 英文	中文	调药法	GFR>50 (ml/min)	GFR10~50 (ml/min)	GFR<10 (ml/min)	HD后 补充剂量	CAPD	CRRT
capreomycin	卷曲霉素	I	q24h	q24h	q48h	仅血透后给药	不用	同GFR10~50
captopril	卡托普利	D,I	100%,q8~12h	75%,q12~18h	50%,q24h	25%~30%	不用	同GFR10~50
carbamazepine	卡马西平	D	100%	100%	100%	不用	不用	不用
carbidopa	卡比多巴	D	100%	100%	100%	不清	不清	不清
carboplatin	卡铂	D	100%	50%	25%	1月2日	不清	同GFR10~50
carmustine	亚硝脲氮芥	D	不清	不清	不清	不清	不清	不清
carteolol	卡替洛尔	D	100%	50%	25%	不清	不用	同GFR10~50
carvedilol	卡维地洛	D	100%	100%	100%	不用	不用	同GFR10~50
cefazolin	头孢唑啉	D	100%	50%~100%	50%	250mg	250mg,q8~12h	不可应用
cefadroxil	头孢羟氨苄	I	q12h	q12~24h	q24~48h	0.5~1.0	0.5,qd	不可应用
cefamandole	头孢孟多	I	q6h	q6~8h	q12h	0.5~1.0	0.5~1.0,q12h	同GFR10~50
cefazolin	头孢唑啉	I	q8h	q12h	q24~48h	0.5~1.0	0.5,q12h	同GFR10~50
cefepime	头孢吡肟	I	q12h	q16~24h	q24~48h	1	同GFR<10	不推荐
cefixime	头孢克肟	D	100%	75%	50%	300mg	200mg,qd	不推荐
cefmenoxime	头孢甲肟	D,I	1.0g,q8h	0.75g,q12h	0.75g,透后	0.75	0.75,q12h	同GFR10~50
cefmetazole	头孢美唑	I	q16h	q24h	q48h	透后给药	同GFR<10	同GFR10~50
cefonicid	头孢尼西	D,I	0.5g/d	0.1~0.5g/d	0.1g/d	不用	不用	不用
cefoperazone	头孢哌酮	D	100%	100%	100%	1	不用	不用
ceforanide	头孢雷特	I	q12h	q12~24h	q24~48h	0.5~1.0	不用	1.0/d
cefotaxime	头孢胺噻	I	q6h	q8~12h	q24h	1	1.0,qd	1.0,q12h

续表

药物		调药法	GFR>50 (ml/min)	GFR10~50 (ml/min)	GFR<10 (ml/min)	HD后补充剂量	CAPD	CRRT
英文	中文							
cefotetan	头孢替坦	D	100%	50%	25%	1	1.0, qd	750mg, q12h
cefoxitin	头孢西丁	I	q8h	q8~12h	q24~48h	1	1.0, qd	同 GFR10~50
cefpodoxime	头孢泊肟	I	q12h	q16h	q24~48h	200mg	同 GFR<10	不可应用
cefprozil	头孢罗齐	D,I	250mg, q12h	250mg, q12~16h	250mg, q24h	250mg	同 GFR<10	同 GFR10~50
ceftazidime	头孢他啶	I	q8~12h	q24~48h	q48h	1	0.5, qd	同 GFR10~50
ceftibutin	头孢布烯	D	100%	50%	25%	300mg	同 GFR<10	同 GFR10~50
ceftizoxime	头孢唑肟	I	q8~12h	q12~24h	q24h	1	0.5~1.0, qd	同 GFR10~50
ceftriaxone	头孢三嗪	D	100%	100%	100%	透后给药	750mg q12h	同 GFR10~50
cefuroxime axetil	头孢呋辛脂	D	100%	100%	100%	透后给药	同 GFR<10	不可应用
cefuroxime sodium	头孢呋辛钠	I	q8h	q8~12h	q12h	透后给药	同 GFR<10	1.0, q12h
celiprolol	塞利洛尔	D	100%	100%	75%	不清	不用	同 GFR10~50
cephalexin	头孢氨苄	I	q8h	q12h	q12h	透后给药	同 GFR<10	不可应用
cephalothin	头孢噻吩	I	q6h	q6~8h	q12h	透后给药	1.0, q12h	1.0, q8h
cephapirin	头孢匹林	I	q6h	q6~8h	q12h	透后给药	1.0, q12h	1.0, q8h
cephradine	头孢拉定	D	100%	50%	25%	透后给药	同 GFR<10	不可应用
cetirizine	西替利嗪	D	100%	100%	30%	不用	不清	无资料
chloral hydrate	水和氯醛	D	100%	避免使用	避免使用	不用	不清	无资料
chlorambucil	苯丁酸氮芥	D	不清	不清	不清	不用	不清	不清
chloramphenicol	氯霉素	D	100%	100%	100%	不用	不用	无资料
chlorazepate	氯氮卓盐	D	100%	100%	100%	不清	不清	无资料

续表

药物 英文	中文	调药法	GFR>50 (ml/min)	GFR10~50 (ml/min)	GFR<10 (ml/min)	HD后 补充剂量	CAPD	CRRT
chlordiazepoxide	甲氨二氮草,利眠宁	D	100%	100%	50%	不用	不清	同GFR10~50
chloroquine	氯喹	D	100%	100%	50%	不用	不用	无资料
Chlorpheniram~ine	扑尔敏	D	100%	100%	100%	不用	不清	无资料
chlorpromazine	氯丙嗪	D	100%	100%	100%	不用	不用	同GFR10~50
chlorpropamide	氯磺丙脲	D	50%	避免使用	避免使用	不清	不用	避免使用
chlorthalidone	氯噻酮	I	q24h	q24h	避免使用	不可应用	不可应用	不可应用
cholestyramine	消胆胺	D	100%	100%	100%	不用	不用	同GFR10~50
cibenzoline	西苯唑啉	D,I	100%,q12h	100%,q12h	66%,q24h	不用	不用	同GFR10~50
cidofovir	西多福韦	D	50~100%	避免使用	避免使用	无资料	无资料	避免使用
cilastin	亚胺培南	D	100%	50%	避免使用	避免使用	避免使用	避免使用
cilazapril	西拉普理	D,I	75%,q24h	50%,q24~48h	10%~25%,q72h	不用	不用	同GFR10~50
cimetidine	西咪替丁	D	100%	50%	25%	不用	不用	同GFR10~50
cinoxacin	西诺沙星	D	100%	50%	避免使用	避免使用	避免使用	同GFR10~50
ciprofloxacin	环丙沙星	D	100%	50%~75%	50%	250mg,q12h	250mg,q8h	200mg iv,q12h
cisapride	西沙比利	D	100%	100%	50%	不清	不清	50%~100%
cisplatin	顺铂	D	75%	75%	50%	需要补充	不清	同GFR10~50
cladribine	克拉屈宾	D	不清	不清	不清	不清	不清	不清
clarithromycin	克拉霉素	D	100%	75%	50%~75%	透后给药	不用	不用
clavulanic acid	克拉维酸	D	100%	100%	50%~75%	透后给药	同GFR<10	同GFR10~50
clindamycin	克林霉素	D	100%	100%	100%	不用	不用	不用

续表

药物		调药法	GFR>50 (mL/min)	GFR10~50 (mL/min)	GFR<10 (mL/min)	HD后补充剂量	CAPD	CRRT
英文	中文							
clodronate	氯得磷酸	D	不清	不清	避免使用	不清	不清	不清
clofazamine	氯苯吩嗪	D	100%	100%	100%	不用	不用	无资料
clofibrate	氯贝丁酯	I	q6~12h	q1~18h	避免使用	不用	不清	同GFR10~50
clomipramine	氯丙咪嗪	D	不清	不清	不清	不清	不清	无资料
clonazepam	氯硝安定	D	100%	100%	100%	不用	不清	无资料
clonidine	可乐定	D	100%	100%	100%	不用	不用	同GFR10~50
codeine	可待因	D	100%	75%	50%	不清	不清	同GFR10~50
colchicine	秋水仙碱	D	100%	100%	50%	不用	不清	同GFR10~50
colestipol	考来替泊,降胆宁	D	100%	100%	100%	不用	不用	同GFR10~50
cortisone	考的松	D	100%	100%	100%	不用	不清	同GFR10~50
cyclophosphamide	环磷酰胺	D	100%	100%	75%	1/2剂量	不清	同GFR10~50
cycloserine	环丝氨酸(抗结核)	I	q12h	q12~24h	q24h	不用	不用	同GFR10~50
cyclosporine	环孢霉素	D	100%	100%	100%	不用	不用	100%
cytarabine	阿糖胞苷	D	100%	100%	100%	不清	不清	同GFR10~50
dapsone	氨苯砜(抗麻风)	D	100%	无资料	无资料	不用	同GFR<10	无资料
daunorubicin	柔红霉素	D	100%	100%	100%	不清	不清	不清
delavirdine	地拉夫定	D	100%	100%	100%	不用	无资料	同GFR10~50
desferoxamine	去铁胺	D	100%	100%	100%	不清	不清	同GFR10~50
desipramine	去甲丙咪嗪(抗抑郁)	D	100%	100%	100%	不用	不用	无资料
dexamethasone	地塞米松	D	100%	100%	100%	不清	不清	同GFR10~50

续表

药物		调药法	GFR>50 (mL/min)	GFR10~50 (mL/min)	GFR<10 (mL/min)	HD后 补充剂量	CAPD	CRRT
英文	中文							
diazepam	安定	D	100%	100%	100%	不用	不清	100%
diazoxide	二氮嗪	D	100%	100%	100%	不用	不用	同GFR10~50
diclofenac	双氯芬酸	D	100%	100%	100%	不用	不用	同GFR10~50
dicloxacillin	双氯西林	D	100%	100%	100%	不用	不用	不可应用
didanosine	二脱氧肌苷	I	q12h	q24h	q24~48h	透后给药	同GFR<10	同GFR<10
diflunisal	二氟苯水杨酸	D	100%	50%	50%	不用	不用	同GFR10~50
digitoxin	洋地黄毒苷	D	100%	100%	50%~75%	不用	不用	同GFR10~50
digoxin	地高辛	D, I	100%, q12h	25%~75%, q36h	10%~25%, q48h	不用	不用	同GFR10~50
dilevalol	地来洛尔	D	100%	100%	100%	不用	不用	不清
diltiazem	硫氮卓酮	D	100%	100%	100%	不用	不用	同GFR10~50
diphenhydramine	苯海拉明	D	100%	100%	100%	不用	不用	不用
dipyridamole	双嘧达莫	D	100%	100%	100%	不清	不清	无资料
dirithromycin	地红霉素	D	100%	100%	100%	不用	不用	同GFR10~50
disopyramide	双异丙吡胺	I	q8h	q12~24h	q24~40h	不用	不用	同GFR10~50
dobutamine	多巴酚丁胺	D	100%	100%	100%	无资料	无资料	同GFR10~50
doxacurium	多库铵	D	100%	50%	50%	不清	不清	同GFR10~50
doxazosin	多沙唑嗪	D	100%	100%	100%	不用	不用	同GFR10~50
doxepin	多虑平	D	100%	100%	100%	不用	不用	同GFR10~50
doxorubicin	阿霉素	D	100%	100%	100%	不用	不清	同GFR10~50
doxycycline	强力霉素	D	100%	100%	100%	不用	不用	同GFR10~50

续表

药物 英文	中文	调药法	GFR>50 (ml/min)	GFR10~50 (ml/min)	GFR<10 (ml/min)	HD后 补充剂量	CAPD	CRRT
dyphylline	双羟丙茶碱	D	75%	50%	25%	1/3剂量	不清	同GFR10~50
enalapril	依那普利	D	100%	75%~100%	50%	20%~25%	不用	同GFR10~50
epirubicin	表阿霉素	D	100%	100%	100%	不用	不清	同GFR10~50
ebastine	依巴斯汀	D	100%	50%	50%	不清	不清	同GFR10~50
erythromycin	红霉素	D	100%	100%	50%~75%	不用	不用	不用
estazolam	舒乐西洋	D	100%	100%	100%	不清	不清	无资料
ethacrynic acid	利尿酸	I	q8~12h	q8~12h	避免使用	不用	不用	不可应用
ethambutol	乙胺丁醇	I	q24h	q24~36h	q48h	透后给药	同GFR<10	同GFR10~50
ethchlorvynol	乙氯维醇(催眠镇静)	D	100%	避免使用	避免使用	不用	不用	无资料
ethionamide	乙硫异烟肼	D	100%	100%	50%	不用	不用	不用
ethosuximide	乙琥胺(抗癫痫)	D	100%	100%	100%	不用	不清	不清
etodolac	依托度酸(消炎镇痛)	D	100%	100%	100%	不用	不用	同GFR10~50
etomidate	依托咪酯(催眠)	D	100%	100%	100%	不清	不清	同GFR10~50
etoposide	足叶乙苷	D	100%	75%	50%	不用	不清	同GFR10~50
famciclovir	泛昔洛韦	I	100%	q12~48h	50%,q48h	透后给药	无资料	同GFR10~50
famotidine	法莫替丁	D	50%	25%	10%	不用	不用	同GFR10~50
fazadinium	法扎铵	D	100%	100%	100%	不清	不清	同GFR10~50
felodipine	非洛地平	D	100%	100%	100%	不用	不用	同GFR10~50

续表

药物 英文	中文	调药法	GFR>50（ml/min）	GFR10~50（ml/min）	GFR<10（ml/min）	HD后补充剂量	CAPD	CRRT
fenoprofen	非诺洛芬	D	100%	100%	100%	不用	不用	同GFR10~50
fentanyl	芬太尼	D	100%	75%	50%	不可应用	不可应用	无资料
fexofenadine	非索非那定	I	q12h	q12~24h	q24h	不清	不清	同GFR10~50
flecainide	氟卡尼	D	100%	100%	50%~75%	不用	不用	同GFR10~50
fleroxacin	氟罗沙星	D	100%	50~75%	50%	400mg透后	400mg/d	不可应用
fluconazole	氟康唑	D	100%	100%	100%	200mg透后	同GFR<10	同GFR10~50
flucytosine	氟胞嘧啶	I	q12h	q16h	q24h	透后给药	0.5~1.0g/d	同GFR10~50
fludarabine	氟达拉滨（抗肿瘤）	D	100%	75%	50%	不清	不清	同GFR10~50
flumazenil	氟马西尼	D	100%	100%	100%	不用	不清	无资料
flunarizine	氟桂嗪	D	100%	100%	100%	不用	不用	不用
fluorouracil	氟尿嘧啶	D	100%	100%	100%	需要补充	不清	同GFR10~50
fluoxetine	氟西丁（抗抑郁）	D	100%	100%	100%	不清	不清	无资料
flurazepam	氟西泮	D	100%	100%	100%	不用	不清	无资料
flurbiprofen	氟布洛芬	D	100%	100%	100%	不用	不用	GFE10~50
flutamide	氟他胺（抗雄激素）	D	100%	100%	100%	不清	不清	不清
fluvastatin	氟伐他汀	D	100%	100%	100%	不清	不清	同GFR10~50
fluvoxamine	氟伏沙明	D	100%	100%	100%	不用	不清	无资料
foscarnet	膦甲酸（抗病毒）	D	28mg/kg	15mg/kg	6mg/kg	透后给药	同GFR<10	同GFR10~50
fosinopril	福辛普利	D	100%	100%	75%~100%	不用	不用	同GFR10~50
furosemide	呋塞米	D	100%	100%	100%	不用	不用	不可应用

续表

药物（英文）	药物（中文）	调药法	GFR>50（mL/min）	GFR10~50（mL/min）	GFR<10（mL/min）	HD后补充剂量	CAPD	CRRT
gabapentin	加巴喷丁（抗焦虑）	D, I	400mg, tid	300mg, q1~24h	300mg, qd	300mg 负荷量, then200~300		同GFR10~50
gallamine	加拉明	D	75%	避免使用	避免使用	不可应用	不可应用	同GFR10~50
ganciclovir	更昔洛韦	I	q12h	q24~48h	q48~96h	透后给药	同GFR<10	2.5mg/（L.d）
gemfibrozil	吉非贝齐	D	100%	100%	100%	不用	不清	同GFR10~50
gentamicin	庆大霉素	D, I	60~90%, q8~12h	30~70%, q12h	20%~30%, q24~48h	2/3 正常剂量	3~4mg/（L.d）	同GFR10~50
glibornuride	格列波脲	D	不清	不清	不清	不清	不清	避免使用
gliclazide	格列奇特,达美康	D	不清	不清	不清	不清	不清	避免使用
glipizide	格列吡嗪	D	100%	100%	100%	不清	不清	避免使用
glyburide	格列本脲,优降糖	D	不清	避免使用	避免使用	不用	不用	避免使用
gold sodium thiomalate	硫代苹果酸金钠	D	50%	避免使用	避免使用	不用	不用	避免使用
griseofulvin	灰黄霉素	D	100%	100%	100%	不用	不用	不用
guanabenz	胍那苄	D	100%	100%	100%	不清	不清	同GFR10~50
guanadrel	胍那决尔（降压）	I	q12h	q12~24h	q24~? h	不清	不清	同GFR10~50
guanethidine	胍乙啶	I	q24h	q24h	q24~36h	不清	不清	避免使用
guanfacine	胍法辛	D	100%	100%	100%	不用	不用	同GFR10~50
haloperidol	氟哌啶醇	D	100%	100%	100%	不用	不用	同GFR10~50
heparin	肝素	D	100%	100%	100%	不用	不用	同GFR10~50
hexobarbital	依维本（催眠）	D	100%	100%	100%	不清	不清	无资料

续表

药物 英文	中文	调药法	GFR>50 (ml/min)	GFR10~50 (ml/min)	GFR<10 (ml/min)	HD后 补充剂量	CAPD	CRRT
hydralazine	硫酸肼苯哒嗪	I	q8h	q8h	q8~16h	不用	不用	同GFR10~50
hydrocortisone	氢化可的松	D	100%	100%	100%	不清	不清	同GFR10~50
hydroxyurea	羟基脲	D	100%	50%	20%	不清	不清	同GFR10~50
hydroxyzine	羟嗪	D	100%	不清	不清	100%	100%	100%
ibuprofen	布洛芬	D	100%	100%	100%	不用	不用	同GFR10~50
idarubicin	伊达比星		不清	不清	不清	不清	不清	不清
ifosfamide	异环磷酰胺	D	100%	100%	75%	不清	不清	同GFR10~50
iloprost	伊洛前列素	D	100%	100%	50%	不清	不清	同GFR10~50
imipenem	亚胺培南	D	100%	50%	25%	透后给药	同GFR<10	同GFR10~50
imipramine	丙咪嗪	D	100%	100%	100%	不用	不用	无资料
indapamide	吲达帕胺,寿比山	D	100%	100%	避免使用	不用	不用	不可应用
indinavir	茚地那韦	D	100%	100%	100%	不用	同GFR<10	无资料
indobufen	吲哚布芬	D	100%	50%	25%	不清	不清	无资料
indomethacin	吲哚美辛,消炎痛	D	100%	100%	100%	不用	不用	同GFR10~50
insulin	胰岛素	D	100%	75%	50%	不用	不用	同GFR10~50
ipratropium	异丙托铵(支扩)	D	100%	100%	100%	不用	不用	同GFR10~50
isoniazid	异烟肼	D	100%	100%	50%	透后给药	同GFR<10	同GFR<10
isosorbide	异山梨醇	D	100%	100%	100%	10~20mg	不用	同GFR10~50
isradipine	依拉地平	D	100%	100%	100%	不用	不用	同GFR10~50
itraconazole	伊曲康唑	D	100%	100%	50%	100mg,q12~24h	100mg,q12~24h	100mg,q12~24h

续表

药物		调药法	GFR>50 (ml/min)	GFR10~50 (ml/min)	GFR<10 (ml/min)	HD后 补充剂量	CAPD	CRRT
英文	中文							
kanamycin	卡那霉素	D,I	60%~90%, q8~12h	30%~70%, q12h	20~30%, q24~48h	2/3 正常剂量	15~20mg/(L.d)	同GFR10~50
ketamine	氯胺酮，酮基布洛芬	D	100%	100%	100%	不清	不清	同GFR10~50
ketanserin	酮色林	D	100%	100%	100%	不用	不用	同GFR10~50
ketoconazole	酮康唑	D	100%	100%	100%	不用	不用	不用
ketoprofen	酮洛芬	D	100%	100%	100%	不用	不用	同GFR10~50
ketorolac	酮咯酸	D	100%	50%	50%	不用	不用	同GFR10~50
labetalol	拉贝洛尔	D	100%	100%	100%	不用	不用	同GFR10~50
lamivudine	拉米夫定	D,I	100%	50~150mg, qd	25mg, qd	透后给药	同GFR<10	同GFR10~50
lamotrigine	拉莫三嗪	D	100%	100%	100%	不清	不清	同GFR10~50
lansoprazole	兰索拉唑	D	100%	100%	100%	不清	不清	不清
levodopa	左旋多巴	D	100%	100%	100%	不清	不清	同GFR10~50
levofloxacin	左氧氟沙星	D	100%	50%	25~50%	同GFR<10	同GFR<10	同GFR10~50
lidocaine	利多卡因	D	100%	100%	100%	不用	不用	同GFR10~50
lincomycin	林可霉素	I	q6h	q6~12h	q12~24h	不用	不用	不可应用
lisinopril	赖诺普利	D	100%	50%~75%	25%~50%	20%	不用	同GFR10~50
lispro insulin	赖脯胰岛素	D	100%	75%	50%	不用	不用	不用
lithium carbonate	碳酸锂	D	100%	50%~75%	25%~50%	透后给药	不用	同GFR10~50
lomefloxacin	洛美沙星	D	100%	50%~75%	50%	同GFR<10	同GFR<10	不可应用
loracarbef	洛拉卡比	I	q12h	q24h	q3~5d	透后给药	同GFR<10	同GFR10~50

续表

药物（英文）	药物（中文）	调药法	GFR>50（mL/min）	GFR10~50（mL/min）	GFR<10（mL/min）	HD后补充剂量	CAPD	CRRT
lorazepam	氯羟去甲安定	D	100%	100%	100%	不用	不清	同GFR10~50
losartan	洛沙坦	D	100%	100%	100%	不清	不清	同GFR10~50
lovastatin	洛伐他丁	D	100%	100%	100%	不清	不清	同GFR10~50
LMWH	低分子肝素	D	100%	100%	50%	不清	不清	同GFR10~50
maprotilin	麦普替林	D	100%	100%	100%	不清	不清	无资料
meclofenamic acid	甲氯芬那酸	D	100%	100%	100%	不用	不用	同GFR10~50
mefenamic acid	甲芬那酸（消炎镇痛）	D	100%	100%	100%	不用	不用	同GFR10~50
mefloquine	甲氟唑	D	100%	100%	100%	不用	不用	同GFR10~50
melphalan	马法兰	D	100%	75%	50%	不清	不清	同GFR10~50
meperidine	哌替啶	D	100%	75%	50%	避免使用	不用	避免使用
meprobamate	眠尔通	I	q6h	q9~12h	q12~18h	不用	不清	无资料
meropenem	美罗培南	D, I	500mg, q6h	250~500mg, q12h	250~500mg, q24h	透后给药	同GFR<10	同GFR10~50
metaproterenol	间羟喘息定	D	100%	100%	100%	不清	不清	同GFR10~50
metformin	二甲双胍	D	50%	25%	避免使用	不清	不清	避免使用
methadone	美沙酮	D	100%	100%	50%~75%	不用	不用	无资料
methenamine mandelate	乌洛托品扁桃酸盐	D	100%	避免使用	避免使用	不可应用	不可应用	不可应用
methicillin	甲氧西林	I	q4~6h	q6~8h	q8~12h	不用	不用	同GFR10~50
methimazole	他巴唑	D	100%	100%	100%	不清	不清	同GFR10~50

续表

药物		调药法	GFR>50 (ml/min)	GFR10~50 (ml/min)	GFR<10 (ml/min)	HD后 补充剂量	CAPD	CRRT
英文	中文							
methotrexate	甲氨蝶呤	D	100%	50%	避免使用	需要补充	不用	同 GFR10~50
methyldopa	甲基多巴	I	q8h	q8~12h	q12~24h	250mg	不用	同 GFR10~50
Methylpredni~solone	甲泼尼龙	D	100%	100%	100%	需要补充	不清	同 GFR10~50
metoclopramide	甲氧氯普胺	D	100%	75%	50%	不用	不清	50~75%
metocurine	甲筒箭毒	D	75%	50%	50%	不清	不清	同 GFR10~50
metolazone	美托拉宗	D	100%	100%	100%	不用	不用	不可应用
metoprolol	美托洛尔	D	100%	100%	100%	50mg	不用	同 GFR10~50
metronidazole	甲硝唑	D	100%	100%	50%	透后给药	同 GFR<10	同 GFR10~50
mexiletine	美西律	D	100%	100%	50%~75%	不用	不用	不用
mezlocillin	美洛西林	I	q4~6h	q6~8h	q8h	不用	不用	同 GFR10~50
miconazole	咪康唑	D	100%	100%	100%	不用	不用	不用
midazolam	咪唑西泮	D	100%	100%	50%	不可应用	不可应用	无资料
midodrine	米多君(升压)	D	5~10mg,q8h	5~10mg,q8h	不清	5mg,q8h	无资料	同 GFR10~50
miglitol	米格列醇(降糖)	D	50%	避免使用	避免使用	不清	不清	避免使用
milrione	米力农	D	100%	100%	50%~75%	无资料	无资料	同 GFR10~50
minocycline	美满霉素	D	100%	100%	100%	不用	不用	同 GFR10~50
minoxidil	米诺地尔,长压定	D	100%	100%	100%	不用	不用	同 GFR10~50
mitomycin C	丝裂霉素 C	D	100%	100%	75%	不清	不清	不清
mitoxantrone	米托蒽醌	D	100%	100%	100%	不清	不清	同 GFR10~50
mivacurium	米库铵	D	100%	50%	50%	不清	不清	不清

续表

药物		调药法	GFR>50 (ml/min)	GFR10~50 (ml/min)	GFR<10 (ml/min)	HD后 补充剂量	CAPD	CRRT
英文	中文							
moricizine	莫雷西嗪	D	100%	100%	100%	不用	不用	同GFR10~50
morphine	吗啡	D	100%	75%	50%	不用	不清	同GFR10~50
moxalactam	拉氧头孢	I	q8~12h	q12~24h	q24~48h	透后给药	同GFR<10	同GFR10~50
nabumetone	萘丁美酮	D	100%	100%	100%	不用	不用	同GFR10~50
N~acetylcys~teine	N~乙酰半胱氨酸	D	100%	100%	75%	不清	不清	100%
nadolol	纳多洛尔	D	100%	50%	25%	40mg	不用	同GFR10~50
nafcillin	萘夫西林	D	100%	100%	100%	不用	不用	同GFR10~50
nalidixic acid	萘啶酸	D	100%	避免使用	避免使用	避免使用	避免使用	不可应用
naloxone	纳洛酮	D	100%	100%	100%	不可应用	不可应用	同GFR10~50
naproxen	萘普生	D	100%	100%	100%	不用	不用	同GFR10~50
nefazodone	奈法唑酮(抗抑郁)	D	100%	100%	100%	不清	不清	无资料
nelfinavir	那非那韦	D	无资料	无资料	无资料	无资料	无资料	无资料
neostigmine	新斯的明	D	100%	50%	25%	不清	不清	同GFR10~50
nethimicin	奈替米星	D,I	50%~90%, q8~12h	20%~60%, q12h	10%~20%, q24~48h	2/3 正常剂量	3~4mg/(L.d)	同GFR10~50
nevirapine	奈韦拉平	D	100%	100%	100%	不用	同GFR<10	同GFR10~50
nicardipine	尼卡地平	D	100%	100%	100%	不用	不用	同GFR10~50
nicotinic acid	烟酸	D	100%	50%	25%	不清	不清	同GFR10~50
nifedipine	硝苯地平	D	100%	100%	100%	不用	不用	同GFR10~50
nimodipine	尼莫地平	D	100%	100%	100%	不用	不用	同GFR10~50

续表

药物 英文	中文	调药法	GFR>50 (mL/min)	GFR10~50 (mL/min)	GFR<10 (mL/min)	HD后补充剂量	CAPD	CRRT
nisoldipine	尼索地平	D	100%	100%	100%	不用	不用	同GFR10~50
nitrazepam	硝基西泮	D	100%	100%	100%	不清	不清	无资料
nitrofurantoin	硝基呋喃	D	100%	避免使用	避免使用	不可应用	不可应用	不可应用
nitroglycerine	硝酸甘油	D	100%	100%	100%	无资料	无资料	同GFR10~50
nitroprusside	硝普钠	D	100%	100%	100%	不用	不用	同GFR10~50
nitrosoureas	亚硝基脲	D	100%	75%	25%~50%	不用	不清	不清
nizatidine	尼扎替丁	D	75%	50%	25%	不清	不清	同GFR10~50
norfloxacin	诺氟沙星	I	q12h	q12~24h	避免使用	不可应用	不可应用	不可应用
nortriptyline	去甲替林(抗抑郁)	D	100%	100%	100%	不用	不用	无资料
ofloxacin	氧氟沙星	D	100%	50%	25%~50%	100mg bid	同GFR<10	300mg/d
omeprazole	奥美拉唑	D	100%	100%	100%	不清	不清	不清
ondansetron	昂丹司琼(止吐)	D	100%	100%	100%	不清	不清	同GFR10~50
orphenadrine	邻甲苯海拉明	D	100%	100%	100%	不清	不清	无资料
ouabain	毒毛花苷G	I	q12~24h	q24~36h	q36~48h	不用	不用	同GFR10~50
oxaproxin	奥沙普秦	D	100%	100%	100%	不用	不用	同GFR10~50
oxatomide	奥沙米特(抗组胺)	D	100%	100%	100%	不用	不用	无资料
oxazepam	奥沙西泮	D	100%	100%	100%	不用	不用	同GFR10~50
oxcarbazepine	奥卡西平	D	100%	100%	100%	不清	不清	不清
paclitaxel	紫杉醇	D	100%	100%	100%	不清	不清	同GFR10~50
pancuronium	帕乌龙	D	100%	50%	避免使用	不清	不清	同GFR10~50

续表

药物		调药法	GFR>50 (ml/min)	GFR10~50 (ml/min)	GFR<10 (ml/min)	HD后补充剂量	CAPD	CRRT
英文	中文							
paroxetine	帕罗西丁	D	100%	50%~75%	50%	不清	不清	无资料
PAS	对氨基水杨酸	D	100%	50%~75%	50%	透后给药	同GFR<10	同GFR<10
penbutolol	喷布洛尔	D	100%	100%	100%	不用	不用	同GFR10~50
penicillamine	青霉胺	D	100%	避免使用	避免使用	1/3剂量	不清	同GFR10~50
penicillin G	青霉素G	D	100%	75%	20%~50%	透后给药	同GFR<10	同GFR10~50
penicillin VK	青霉素VK	D	100%	100%	100%	透后给药	同GFR<10	不可应用
pentamidine	戊双脒	I	q24h	q24~36h	q48h	不用	不用	不用
pentazocine	镇痛新	D	100%	75%	50%	不用	不清	同GFR10~50
pentobarbital	戊巴比妥	D	100%	100%	100%	不用	不清	同GFR10~50
pentopril	喷托普利	D	100%	50~75	50%	不清	不清	同GFR10~50
pentoxifylline	己酮可可碱	D	100%	100%	100%	不清	不清	100%
perfloxacin	甲氟哌酸	D	100%	100%	100%	不用	不用	同GFR10~50
perindopril	培哚普利	D	100%	75%	50%	25%~50%	不清	同GFR10~50
phenelzine	苯乙肼(抗抑郁)	D	100%	100%	100%	不清	不清	无资料
phenobarbital	苯巴比妥	I	q8~12h	q8~12h	q12~16h	透后给药	1/2正常剂量	同GFR10~50
phenylbutazone	保泰松	D	100%	100%	100%	不用	不用	同GFR10~50
phenytoin	苯妥英	D	100%	100%	100%	不用	不用	不用
pindolol	吲哚洛尔	D	100%	100%	100%	不用	不用	同GFR10~50
pipecuronium	哌库铵	D	100%	50%	25%	不清	不清	同GFR10~50
piperacillin	哌拉西林	I	q4~6h	q6~8h	q8h	透后给药	同GFR<10	同GFR10~50

续表

药物		调药法	GFR>50 (mL/min)	GFR10~50 (mL/min)	GFR<10 (mL/min)	HD后补充剂量	CAPD	CRRT
英文	中文							
piretanide	吡咯他尼（利尿）	D	100%	100%	100%	不用	不用	不可应用
piroxicam	吡罗昔康	D	100%	100%	100%	不用	不用	同GFR10~50
plicamycin	光辉霉素	D	100%	75%	50%	不清	不清	不清
pravastatin	普伐他汀	D	100%	100%	100%	不清	不清	同GFR10~50
prazepam	普拉西泮	D	100%	100%	100%	不清	不清	无资料
prazosin	哌唑嗪	D	100%	100%	100%	不用	不用	同GFR10~50
prednisolone	氢化泼尼松	D	100%	100%	100%	需要补充	不清	同GFR10~50
prednisone	泼尼松	D	100%	100%	100%	不用	不清	同GFR10~50
primaquine	伯喹	D	100%	100%	100%	不用	不清	同GFR10~50
primidone	扑米酮，麦苏林	I	q8h	q8~12h	q12~24h	1/3剂量	不清	不清
probenecid	丙磺舒	D	100%	避免使用	避免使用	避免使用	不清	避免使用
probutol	普罗布考（降脂）	D	100%	100%	100%	不清	不清	同GFR10~50
procainamide	普鲁卡因酰胺	I	q4h	q6~12h	q8~24h	200mg	不用	同GFR10~50
promethazine	异丙嗪	D	100%	100%	100%	不清	同GFR10~50	同GFR10~50
promethazine	异丙嗪	D	100%	100%	100%	不用	不用	100%
propafenone	普罗帕酮	D	100%	100%	100%	不用	不用	同GFR10~50
propofol	普鲁泊福	D	100%	100%	100%	不清	不清	同GFR10~50
propoxyphene	右旋丙氧芬	D	100%	100%	避免使用	不用	不用	无资料
propranolol	普萘洛尔，心得安	D	100%	100%	100%	不用	不用	同GFR10~50
propylthiouracil	丙基硫氧嘧啶	D	100%	100%	100%	不清	不清	同GFR10~50

续表

药物 英文	药物 中文	调药法	GFR>50 (ml/min)	GFR10~50 (ml/min)	GFR<10 (ml/min)	HD后补充剂量	CAPD	CRRT
protriptyline	普罗替林(抗抑郁)	D	100%	100%	100%	不用	不用	无资料
pyrazinamide	吡嗪酰胺	D	100%	避免使用	避免使用	避免使用	避免使用	避免使用
pyridostigmine	吡啶斯的明	D	50%	35%	20%	不清	不清	同GFR10~50
pyrimethamine	乙胺嘧啶	D	100%	100%	100%	不用	不用	不用
quazepam	夸西泮	D	不清	不清	不清	不清	不清	无资料
quinapril	喹那普利	D	100%	75~100%	75%	25%	不用	同GFR10~50
quinidine	喹尼丁	D	100%	100%	75%	100~200mg	不用	同GFR10~50
quinine	喹宁	I	q8h	q8~12h, 50%~75%	q24h	透后给药	同GFR<10	同GFR10~50
ramipril	雷米普利	D	100%	50%~75%	25%~50%	20%	不用	同GFR10~50
ranitidine	雷米替丁	D	75%	50%	25%	1/2剂量	不用	同GFR10~50
reserpine	利血平	D	100%	100%	避免使用	不用	不用	同GFR10~50
ribavirin	利巴韦林	D	100%	100%	50%	透后给药	同GFR<10	同GFR<10
rifabutin	利福布汀	D	100%	100%	100%	不用	不用	同GFR10~50
rifampin	利福平	D	100%	50%~100%	50%~100%	不用	同GFR<10	同GFR<10
ritonavir	利托那韦	D	100%	100%	100%	不用	同GFR<10	同GFR10~50
saquinavir	沙奎那韦	D	100%	100%	100%	不用	同GFR<10	同GFR10~50
secobarbital	司可巴比妥	D	100%	100%	100%	不用	不用	无资料
sertraline	舍曲林	D	100%	100%	100%	不清	不清	无资料
simvastatin	辛伐他汀	D	100%	100%	100%	不清	不清	同GFR10~50

药物 英文	中文	调药法	GFR>50 (ml/min)	GFR10~50 (ml/min)	GFR<10 (ml/min)	HD后补充剂量	CAPD	CRRT
sodium valproate	丙戊酸钠	D	100%	100%	100%	不用	不用	不用
sotalo	索他洛尔	D	100%	30%	15%~30%	80mg	不用	同GFR10~50
sparfloxacin	苏帕沙星	D,I	100%	50%~75%	50% q48h	同GFR<10	无资料	同GFR10~50
spectinomycin	壮观霉素	D	100%	100%	100%	不用	不用	不用
spironolactone	螺内酯	I	q6~12h	q12~24h	避免使用	不可应用	不可应用	避免使用
stavudine	司他夫定	D,I	100%	50%,q12~24h	50%,q24h	透后给药	无资料	同GFR10~50
streptokinase	链激酶	D	100%	100%	100%	不可应用	不可应用	同GFR10~50
streptomycin	链霉素	I	q24h	q24~72h	q72~96h	1/2 正常剂量	20~40mg/(L.d)	同GFR10~50
streptozotocin	链脲霉素	D	100%	75%	50%	不清	不清	不清
succinylcholine	琥珀酰胆碱	D	100%	100%	100%	不清	不清	同GFR10~50
sufentanil	舒芬太尼	D	100%	100%	100%	不清	不清	同GFR10~50
sulbactam	舒巴坦	I	q6~8h	q12~24h	q24~48h	透后给药	0.75~1.5g/d	750mg q12h
Sulfamethoxa~zole	磺胺甲基异恶唑	I	q12h	q18h	q24h	1g 透后	1g/d	同GFR10~50
sulfinpyrazone	苯磺保泰松	D	100%	100%	避免使用	不用	不用	同GFR10~50
sulfisoxazole	磺胺异恶唑	I	q6h	q8~12h	q12~24h	2g 透后	3g/d	不可应用
sulindac	舒林酸	D	100%	100%	100%	不用	不用	同GFR10~50
sulotroban	磺曲苯	D	50%	30%	100%	不清	不清	不清
tamoxifen	他莫昔芬	D	100%	100%	100%	不清	不清	同GFR10~50

续表

药物 英文	中文	调药法	GFR>50 (ml/min)	GFR10~50 (ml/min)	GFR<10 (ml/min)	HD后补充剂量	CAPD	CRRT
tazobactam	他唑巴坦	D	100%	75%	50%	1/3剂量	同GFR<10	同GFR10~50
teicoplanin	替考拉宁	I	q24h	q48h	q72h	同GFR<10	同GFR<10	同GFR10~50
temazepam	替马西泮	D	100%	100%	100%	不用	不用	无资料
teniposide	替尼泊甙	D	100%	100%	100%	不用	不用	同GFR10~50
terazosin	特拉唑嗪	D	100%	100%	100%	不清	不清	同GFR10~50
terbutaline	特布他林	D	100%	50%	避免使用	不清	不清	同GFR10~50
terfenadine	特非那定	D	100%	100%	100%	不用	不用	无资料
tetracycline	四环素	I	q8~12h	q12~24h	q24h	不用	不用	同GFR10~50
theophylline	茶碱	D	100%	100%	100%	1/2剂量	不清	同GFR10~50
thiazides	噻嗪类	D	100%	100%	避免使用	不可应用	不可应用	不可应用
thiopental	硫喷妥钠	D	100%	100%	75%	不可应用	不可应用	无资料
ticarcillin	替卡西林	D,I	1~2g,q4h q8~12h	1~2g,q8h q12h	1~2g,q12h	3g透后	同GFR<10	同GFR10~50
ticlopidine	噻氯匹定	D	100%	100%	100%	不清	不清	同GFR10~50
timolol	噻吗洛尔	D	100%	100%	100%	不用	不用	同GFR10~50
tobramycin	妥布霉素	D	60%~90%,q8~12h	30%~70%,q12h	20%~30%,q24~48h	2/3正常剂量	3~4mg/(L.d)	同GFR10~50
tocainide	妥卡尼	D	100%	100%	50%	200mg	不用	同GFR10~50
tolazamide	妥拉磺脲	D	100%	100%	100%	不清	不清	避免使用

续表

| 药物 | | 调药法 | GFR>50
(ml/min) | GFR10~50
(ml/min) | GFR<10
(ml/min) | HD后
补充剂量 | CAPD | CRRT |
英文	中文							
tolbutamide	甲磺丁脲	D	100%	100%	100%	不用	不用	避免使用
tolmetin	甲苯酸吡咯乙酸	D	100%	100%	100%	不用	不用	同GFR10~50
topiramate	托吡酯	D	100%	50%	25%	不清	不清	同GFR10~50
topotecan	拓扑替康	D	75%	50%	25%	不清	不清	同GFR10~50
torsemide	托拉塞米	D	100%	100%	100%	不用	不用	无资料
tranexamic acid	止血环酸	D	50%	25%	10%	不清	不清	不清
tranylcypromine	反苯环丙胺	D	不清	不清	不清	不清	不清	无资料
trazodone	氯哌三唑酮	D	100%	不清	不清	不清	不清	无资料
triamcinolone	氟羟强的松龙	D	100%	100%	100%	不清	不清	同GFR10~50
triamterene	氢氯噻嗪	I	q12h	q12h	避免使用	不可应用	不可应用	避免使用
triazolam	三唑仑	D	100%	100%	100%	不用	不用	无资料
trihexyphenidyl	苯海索	D	不清	不清	不清	不清	不清	不清
trimethadione	三甲双酮	I	q8h	q8~12h	q12~24h	不清	不清	同GFR10~50
trimethoprim	甲氧苄氨嘧啶	I	q12h	q18h	q24h	透后给药	q24h	q18h
trimetrexate	三甲曲沙	D	100%	50~100%	避免使用	无资料	无资料	无资料
trimipramine	三甲丙咪嗪	D	100%	100%	100%	不用	不用	无资料
tripelennamine	曲吡那敏	D	不清	不清	不清	不清	不清	无资料

续表

药物 英文	药物 中文	调药法	GFR>50 (ml/min)	GFR10~50 (ml/min)	GFR<10 (ml/min)	HD后补充剂量	CAPD	CRRT
triprolidine	曲普利啶	D	不清	不清	不清	不清	不清	无资料
tubocurarine	筒箭毒箭	D	75%	50%	避免使用	不清	不清	同GFR10~50
urokinase	尿激酶	D	不清	不清	不清	不清	不清	同GFR10~50
vancomycin	万古霉素	D,I	500mg,q6~12h	500mg,q24~48h	500mg,q48~96h	同GFR<10	同GFR<10	同GFR10~50
vecuronium	维库铵	D	100%	100%	100%	不清	不清	同GFR10~50
venlafaxine	文拉法辛	D	75%	50%	50%	不用	不清	无资料
verapamil	维拉帕米	D	100%	100%	100%	不用	不用	同GFR10~50
vidarabine	阿糖腺苷	D	100%	100%	75%	透后输注	同GFR<10	同GFR10~50
vigabatrin	氨己烯酸	D	100%	50%	25%	不清	不清	同GFR10~50
vinblastine	长春花碱	D	100%	100%	100%	不清	不清	同GFR10~50
vincristine	长春新碱	D	100%	100%	100%	不清	不清	同GFR10~50
vinorelbine	长春瑞宾	D	100%	100%	100%	不清	不清	同GFR10~50
warfarin	华法林	D	100%	100%	100%	不用	不用	不用
zafirlukast	扎鲁司特	D	100%	100%	100%	不清	不清	同GFR10~50
zalcitabine	扎西他宾	I	100%	q12h	q24h	透后给药	无资料	同GFR10~50
zidovudine	齐多夫定	D,I	200mg,q8h	200mg,q8h	100mg,q8h	同GFR<10	同GFR<10	100mg,q8h
zileuton	齐流通	D	100%	100%	100%	不用	不清	同GFR10~50

(杨 冰)

第二节　慢性肾脏病与妊娠

生理性妊娠会增加肾脏的负担,从而导致肾脏解剖与生理功能的改变。有合并症的妊娠,肾脏是主要受累器官,导致肾脏出现暂时性或永久性损伤;原已患肾脏病者,也有可能会因为妊娠而改变疾病的病程。

一、妊娠期的生理变化

1. 妊娠期肾脏的生理变化

(1)妊娠期肾脏解剖学改变:妊娠期肾脏增大,长径可增加 1~2cm,重量亦增加 20%。考虑与血管容量增加、集合系统扩张和肾小球肥大有关。肾盏、肾盂和输尿管在骨盆上口以上部位明显扩张,右侧较左侧更为延长、扩张及迂曲。上述变化在妊娠 3 个月内出现,可持续至分娩后 12 周。

(2)妊娠期肾功能的变化:妊娠初期肾小球滤过率(GFR)和肾有效血浆流量(ERPF)增加 50%。血肌酐及尿素氮低于非孕期水平,分别比非妊娠女性下降 0.5mg/dl 及 9mg/dl,因而血肌酐>80μmol/l 即提示可能存在肾脏疾病。

尿液改变:可出现生理性蛋白尿。24 小时尿蛋白定量可达 300~500mg。糖尿、氨基酸尿可见,考虑与肾小球滤过增多,小管重吸收相对降低有关。

电解质变化:血渗透压可下降 10mOsm/kg,血钠可下降 5mmol/L;血钾水平正常或低于非妊娠女性;血碳酸氢盐可下降 4mmol/L;血氯基本无变化。

容量轻度扩张及水肿,可存在生理性贫血。

2. 心血管系统　心排血量增加 30%~50%,血压下降 20~25mmHg,后期可恢复至妊娠前水平。妊娠期看似正常的血压、肾功能,其实不一定正常。

二、妊娠相关的肾病

妊娠时容量负荷增加,肾小球高灌注、高滤过,血液高凝,可导致肾脏病的发生或原有肾脏疾病的加重。

1. 妊娠期高血压疾病(妊高症)　可分为①妊娠诱发的高血压;②原有高血压妊娠。妊娠期的高血压疾病是妊娠 AKI、死亡的主要原因,发病率为 7%~9%。是孕产妇第二位的死亡原因,占到全部死因的 10%~18%。其大部分是暂时性的,不合并蛋白尿,25%合并蛋白尿,可发展为先兆子痫和子痫(表 3-14-2-1)。

表 3-14-2-1　妊娠期高血压疾病分类

分类	临床表现
轻度	140/90mmHg≤BP<150/100mmHg,或较基础血压升高 30/15mmHg,可伴有轻微蛋白尿和(或)水肿
中度	150/100mmHg≤BP<160/110mmHg,尿蛋白>0.5g/d 和(或)水肿,无明显自觉症状

续表

分类	临床表现
重度	1. 先兆子痫：BP>160/110mmHg,尿蛋白++~+++,和(或)水肿,头晕、视物模糊、胸闷等症状。 2. 子痫：先兆子痫基础上抽搐、昏迷
未分类	妊娠水肿 妊娠蛋白尿 慢性高血压合并妊娠

孕前血压<140/90mmHg,即使孕期血压稍有升高,妊娠结局良好。蛋白尿预示肾脏损伤,发生妊娠合并症机会增加。先兆子痫、子痫危害最大。

原发性高血压合并妊娠：孕前血压轻度升高,无并发症者,孕早期停用降压药。因为孕妇血压可生理性降低,另外有些降压药物影响胎儿,所以建议停用。舒张压>110mmHg需要治疗,可选择药物：甲基多巴、可乐定、硝苯地平,二线用药：拉贝洛尔、肼屈嗪；慎用或禁用药物：利尿剂、β受体阻断剂(早中期禁用)、ACEI/ARB(禁用)。

2. 妊娠相关的急性肾损伤　是妊娠期严重的并发症,发病率0.05%。

病因：感染性流产导致败血症、严重妊娠反应导致的容量严重不足、子宫出血低血压,宫内感染败血症,先兆子痫、子痫、妊娠期急性脂肪肝、HELLP综合征、感染、中毒、梗阻等；

病理：急性肾小管坏死、血栓性微血管病和肾皮质坏死。

治疗及预后：早诊断、早治疗,去除诱因,控制妊高症、严密监测,对症处理,必要时血液净化及终止妊娠。

三、慢性肾脏病的妊娠问题

慢性肾脏病往往存在容量负荷过重,血压升高,电解质紊乱,毒素水平升高,免疫反应降低,可以导致妊娠并发症的增加,同时妊娠可导致慢性肾脏病的加重。24小时尿蛋白>2g/d,妊娠风险增大。

妊娠对慢性肾脏病的影响：孕前肾功能正常或血肌酐<1.5mg/dl,大多数转归良好,妊娠成功率可达95%。孕前血肌酐1.5~3mg/dl的患者不宜妊娠,因为①胎儿：宫内发育迟缓、早产率>50%；②孕妇：30%患者肾功能进行性恶化,25%不可逆转,妊娠中后期高血压发生率可达30%。

慢性肾炎患者,血压正常,肾功能正常或轻度肾功不全者,一般可以耐受妊娠。慢性肾炎病程长,已有明显高血压及中、重度肾功能不全患者不宜妊娠。妊娠前如果已有高血压和蛋白尿,血压在150/100mmHg以上,或有氮质血症者均不宜妊娠。肾病综合征不宜妊娠。SLE、狼疮性肾炎患者易发先兆子痫,肾脏病加剧随疾病活动而异,建议疾病停止活动至少6个月以上(最好两年),病情稳定时考虑妊娠。糖尿病肾病若无明显并发症可考虑妊娠,胰岛素控制血糖。糖尿病肾病肾功能正常或接近正常的患者妊娠后肾功能快速恶化者较少,但蛋白尿增多和高血压加重非常普遍,先兆子痫发生率35%。终末期肾病(ESRD)患者受孕机会少,若受孕,需增加透析时间。可应用促红素,控制血压,为预防出血需给予低剂量肝素。

对于透析方式的选择,持续不卧床腹膜透析(CAPD)与血透无明显差异。但死胎、早产、高血压危险性高。

四、慢性肾脏病导致受孕困难

慢性肾脏病本身可导致患者受孕困难,因患者体内激素紊乱、精神因素、高血压及肾脏并发症等方面影响,导致患者受孕困难。

影响男性精子数量和质量的常用肾科药物:环磷酰胺、苯丁酸氮芥、长春新碱、顺铂、呱乙定等。影响女性卵子的常用肾科药物:环磷酰胺、苯丁酸氮芥。另外,肾病常用大剂量激素,可导致育龄女性排卵障碍、月经失调和男性勃起障碍。

(杨　冰)

第三节　慢性肾脏病与外科手术

慢性肾脏病患者若需要外科手术,需要注意以下几个方面:

一、出凝血障碍

慢性肾功能不全时容易出血,也容易凝血甚至出现血栓,这是由于机体血小板和凝血系统异常的结果。

(一) 出血

考虑机制如下:尿毒症患者血小板黏附和聚集功能异常。临床可表现为皮肤瘀点、瘀斑,鼻出血,胃肠道出血,牙龈出血,针穿刺处不易凝血等表现,重者可出现消化道大出血及颅内出血,相对少见。充分透析可改善。

(二) 血栓

慢性肾功能不全,多种因素参与了血栓的形成,如血管壁的完整性受到破坏,凝血、抗凝和纤溶系统的改变,血液黏滞度增高。患者可出现血管通路血栓形成。

二、麻醉

1. 慢性肾功能不全患者往往存在全身多系统功能障碍,如肾性贫血、左心肥厚、心功能不全、缺血性心脏病、血管病变、高血压、电解质紊乱等表现,术前应充分了解患者全身状况、肾功能情况,纠正相关并发症,充分评估风险。

2. 肾功能不全容易影响麻醉药物的代谢,导致有些麻醉药物排泄减慢,易出现药物毒副作用。所以,术前应充分评估患者肾功能,选择合适的麻醉药物及给药方式,最好采用不依赖于肾脏代谢和肾脏清除的药物。

三、失血

因尿毒症患者存在血小板功能障碍,出血风险增加,且往往合并肾性贫血等并发症,术中尽量避免大出血,减少对肾脏的不利影响。

四、血压波动

尿毒症患者存在容量负荷、交感兴奋、RAS激活等方面因素,导致血压控制困难,往往需要联合多种降压药物治疗。高血压是影响心脑肾等脏器的重要因素,所以,术前应控制患者血压平稳,术中避免血压大的波动,减少对以上器官的损害。而手术过程中因麻醉药物使用可导致低血压或高血压,血压剧烈的波动可加速肾功能下降。

五、药物性肾损伤

慢性肾脏病患者术前、术中及术后均应避免肾毒性药物的应用。

（杨　冰）

第四节　慢性肾脏病与老年人

世界卫生组织规定,在欧美国家 65 岁及以上、在亚太地区 60 岁及以上者确定为老年人。随着年龄的增加,肾脏的解剖结构和生理代谢方面都发生了不同程度的退行性变化,进而导致肾脏发生老年性功能改变。

老年人的肾脏形态和功能变化:人类在 40 岁以后肾脏的各种功能进行性下降,自 50~60 岁日趋明显。其特征为肾脏体积随年龄增长而缩小,肾皮质变薄及功能性肾单位数目减少,在肾活检组织中表现为局灶、球性肾小球硬化、肾小管萎缩、灶状肾间质纤维化及小动脉玻璃样变。肾功能亦随年龄增长而下降,特征为肾血流量进行性减少,肾小球滤过率下降,肾小管重吸收功能及浓缩稀释功能下降,肾脏内分泌功能减低。

由于老年人机体各器官系统的衰老及肾功能减退,使其肾脏病的发病率、发病机制和临床表现均与年轻人有所不同。临床上具有病因复杂、影响因素多、并发症及合并疾病多、表现不典型及病情迁延等特点。同时老年人常一身多病、应用多种药物,使肾脏病改变错综复杂。以常见于老年人的高血压为例:老年人往往存在动脉粥样硬化,血管弹性差,血压脉压明显增加,血压脆性更大。流行病学研究表明,老年人高血压患者发生心血管事件、脑卒中以及慢性肾衰竭的危险性都明显增加。收缩压的水平和各类并发症及死亡均有密切相关性。老年收缩期高血压患者的病死率高于血压正常者,脉压和平均动脉压的水平也与脑卒中和死亡率呈正相关。对老年高血压患者应更强调监测靶器官受损程度及其危险因素评价。

老年人慢性肾脏病临床表现和原发病因相关,往往隐袭起病,进展缓慢,老年人对内环境变化不敏感,症状不典型,故容易误诊、漏诊和延误诊断。

药物肾损害及药物之间的相互作用在老年人中十分突出,其原因与老年人患病多,合并用药多以及药物代谢动力学与药效学方面的变化有关。药物的吸收、分布、代谢及排泄等在老年机体中均发生很大的变化,如①药物的主动吸收减少。②水溶性药物在组织中的分布减少,血中浓度增高,而脂溶性药物在组织中分布增多,可缓慢释放,从而导致药物作用时间延长。③当营养状态差或疾病消耗时,血浆蛋白减少,某些药物与蛋白结合率下降,游离药物浓度可升高。④由于许多酶系活性减低、氧化作用减退,可影响药物的代谢。⑤老年人肾血流量下降,肾小球滤过率降低及肾小管功能减低,可导致药物排泄障碍和蓄积,从而出现毒性反应。所以老年人用药的安全范围很窄,而且合并用药多,应该注意药物的副作用及相互作用。

而对于治疗目标来说,老年人有其自身的特点,所以临床实践指南推荐的治疗目标可能不全适合老年人,应该根据具体情况采取个体化治疗。

(杨 冰)

第五节 慢性肾脏病与肿瘤

随着慢性肾脏病的进展,恶性肿瘤的发生率也增加。国内外相继有研究显示,终末期肾脏病患者,尤其在慢性维持性透析人群中,恶性肿瘤的发病率明显高于正常人群,严重影响了透析患者的生存时间和生存质量。

一、透析患者发生肿瘤的流行病学

1975 年 Matas 等首先报道尿毒症患者比年龄、性别匹配的一般人群患恶性肿瘤的危险增加了 7 倍。1993 年美国 15 个研究机构提供的资料显示,在 72 484 例尿毒症患者中,与正常人群相比,恶性肿瘤相对危险平均增加 7.6 倍。有学者对 324 例长期透析治疗的患者进行横断面研究,发现伴发恶性肿瘤的患者占 4.3%,其中膀胱癌占 28.7%。1999 年,Patrick 等对来自美国、欧洲、澳大利亚及新西兰的透析登记资料进行回顾性分析,选择了在 1980—1994 年 800 000 例透析患者(包括血液透析和腹膜透析),结果显示,在平均随访 2.5 年间,肿瘤发病率达 3%。北京大学人民医院对 166 例透析患者(包括血液透析和腹膜透析)进行横断面研究结果显示,透析患者伴发肿瘤者占 6.62%。

二、透析患者易伴发肿瘤的机制和危险因素

研究显示,维持性透析患者易发生肿瘤,可能是多种因素直接或间接作用的结果。首先透析患者自身免疫系统功能受损,引起免疫监视能力下降、自然杀伤细胞缺如以及原癌病毒活化,导致透析患者感染致癌性病毒的概率明显高于正常人群;此外尿毒症患者,特别是在透析状态下,体内多种抗氧化物质如谷胱甘肽水平低下,清除自由基的多种酶类水平与活性降低,导致机体抗氧化能力减弱,同时反应性氧自由基形成增多,导致机体处于长期的氧化应激状态,可能参与了透析患者恶性肿瘤的形成与发展。另外,某些药物(如免疫抑制剂、镇痛剂、马兜铃酸)的应用与肿瘤发生相关;而尿毒症状态下致癌物的蓄积,对肿瘤发生发展有放大与促进的作用;透析时由于透析膜的生物不相容性也可能增加肿瘤的患病危险。

研究发现,年龄和血红蛋白水平是肿瘤发生的独立危险因素。在普通人群中,人口老龄化是恶性肿瘤发病率上升的决定性因素。目前透析人群亦趋向于老龄化,是透析患者肿瘤易发的主要因素。血红蛋白水平是肿瘤发生的独立危险因素。

文献报道,为达到一定的红细胞生成反应,肿瘤性贫血(肾功能正常)患者需要的 EPO 剂量大于不合并肿瘤的肾性贫血患者。CKD 患者并发恶性肿瘤时,可因炎症等对铁代谢的影响、红细胞破坏增加、肿瘤细胞的骨髓侵犯、失血、溶血等因素导致难治性贫血。

三、透析患者易伴发的肿瘤类型

研究显示,透析患者伴发的肿瘤以肾癌、膀胱癌、甲状腺癌以及其他内分泌器官肿瘤最

多见。其中泌尿系肿瘤占 28.5%~60.0%,泌尿系统肿瘤多发的原因可能与慢性肾衰竭患者尿液减少导致泌尿系冲洗作用明显减弱有一定关系。研究发现,在国外,镇痛剂肾病及透析并发的获得性多发性肾囊肿与尿路移行上皮细胞癌相关。而在国内,马兜铃酸肾病是泌尿系统肿瘤的主要原因。长期口服含有马兜铃酸的药物如龙胆泻肝丸、冠心苏合丸等除了引起慢性间质性肾炎等肾脏损害外,还可引发泌尿系肿瘤如膀胱癌、肾盂癌及输尿管移行上皮细胞癌。

四、透析患者合并肿瘤的诊断

由于透析患者合并肿瘤的发病率较高,因此在临床上应该予以高度重视。早期诊断以尽早治疗有助于改善预后。

透析患者肿瘤的诊断往往发生在出现临床症状之后,同时,由于毒素的蓄积,尿毒症患者的临床表现多种多样,可出现多个系统的症状如咳嗽,食欲减退,恶心、呕吐,腹泻、腹痛,消瘦等,从而掩盖了肿瘤的症状,导致部分患者延误了诊断时机。血清肿瘤标志物检测是早期发现恶性肿瘤的手段之一,但是在肾功能减退时,血清肿瘤标志物如癌胚抗原、糖类抗原 CA199、神经元特异性烯醇化酶和 CA125 在透析治疗患者水平会发生以升高为主的改变,出现假阳性,导致其诊断肿瘤的特异性降低。因此,临床上要结合患者的临床表现综合分析。

对于出现不明原因的消瘦、食欲减退、不易纠正的贫血等症状时应尽快进行相应检查。对原发病为马兜铃酸肾病的患者应定期监测尿液及肾脏 B 超等,高度怀疑泌尿系肿瘤者还需要进行 CT、膀胱镜等检查。合并乙型、丙型病毒性肝炎、肝硬化等疾病时,需要警惕肝癌的发生。

总之,由于透析患者合并肿瘤普遍存在诊断时机较晚、治疗不积极等因素,以至预后差。为提早发现肿瘤,改善预后,应常规定期进行肿瘤标志物及相关影像学检查,以早期发现、早期治疗,从而改善预后。

五、透析患者合并肿瘤的治疗

慢性肾脏病患者合并肿瘤的治疗原则与普通人群相同。

与正常人群不同的是,透析患者往往肾衰竭而存在多系统并发症:如高钾、贫血、矿物质及骨代谢紊乱、心脑血管疾病等,从而导致在肿瘤确诊后采取积极治疗的患者比例较小。国外研究表明,合并恶性肿瘤的透析患者的死亡原因与恶性肿瘤直接相关,提示针对恶性肿瘤采取积极治疗措施有可能延长生存期。

透析患者合并肿瘤时的治疗,根据患者的全身状况不同、肿瘤部位不同、有无转移,治疗方案也大不相同。一旦发现肿瘤,应积极配合相关科室,共同商榷治疗方案。对于拟行手术的患者,制定合适的透析方式及方案,有利于患者手术治疗的安全。

如有些腹膜透析患者可在围术期临时转至血液透析治疗或者应用自动腹膜透析机治疗加强毒素的清除和水分超滤。对于化疗的患者而言,要根据药物的代谢途径及其是否经透析清除进行剂量和应用时间的调整,既避免可能的药物蓄积,也要避免剂量的不足。此外,应该重视这些合并肿瘤的透析患者的营养支持治疗。

因此,在合并肿瘤时,临床医师和患者应同心协力,制定合适的透析方式及方案,以改善预后。同时,无论采取手术还是放疗或化疗,均应考虑该人群的特殊性,多学科协作,以提高治疗效果、改善生活质量、延长生存时间。

(赵慧萍)

第六节 慢性肾脏病患者入住重症监护病房

一、慢性肾脏病患者发生其他系统急性疾病时入住重症监护病房机会增加

慢性肾脏病(CKD)是一大类慢性迁延性、进展性疾病,在慢性病程中依据原发病不同,患者的肾功能下降速率亦不同。CKD人群具有其特殊性,随着病程进展,患者发生全身各系统各种并发症如肾性贫血、高血压、心衰、感染、电解质紊乱、酸碱失衡、矿物质及骨代谢紊乱等危险也随之增加,尤其在老年患者、糖尿病患者,以及因风湿免疫疾病、血液系统疾病、肿瘤等导致继发性肾脏病的患者中更易发生。

一旦发生其他系统急性疾病,这些患者因各系统器官功能衰竭(心力衰竭、肺功能衰竭、肝功能衰竭、肾衰竭、胃肠功能衰竭、代谢功能衰竭、凝血系统功能衰竭、免疫系统功能衰竭、中枢神经系统功能衰竭)甚至多器官功能衰竭而入住重症监护病房(ICU)的机会增加,如在各种原发或继发性肾小球疾病治疗中应用激素、免疫抑制剂导致巨细胞病毒肺炎、卡氏肺孢子虫病等严重机会性感染、呼吸衰竭、心力衰竭入住ICU;免疫系统疾病如ANCA相关性小血管炎、狼疮性肾炎等导致弥漫性肺泡内出血、呼吸衰竭等,并不少见。这些器官衰竭的存在会加重基础慢性肾脏病的进展,同时慢性肾脏病的存在也进一步加重了这些器官衰竭发生和进展的风险。

二、慢性肾脏病患者更容易出现急性肾损伤

在慢性肾脏病的病程中,存在着许多导致CKD急性加重的可逆因素,包括原发病未得到有效控制或加重;血容量不足;严重感染、败血症;肾毒性药物;尿路梗阻;心力衰竭或严重心律失常;创伤;未能控制的严重高血压及恶性高血压;其他如严重贫血、电解质紊乱等。这些因素的存在使得CKD患者更容易出现急性肾损伤。早期诊断、及时有效地纠正这些可逆因素将有助于肾功能的恢复。

另外,导致慢性肾病的系统性疾病的活动也可能导致肾功能急剧减退,当合并多器官衰竭时需要入住ICU。

三、慢性肾脏病入住ICU时治疗原则同普通ICU患者

ICU是针对各种急危重症患者(包括急性危重病、慢性病急性加重或病情恶化),通过各种监护手段、对生命和器官功能进行实时监测,从而及时评估病情,提供对生命和器官功能支持,从而为去除病因、促使器官功能恢复创造条件。

CKD患者入住ICU后,治疗原则同普通ICU患者,要根据具体诊断、病情给予密切的各系统功能监护(如循环系统功能监护、呼吸系统监护、脑功能监护、肾功能监护以及肝功能、胃肠功能、凝血功能等其他器官系统功能监护),加强营养监测与支持,并给予相应治疗,从而改善危重症患者的转归。

CKD 患者在 ICU 的治疗过程中,肾内科医生要协助 ICU 的医生制定肾脏病相关的治疗措施,密切监测、随诊患者的疾病进程,尤其要注意液体出入量平衡、根据肾功能情况调整药物剂量、慎用肾毒性药物等,一旦患者出现血液净化治疗的指征时,及时开始血液透析、腹膜透析或持续性肾替代治疗(CRRT)。

（赵慧萍）

第十五章

慢性肾脏病与心血管疾病

心血管疾病(cardiovascular diseases,CVD)是影响慢性肾脏病患者预后的主要因素。CVD 是导致终末期肾脏病患者死亡的第一位原因。CKD 患者 CVD 死亡的危险增加表现:①CKD 患者 CVD 的发生率增加,尿蛋白量越大、eGFR 越低,CVD 的发生风险越高,CKD5 期患者 CVD 发生风险增高 5~8 倍。②CKD 并发的 CVD 死亡率高。

第一节　慢性肾脏病是心脑血管疾病的危险因素

一、社区人群中 CKD 和 CVD 的关系

许多研究显示,GFR 下降和蛋白尿均是 CVD 的独立危险因素。CKD 患者数年内发生心血管死亡的风险与有心肌梗死病史者或糖尿病患者相当,故认为 CKD 应被视为冠心病(CHD)等危症。

二、心血管疾病高危人群中 CKD 和 CVD 的关系

对许多研究中的心血管病高危人群(如糖尿病、高血压或已有心血管病)的二次分析显示,肾功能的进展程度与发生心脑血管事件独立相关。

三、CKD 中传统与非传统的危险因素

CKD 时与 CVD 有关的危险因素分为两类:"传统危险因素"和"非传统危险因素"。传统危险因素是指那些与一般人群相同的 CVD 危险因素,如高龄、抽烟、糖尿病、高血压、左心室肥厚和高密度脂蛋白(HDL)胆固醇水平降低等。CKD 患者普遍伴有多种传统 CVD 危险因素。CKD 患者 CVD 与多数传统危险因子的关系与一般人群相似。但也有某些例外。例如,透析患者血压及胆固醇水平与总死亡率的关系呈 U 型曲线,即血压及胆固醇过高或过低均增加死亡率。

非传统危险因素主要指与 CKD、尿毒症相关的 CVD 危险因素,包括蛋白尿、细胞外容量增多、贫血、炎症与营养不良、氧化应激、高同型半胱氨酸血症、钙磷代谢紊乱、促凝血因子、透析治疗过程和某些透析方式/方案等。

(武　蓓)

第二节 慢性肾脏病行血管造影或介入治疗时的注意事项

由于 CKD 患者 CVD 风险高,心血管事件频发,越来越多的需要进行血管造影或介入治疗。但造影和介入治疗可能的并发症造影剂肾病和胆固醇栓塞均可能加重肾功能的受损,故现将相关注意事项做一总结。

一、造影剂肾病的预防和处理

造影剂肾病(contrast induced nephropathy)一般被定义为使用造影剂后出现的急性肾功能下降,表现为肌酐上升 44μmol/L(0.5mg/dl),或较基础值增加 25% 以上。

（一）造影剂种类选择

碘造影剂分为离子型和非离子型,根据 CT 和血管造影不同的浓度要求其渗透压不同。一代造影剂为离子单体型,比血浆渗透压高[1400~1800mOsm/(kg·H_2O)]。二代造影剂为非离子单体型,如碘海醇,相对于一代造影剂渗透压降低[500~850mOsm/(kg·H_2O)],但其渗透压仍高于血浆,称为高渗造影剂。新一代造影剂为非离子等渗型[290mOsm/(kg·H_2O)]二聚体,如碘克沙醇,其渗透压低于二代"高渗型"造影剂。因此,为减少造影剂肾病风险,应尽量选用新一代等渗型造影剂。

（二）造影剂剂量控制

造影剂的使用剂量越大,发生造影剂肾病的机会越多。一个对 1826 例冠脉造影的回顾性分析显示,无论使用高渗还是低渗造影剂,只要控制剂量在<100ml,几乎不会出现需要透析治疗的严重造影剂肾病;而在正常造影剂剂量内,肌酐清除率>47ml/min 者没有一例造影后需要透析支持。还有作者提出用造影剂常规剂量来除以肌酐水平(mg/dl)作为肾功能不全患者的造影剂用量,可以大大减少造影剂肾病的发生。这个调整剂量的做法适合于高渗造影剂,如果使用低渗造影剂,可以将计算结果再乘以 1.5。

（三）手术前后的水化

只要没有容量方面的禁忌,推荐在造影术术前、过程中及术后数小时静脉输入等渗液体,而非低渗液体。最佳的液体类型和时间并未明确,但等渗氯化钠和等渗重碳酸盐均可使用。如果考虑到价格和酸碱平衡紊乱的风险,等渗氯化钠更有优势。可考虑的使用方法如下:

门诊患者:术前 1 小时,3ml/kg;术中至术后 4~6 小时,1~1.5ml/(kg·h)(术后至少6ml/kg)。

住院患者:术前 6~12 小时、术中和术后 6~12 小时,均 1ml/(kg·h)。

另外,有少量研究支持口服补液也同样有效。

（四）药物预防

1. 乙酰半胱氨酸 乙酰半胱氨酸具有抗氧化和血管扩张作用,推测其预防造影剂肾病的机制与之有关。虽然关于乙酰半胱氨酸是否能预防造影剂肾病的研究结果不一,但大部分研究得到肯定的结论。由于乙酰半胱氨酸便宜、几乎没有副作用、可获得性强、使用方便,加之当前很强的循证医学证据,因此推荐使用,尤其是存在造影剂肾病高危险因素的患者。最通常使用的剂量是 600mg,每日两次口服。

2. 他汀　他汀是否能预防造影剂肾病,研究结果不一。一项纳入 2998 例糖尿病和 CKD 患者的随机对照研究显示他汀可以减少造影剂肾病风险。但最近的一项荟萃分析没有得到肯定结论。

3. 口服柠檬酸钠　一项随机对照研究显示口服柠檬酸钠在静脉输液基础上有进一步减少造影剂肾病的作用。

4. 其他　心房脑钠肽、维生素 C、三甲氧苄嗪以及停用 ACEI/ARB 都曾被认为有益于减少造影剂肾病,进一步研究均在进行中。

（五）围术期预防性血液净化

有学者曾提出围术期以血液净化方法清除造影剂以预防造影剂肾病的发生。但 2012 年一项纳入 8 个血液透析和 3 个血液滤过/血液透析滤过的荟萃分析发现,预防性血液净化对减少造影剂肾病的发生无益。所以,目前不提倡 CKD 患者行造影术时常规进行预防性血液净化。

（六）造影剂肾病的诊断

造影剂肾病轻重不等。轻者仅有肾小管功能检查异常,例如尿浓缩功能下降、尿酶排泄增加等,并不出现临床症状。典型的造影剂肾病表现为使用造影剂 1~2 天后血清肌酐增加,3~5 天达到高峰,7~10 天恢复正常。大多数患者尿量并不减少,不进行肾功能检测不易发现。尿常规检查一般尿蛋白、尿中红白细胞均极少,为典型的肾小管坏死样表现。

（七）造影剂肾病的治疗

1. 保守治疗　目前还没有针对造影剂肾病的特异性治疗措施。大部分造影剂肾病为非少尿型 AKI,7~10 天肌酐可恢复正常。期间需密切监测容量状态、电解质、酸碱平衡,对症治疗,必要时给予血液净化治疗。

2. 血液净化治疗　当造影剂肾病出现需要紧急血液净化治疗的指征时,应给予血液净化治疗。其指征、血液净化方式选择与其他急性肾衰竭无异。

二、胆固醇栓塞的预防和处理

胆固醇结晶栓塞肾脏受累最常见。常见于中老年人,特别是有弥漫性动脉粥样硬化者,含胆固醇结晶的动脉粥样斑块在机械性损伤等诱因下,其内的粥样物质(胆固醇)在血管内随血液可散落到全身各处,包括肾脏的动脉、小动脉、细动脉和肾小球毛细血管,叫胆固醇结晶栓塞。常见诱因是经动脉的外科手术、介入治疗、应用抗凝剂或溶栓药物。虽有自发性胆固醇结晶栓塞的报告,但相对少见。

（一）胆固醇栓塞的临床表现

1. 临床表现　胆固醇结晶栓子引起肾功能损伤。一些患者仅为轻中度肾功能受损,而严重者则需依赖透析疗法。胆固醇结晶栓塞肾脏病多表现为以下三种情况:①突发急性肾衰竭:常伴有其他部位胆固醇结晶栓塞的证据,多在诱发事件后几天发病,可能为较大动脉或多处栓塞所致。②亚急性肾损伤:可能与胆固醇结晶栓塞后诱发的变态反应有关或与陆续新产生的胆固醇结晶栓子有关。肾脏损伤逐步进展,肌酐在数周内逐渐增加。部分患者可在慢性肾脏病基础上发生栓塞。③慢性肾损害伴肾血管硬化和(或)缺血性肾脏病:常无症状,仅在肾脏活体解剖或尸解时发现肾胆固醇结晶栓塞。前两种情况多数患者肾功能持续恶化或依赖透析,部分患者肾功能可改善甚至恢复,但多遗留慢性肾损伤。

胆固醇结晶栓塞时尿检常有异常发现,但不特异。患者可有轻度蛋白尿,尿沉渣可有红细胞、白细胞和颗粒管型,部分患者尿沉渣可见嗜酸性粒细胞。60%~100%有高血压且难以控制,有时可表现为恶性高血压。

胆固醇栓塞也可能发生在其他部位导致皮肤、胃肠道、肌肉骨骼、神经系统和眼的损害。皮肤异常表现较为常见,可达 35%~50%。典型的皮肤损害包括网状青斑(下肢和腹壁);指甲床梗死;足趾坏疽、溃疡和出现蓝紫色斑块(蓝趾综合征);皮肤小结节、紫癜和瘀点,常见于双侧下肢及远端。约 18%~48%有胃肠道受累,黏膜溃疡或梗死致胃肠道出血较为常见。肌肉骨骼受累的症状包括肌肉痛、关节痛,有时可出现横纹肌溶解。中枢神经系统受累常表现为精神紊乱、头痛、局部神经障碍和一过性黑蒙、突发脑血管意外、下肢轻瘫、单神经病。视网膜的动脉阻塞可致视网膜梗死,又称为 Hollenhorst 征,为该病的附加诊断特征。非特异性表现包括发热,肌痛和体重减轻。

2. 实验室检查 患者可有外周血嗜酸性粒细胞增多和嗜酸性粒细胞尿。其他还可有正细胞正色素性贫血、白细胞高、血沉快、C 反应蛋白阳性和低补体血症。血淀粉酶、脂肪酶、肌酸肌酶和肝酶均可升高,与受累器官有关。

3. 肾组织病理 胆固醇结晶栓塞性肾脏病可累及多种肾内的动脉,典型的胆固醇结晶栓子闭塞多发生在中等动脉,如弓形动脉和小叶间动脉,但终端的细小动脉和肾小球毛细血管也可受累。胆固醇结晶栓子的病理形态多为双凸、针状或裂口样。组织固定时由于栓子中的胆固醇结晶溶解仅遗留上述形状的裂隙。如组织经液氮处理,胆固醇结晶在偏振光下可表现为双折光。胆固醇栓塞的急性期,胆固醇结晶常被嗜酸性粒细胞包围,周围间质中常有炎症反应。后期血管壁周围可出现纤维化。一般血管壁虽有炎症但无纤维素样坏死。有时胆固醇结晶可在肾小球毛细血管中出现。小动脉完全梗阻可导致远端肾组织梗死或坏死;不完全梗阻则远端区域可发生局部缺血萎缩。

(二)与造影剂肾病的鉴别诊断

胆固醇栓塞肾脏病与造影剂肾病都可表现为造影或介入治疗之后肾损伤。但造影剂肾病术后 1~2 天肌酐即开始升高,尿检多无异常,也没有全身其他系统受累表现,常为自限性,7~10 天恢复。胆固醇栓塞肾脏病肌酐开始升高时间稍晚,常伴有其他脏器栓塞表现(如蓝趾综合征),尿检可轻度异常,血嗜酸性粒细胞占比可升高,肾功能多不能恢复。必要时需肾脏病理明确诊断。

(三)胆固醇栓塞的处理和预防

胆固醇结晶栓塞目前尚无有效的治疗手段。处理方法包含控制心血管病危险因素、阻止局部缺血的进展和防止肾脏胆固醇结晶栓塞反复发生三部分。

1. 控制心血管病危险因素 包括阿司匹林、他汀、控制血压、戒烟和控制血糖(糖尿病患者)等。

2. 阻止局部缺血的进展 胆固醇结晶栓塞的一种发病机制认为:栓塞的小动脉并非马上闭塞,而是由胆固醇结晶引起的慢性炎症反应引起炎症细胞浸润而堵塞小动脉。因此,抗炎症治疗对胆固醇结晶栓塞可能有效。小样本研究发现,类固醇激素、伊洛前列腺素可能具有此方面作用。

3. 防止肾脏胆固醇结晶栓塞反复发生 若胆固醇结晶栓塞与介入操作有关,进一步的血管内操作应尽量避免。他汀被证明能显著减少再发卒中和栓塞的风险。抗凝治疗对胆固醇结晶栓塞疗效有争议。因抗凝有使胆固醇晶再次脱落的风险,应避免使用抗凝剂。

(武　蓓)

第三节　心肌酶谱在慢性肾脏病中的诊断价值

一、肌钙蛋白与急性心肌梗死

肌钙蛋白 T(cTNT)和肌钙蛋白 I(cTNI)在一般人群和 CKD 人群中,都常用来结合症状、心电图和影像检查对怀疑急性心肌梗死的患者诊断心肌损伤。肌钙蛋白在此方面优于肌酸激酶-同工酶 MB(CK-MB)。

但与一般人群相比,在 CKD 人群中,肌钙蛋白在诊断心肌梗死时需考虑的问题更多。因为,许多研究已发现在没有急性心肌梗死的 CKD 患者中,肌钙蛋白水平也轻度稳定升高。这可能提示 CKD 患者存在轻度心肌损伤和心脏结构异常。对怀疑急性心肌梗死的 CKD 患者,肌钙蛋白的浓度变化(如症状出现后 3~6 小时升高或降低)比单次浓度值更有意义。

肌钙蛋白诊断急性心肌梗死的标准在 CKD 患者中与一般人群是否应该不同还不明确。推荐以肌钙蛋白试剂厂商或当地实验室提供的第 99 百分位人群参考值作为正常值上限。在肌钙蛋白已经高于第 99 百分位人群参考值的 CKD 患者中,连续监测中肌钙蛋白再升高 20% 可能是急性心肌梗死诊断的最低要求。

过去部分学者认为,相对于 cTNT,cTNI 在 CKD 患者的急性心肌梗死中诊断作用更大,因为 CKD 患者中 cTNI 轻度升高的患者少于 cTNT。但随着现在 cTNI 诊断试剂敏感性的上升,cTNI 在 CKD 患者中也常被测到稳定升高。所以,在 CKD 患者诊断急性心肌梗死时,指南中没有更推荐使用 cTNI 或 cTNT。

二、CK-MB 与急性心肌梗死

当可以检测肌钙蛋白时,CK-MB 不推荐用于诊断急性心肌梗死。当不能检测肌钙蛋白时,可使用 CK-MB,但应知其敏感性、特异性均较差。

三、肌钙蛋白和预后

CKD 患者中,急性心肌梗死时,肌钙蛋白升高与短期不良预后相关。非急性心肌梗死的 CKD 患者,稳定升高的肌钙蛋白水平也与长期不良心血管预后相关。

四、血液透析对心肌酶谱的影响

血液透析可以改变心肌酶的浓度。但如何改变,数项研究结果尚不一致。

(武　蓓)

第四节　慢性肾脏病与左心室肥厚

CKD 患者中常常出现心脏疾病,包括冠心病、左室肥厚和心衰。左心室肥厚定义为超声心动检查中左室质量指数男性$\geq 134 g/m^2$ 或女性$\geq 110 g/m^2$。

一、CKD 患者左室肥厚的发生率

左室肥厚的发生率随 GFR 的下降而增高。非透析 CKD 患者 47%存在左室肥厚;透析或接近透析的 CKD 患者 75~80%存在左室肥厚。

二、左室肥厚与预后

在 CKD 患者中,左室肥厚是重要的不良预后(死亡)预测因子。

三、CKD 左室肥厚的危险因素

CKD 患者出现左室肥厚和心衰的危险因素包括贫血、高血压和缺血性心脏病。贫血是 CKD 患者出现左室肥厚、心衰以及负性心血管事件,甚至死亡的独立危险因子。贫血和左室肥厚同时出现,可能预示更坏的临床预后。

四、CKD(包括 ESRD)患者左心室肥厚的治疗

1. 增加透析次数。
2. 控制血压　一般人群的观察显示降压药物中 ACEI 和钙离子通道阻滞剂较其他降压药能更快、更有效地减少左室质量指数。但在 CKD 患者中还缺乏相关研究。
3. 使用醛固酮拮抗剂　血液透析患者使用螺内酯,对血压无影响,但可降低左室质量指数,并使总死亡率下降。
4. 使用红细胞生成素纠正贫血　研究显示,将血红蛋白从<100g/L 提高到 120g/L 左右,可逆转左室肥厚,但进一步提高血红蛋白,无法进一步逆转左室肥厚,也无法获得更好的临床收益。
5. 肾移植。

（武　蓓）

第五节　慢性肾脏病与心力衰竭

CKD(特别是维持性透析)患者的心肌功能不良包括左心室肥厚、心衰和心律失常。ESRD 患者的死亡中约 40%归因于心血管疾病。随着肾功能的下降,心源性死亡越来越多地从缺血性转为非缺血性,特别是无急性心肌梗死症状的猝死。ESRD 患者每年因心衰或急性心肌梗死的住院率超过 20%,其中心衰是心肌梗死的 3 到 5 倍。腹膜透析患者心衰和猝死的发生率均小于血液透析患者。ESRD 患者较普通人群更容易发生心衰。

一、危险因素

ESRD 患者新发心衰的危险因素与普通人群相同,包括高血压、高龄、贫血、缺血性心脏病和基础收缩功能不全。

二、监测

应同时监测收缩功能不全和舒张功能不全。监测方法包括超声心动、核素闪烁扫描、超

速计算机断层成像、心室造影或心脏核素成像。超声心动显示存在心肌功能不良的患者应进行检查评价是否有冠心病,检查方法包括负荷试验和(或)冠脉造影。

三、尿钠肽

在 ESRD 患者中我们不用尿钠肽诊断心衰。在肾功能正常人群和轻中度肾功能不全 $[eGFR>30ml/(min\cdot1.73m^2)]$ 患者中,心房利钠肽(ANP)和 B 型脑钠肽(BNP)血浆浓度在有症状或无症状的左心功能不良时增高。然而,在非透析 CKD 患者中,无论是否临床诊断心衰,血浆 BNP 和 N 末端脑钠肽前体(NT-proBNP)均升高,但其升高仍与心血管病理状态,如左室肥厚、左室收缩功能不全和舒张末室壁高压有关。在这些患者中,BNP 和 NT-proBNP 仍有助于诊断失代偿性心力衰竭,虽然准确性会下降。在 ESRD 患者中,BNP 和 NT-proBNP 对全因死亡、心血管死亡和心血管事件均有预测作用。

四、治疗

透析患者心衰治疗的基础是维持合适的容量状态。对收缩性心衰(左室射血分数<35%),推荐 β 受体阻滞剂,特别是卡维地洛作为一线用药,从极小剂量开始使用。能够耐受 β 受体阻滞剂后,推荐加用 ACEI 类药物。对伴有心肌病,射血分数低,符合植入型心律转复除颤器(ICD)的使用指征的透析患者,可植入 ICD。但考虑到可能增加血行感染机会,应权衡利弊,谨慎决定。

五、预后

在 ESRD 和非 ESRD 患者中,心衰都是早期死亡的独立危险因子。

(武　蓓)

第六节　慢性肾脏病时心血管疾病几类药物的评价

一、他汀类药物

(一)血脂异常对肾功能的影响

正常人 GFR 随年龄缓慢下降。血脂异常会加速 GFR 的下降速度且使之持续存在,这种加速在 CKD 患者中更为明显。当然,也有研究并未发现血脂异常与 CKD 进展之间的关系。

(二)他汀和肾脏病

1. 他汀对尿蛋白排泄的影响　FDA 掌握的他汀药物上市后数据提示,他汀类药物可增加尿蛋白排泄,但不同种药物程度不同:辛伐他汀和瑞舒伐他汀增加尿蛋白的作用强于普伐他汀和阿托伐他汀。但两项临床研究的荟萃分析却显示:他汀类可减少蛋白尿。可惜,这些入选研究中,患者多未使用 RAS 抑制剂。而已充分使用最佳治疗方案的研究发现他汀对蛋白尿无作用。

2. 他汀对肾脏病进展的影响　多项研究结果有冲突。得到阳性结果,支持他汀可延缓肾脏病进展的研究包括:CARE 研究、TNT 亚组分析等。但得到阴性结果,认为他汀对肾功能进展无影响的研究有:PREVEND-IT 研究的二次分析、ALLHAT-LLT 研究事后分析、

SHARP 研究的二次分析等。考虑到研究中出现的大量的临床终点(相对于很小的 eGFR 改善),目前不推荐单独出于肾脏保护目的使用他汀。

(三)他汀和 CKD 患者的心血管结局

1. 透析患者　4D 研究的亚组分析仅发现阿托伐他汀可减少 LDL 升高(>3.76mmol/L)的血液透析患者的心血管不良事件。AURORA 研究同样没有在所有入选患者中得到阳性结果,仅发现在糖尿病血透患者中,瑞舒伐他汀可减少心脏事件的发生。SHARP 研究的透析患者亚组分析也没有证实他汀对透析患者的心血管保护作用。因此,K/DIGO 和 K/DOQI 指南均指出,他汀不是透析后必须开始使用的药物。但对于进入透析时已使用他汀的患者,可继续使用。

2. 非透析 CKD 患者　许多研究,包括 TNT 亚组分析、SHARP 研究等均证实非透析 CKD 患者使用他汀能减少心血管不良事件。因此,推荐 50 岁以上,eGFR<60ml/(min·1.73m^2)的非透析 CKD 患者,无论有无其他心血管疾病危险因素,均应使用他汀。而 14~49 岁的非透析 CKD 患者,如果已经存在冠心病、糖尿病、缺血性卒中或 10 年内冠心病死亡或非致死性心肌梗死风险大于 10%,也应该接受他汀治疗。

(四)他汀在 CKD 患者中的非调脂作用

1. 改善血管弹性和内皮功能。

2. 抗炎症作用。

3. 减少脓毒血症和脓毒血症所致死亡。

(五)CKD 中他汀的副作用

在多项临床试验(包括 UK-HARP-I 研究、SHARP 研究、4D 研究、ALERT 研究等)对不良反应的监测中,他汀组与安慰剂组不良反应均无差异。但考虑到研究中患者数量有限,对他汀在 ESRD 患者和中重度肾功能不全患者中使用的安全性尚有待进一步研究。

二、阿司匹林

一般人群中,长程阿司匹林治疗能减少再发心肌梗死、卒中和心血管死亡。但 CKD 患者中抗血小板治疗的有效性和安全性研究有限。最大的一项荟萃分析(纳入 50 个 RCT 研究)显示,与安慰剂相比,阿司匹林能显著减少致死性和非致死性心肌梗死(约每治疗 1000 例患者,减少 3 次心肌梗死),但同时却也显著增加严重出血(约每治疗 1000 例患者,增加 15 次严重出血),而对卒中和总死亡均无影响。且各期 CKD 患者中均能得到相似结果。因此,我们推荐 CKD 患者为预防心血管疾病,是否服用阿司匹林应个体化权衡冠心病风险和出血风险。另外,阿司匹林治疗还能减少肿瘤的发生率。

三、华法林

华法林作为经典的口服抗凝药,主要用于房颤患者预防血栓栓塞。CKD 患者,特别是 ESRD 患者,常常发生房颤,发生率是同龄一般人群的 10~20 倍。

(一)CKD3 期患者

在一般人群中,非瓣膜性心脏病心房纤颤患者(除 CHADS2 积分为 0 者),口服抗凝治疗对预防卒中和外周栓塞肯定是有益的。而且,此方面大部分研究中均纳入了 CKD3 期患者。因此,可以认为,CKD3 期患者处理同一般人群。因为 CKD 本身就是血栓栓塞的危险因素,所以，我们倾向于 CHADS2 积分为 0 的 eGFR>30ml/（min·1.73m²）的 CKD3 期房颤患者，也应抗凝治疗；当然，也有学者认为这部分患者可使用阿司匹林。在使用口服抗凝剂时，CKD3 期患者更推荐直接凝血酶抑制剂或 Xa 因子抑制剂，而不是华法林。

（二）CKD4 期患者

CKD4 期患者卒中和出血风险均进一步增加。然而，针对他们的临床试验却很少。SPAF 研究中仅有 2% 的 CKD4 期患者，因此他们使用抗凝治疗，能否像一般人群一样获益还不能得到准确答案。但是，我们仍然认为 CKD4 期房颤患者抗凝治疗存在临床净获益，推荐在出血风险不太高的患者中使用。CKD4 期患者使用口服抗凝剂，更推荐华法林，而不是非维生素 K 依赖口服抗凝剂。

（三）CKD5 期非透析患者

CKD5 期非透析患者资料更加缺乏。我们认为这部分患者处理可参考 CKD4 期患者。

（四）CKD5 期透析患者

有一些小样本的观察性研究探讨了华法林在透析患者中使用的有效性和安全性。其中大部分的结论是华法林不能减少甚至增加卒中发生，并且显著增加出血。因此，房颤指南推荐非瓣膜性房颤透析患者，不使用口服抗凝剂预防栓塞事件。除非患者存在特别高的血栓栓塞风险，如心房血栓、瓣膜性/风湿性心脏病、瓣膜置换术后、既往发生过 TIA 或卒中。

（五）停止抗凝治疗的情况

由于我们对 CKD4 期以上患者抗凝治疗的获益并不十分肯定，所以，若存在以下情况应考虑停止抗凝治疗：高跌倒风险；既往发生过危及生命的出血；血压控制不良；无法成功调控 INR 以及经全面风险获益评估后认为抗凝无法获益。

（六）华法林剂量和 INR 监测

CKD 患者华法林目标 INR2~3。由于华法林主要在肝脏代谢，因此，理论上 CKD 患者使用毋需根据肾功能情况调整剂量。但是，观察性研究发现 ESRD 患者服用华法林出血风险高于肾功能轻度损伤的患者，使用剂量往往更低，INR 值达标率也更低。因此，建议 CKD4 期以上患者，初始华法林治疗时剂量应小于 2.5mg/天。由于华法林在 CKD 患者中使用时 INR 相对难于调整，因此建议在初始使用的 90 天内，密切监测 INR。推荐患者自我监测。

（武 蓓）

第十六章

肾脏替代治疗

第一节　肾脏替代治疗前准备

慢性肾脏病是逐渐进展的疾病,发展至 CKD4 期除了继续减缓疾病进展速度、防治并发症外,还应进行肾脏替代治疗前的准备工作,其目的是使患者充分了解肾脏替代治疗的方式和意义,结合患者自身的条件,如基础疾病、外周血管条件以及家庭环境、生活习惯和工作情况、经济条件、到达医院的交通便利情况等选择适合自己的透析方式,做好透析前的准备,避免出现严重并发症而不得不进行急诊透析的情况,比较从容、有计划地开始透析治疗,增加对治疗的依从性,提高透析质量。

一、心理准备

CKD 患者的病程长、后期并发症增加、病情加重,患者会有不同程度的心理障碍如焦虑、抑郁等。得知可能进行肾脏替代治疗后,还可能出现行为冲动或情趣低落、沮丧、悲观绝望甚至对生活失去信心,与社会、家庭之间关系紧张、脱节,对周边人群缺乏信任感、不配合治疗等诸多心理问题。国内外研究表明,终末期肾脏病患者心理问题发生率显著高于一般患者。

医护人员应该针对不同个性、不同年龄组、不同生活背景、不同心理状况的患者,做好病患心理工作,必要时可以推荐患者到心理门诊就医。指导患者面对现实,正确认识 CKD 的发展过程,给患者及家属介绍肾脏替代治疗的方式和方法、进入肾脏替代治疗前后可能发生的医疗行为,根据患者自身条件与患者及家属共同决定透析方式。消除患者对肾脏替代治疗的恐惧、沮丧、抑郁、紧张和抵触等不健康的心理状态;充分调动患者的主观能动性,使其成为制定治疗计划的参与者,配合治疗。

二、家庭支持

家庭是生命活动的重要场所,良好的家庭环境是提高生活质量的前提和基础。肾脏替代治疗具有长期性,患者在如此长病程中除了饮食、营养等日常起居需要家庭成员关怀与帮助外,还可能因各种并发症如感染、心脑血管疾病、血管通路等问题多次住院治疗,住院看护和较沉重的经济问题,需要家庭成员支持与理解。有一个关心、体贴的家庭护理环境非常重要。在对血液透析患者的研究中发现,高家庭支持患者 5 年生存率是低家庭支持患者的 3 倍。良好的家庭氛围对维持性血液透析生活质量的提高起着不可替代的作用,有助于提高透析患者回归社会的能力。

医护人员要做好家属的工作,取得其积极配合。鼓励家属学习肾脏替代治疗的相关知识、对于患者的各种异常心理表现要予以理解,多关心体贴患者,为患者创造一个温馨的家庭环境。同时,还应根据患者自身情况、病情严重程度鼓励患者在家庭中尽力扮演好自身的角色,参加力所能及的家务劳动,使其感受到自己的存在价值,增强自信心和家庭成员之间的和谐氛围。

三、经济上的准备

由于终末期肾脏病的不可逆性及接受肾脏替代治疗的长期性,肾脏替代治疗后,医疗费用将大大增加,患者的工作、社会关系和社会支持可能发生变化,病程中可能又会因各种原因需要多次住院或急诊治疗,患者将面临巨大经济压力。尽管我国正在不断完善医疗保障制度,逐步增加肾脏替代治疗的报销比例,但是有调查显示,我国仍然有很大一部分终末期肾脏病患者因经济压力拒绝接受肾脏替代治疗。对退出肾脏替代治疗的原因进行分析显示,因经济负担过重而停止治疗是第四位退出原因。

在肾脏替代治疗前,患者应对肾脏替代治疗费用及报销政策和自身经济来源有较清楚的认识,多方了解从不同渠道筹集资金的办法,如与工作单位协商、适当调整工作岗位保留固定收入,也可通过社会补充保险或带有慈善性质的肾病专项基金、职工互助保险等获取经济支持。在选择透析模式上可以考虑相对费用较低的腹膜透析。此外,还应让患者知晓透析充分性的意义,将有限的医疗费用用于保证充分透析上,可减少控制相关并发症的医疗费用。

四、工作和生活规律调整

到了 CKD 终末期阶段,高钾血症、水钠潴留、心脑血管并发症发生风险增加,在生活规律上应适当调整,如生活起居规律、戒除烟酒等不良嗜好,尤其应严格限制钾含量高的食物、控制钠盐摄入,每日测量体重,注意有无水肿等容量超负荷的情况,养成家中监测和记录血压和尿量变化的习惯,学会疾病的自我管理,参与并积极配合医学团队制定治疗方案。

根据患者的个性爱好、体质特征、病情特点,制订适宜的运动方式,以有氧运动为主,如散步、慢跑、太极拳、做老年广播体操等,运动时间为 30 分钟左右,每日 1~2 次。保证运动适度,不宜过于疲劳。合理安排每天生活,劳逸结合,保证充足的睡眠。

不建议患者轻易放弃力所能及的工作,可以和单位沟通、协商,调整工作岗位或工作时间;指导患者根据工作性质选择透析方式。保持适度的低强度运动和工作,更有利于患者增强自信、提高生活质量、真正回归社会。

五、表浅静脉的保护

功能良好的血管通路是保证透析顺利进行和充分透析的重要前提条件,目前国内外血管通路指南均建议长期血液透析患者的首选血管通路是自体动静脉内瘘,其次是人工血管内瘘,最后才是中心静脉导管。

内瘘的建立及使用寿命与患者自身外周血管(浅表静脉、外周动脉、中心静脉)条件密切相关,上肢浅表静脉内径、可扩张性及回心血流是否通畅对于内瘘的成功建立和成熟具有重要影响。

对于可能进入肾脏替代治疗的 CKD 患者,尤其是 CKD4、5 期患者,无论将来进行何种透析方式,都应经常性地对患者及家属进行血管保护的宣教。糖尿病、高血压、动脉硬化、血管炎、狼疮性肾炎等患者由于血管条件相对较差,将来选择血液透析时,可能面临血管通路建立、成熟困难或通路并发症较多的问题。对于这类患者,我们建议在 CKD3 期就应该进行血管通路相关知识的宣传和教育,进行相关血管保护和适当的功能锻炼。此外,还应对非肾科医护人员进行 CKD 患者血管资源保护的重要性和措施进行宣教。

如临床有必要进行静脉穿刺,尽量穿刺惯用侧手背静脉,尽量避免从肘部静脉抽血或输液。

如果患者已经建立内瘘,尽量穿刺对侧手背静脉,其次可选择内瘘侧手背静脉,或足背静脉。禁止从内瘘静脉穿刺抽血和输液。

六、中心静脉保护

任何形式的血液透析用血管通路(包括内瘘和中心静脉导管)的静脉回流均要进入中心静脉,如果中心静脉因种种原因出现血栓、狭窄等情况,势必将影响同侧血管通路的功能。

临床中,随着 PICC、心脏起搏器、锁骨下静脉穿刺留置导管的广泛应用,中心静脉血栓、狭窄发生率大大增加。因此,对于 CKD 患者,在进行上述治疗前,应与肾科专业医师沟通、评估和协商,共同规划。此外,鼓励患者提前选择肾脏替代治疗方式,有计划进行血液透析血管通路手术,避免应用中心静脉留置导管进行首次透析。

（王　磊）

第二节　肾脏替代治疗方式的选择

目前的三种肾脏替代治疗方法中,尽管肾移植术后因免疫抑制剂的使用可能引起高血压、骨病、感染等并发症,但比透析患者有更好的生活质量和更低的死亡风险,无疑是最佳替代治疗途径。但由于肾源匮乏、伦理问题、患者自身状况等方面的限制,绝大多数终末期肾脏病患者将接受透析治疗,面临透析方式的选择。

对于全身状况比较好的患者,如果没有禁忌证,可以根据自己的经济状况、居住地距离治疗点的距离和出行的便利程度、自己的喜好等情况选择血液透析或腹膜透析。

在选择透析方式前,肾科医师有义务客观地、详细地告知患者及家属肾脏替代治疗方式的种类、优缺点,评估患者各种替代治疗方式的适应证和禁忌证。

一、血液透析的适应证和禁忌证

（一）适应证

急性肾衰竭;慢性肾衰竭;严重水、电解质和酸碱平衡紊乱;药物或毒物中毒;其他,如严重顽固的高热、低体温等。

（二）禁忌证

无绝对禁忌证,但下列情况应慎重选择:颅内出血或颅内压增高;休克或低血压[收缩压<80mmHg(10.7kPa)];严重心肌病变导致的心力衰竭及肺水肿;极度衰竭、晚期恶性肿瘤、

临终患者;不能建立有效的血管通路;精神障碍不能配合血液透析治疗。

二、腹膜透析的适应证和禁忌证

(一)适应证

慢性肾衰竭,下列情况可优先考虑腹膜透析:老年人、婴幼儿和儿童;心、脑血管疾病史或有严重缺血性心脏病、充血性心力衰竭、心肌病、严重心律失常、反复低血压和顽固性高血压等;血管条件不佳或反复动静脉造瘘失败、血管资源耗竭者;凝血功能障碍伴明显出血或出血倾向,尤其是颅内出血、胃肠道出血、颅内血管瘤等;尚存较好的残余肾功能;偏好居家治疗;需要白天工作、上学;交通不便的农村偏远地区患者。

急性肾衰竭和药物、毒物中毒:尤其适用于尚未普及血液透析和持续性肾脏替代治疗(CRRT)的基层医院。

(二)禁忌证

1. 绝对禁忌证　①有效腹膜面积严重下降和腹腔完整性丧失,如各种疾病、外伤或手术导致的腹膜广泛纤维化、粘连或严重腹膜缺失;慢性持续性或反复发作性腹腔感染或腹腔内肿瘤广泛腹膜转移。②严重的皮肤病、腹壁广泛感染或腹部大面积烧伤患者无合适部位置入腹膜透析导管。③难以纠正的机械性问题,如外科难以修补的疝、脐突出、腹裂、膀胱外翻等,会影响腹膜透析有效性或增加感染的风险。④精神障碍又无合适助手的患者。

2. 相对禁忌证　包括①腹腔内有新鲜异物如腹腔内血管假体术。②腹部大手术3天内,腹部留置引流管,若进行腹膜透析会增加感染的概率,需在手术后3天或以上才能行腹膜透析治疗。③腹腔有局限性炎性病灶、肠梗阻者。④炎症性或缺血性肠病或反复发作的憩室炎。⑤严重的全身性血管病变、多发性血管炎、严重的动脉硬化、硬皮病等患者由于弥漫性血管病变导致腹膜滤过功能下降。⑥严重的椎间盘疾病时,腹内压增高可加重病情。⑦晚期妊娠、腹内巨大肿瘤及巨大多囊肾者,腹腔容量明显缩小,透析效果可能欠佳。⑧慢性阻塞性肺疾病:腹膜透析使膈肌抬高影响肺通气,加重患者呼吸困难,且易并发肺部感染。⑨极度肥胖尤其是肥胖伴身材矮小的患者常存在置管和透析充分性的问题。⑩严重营养不良,常存在手术切口愈合不良和长期蛋白丢失的问题。⑪其他:不能耐受腹膜透析、不合作或精神障碍者。

三、两种肾脏替代治疗方案的优、缺点比较

血液透析和腹膜透析均为治疗终末期肾病的有效方法,能够改善患者的尿毒症症状,使病情相对稳定,从而达到较长期存活、改善生活质量的目的。

(一)血液透析治疗的优、缺点

1. 优点　清除效率较高,在相对短时间内清除体内多余的水分和毒素,尤其适合容量负荷过重、高钾血症和某些药物或毒物(如小分子、易溶于水、分布容积较小的毒物)中毒的紧急救治。

2. 缺点

(1)对患者生活习惯、工作的影响:患者需要固定时间到透析中心接受治疗,影响正常工作和就业。行动不便者,需要家属陪同往返医院,家属负担加重。

(2)血管通路相关并发症的影响:如内瘘血栓、狭窄、动脉瘤、感染;中心静脉导管相关的

血栓形成、纤维蛋白鞘形成、感染等并发症,导致患者住院率、花费增加。

(3)血液透析相关急性并发症带来的不利影响:透析中由于快速清除毒素和多余水分以及电解质、酸碱状况较大幅度波动等因素,导致患者容易出现透析相关的急性并发症如低血压、心律失常、肌肉痉挛、生物不相容性、失衡综合征等。

(4)体外循环抗凝的影响:抗凝剂相关的副作用、抗凝过量的出血倾向、抗凝不足导致的凝血。

(二)腹膜透析的优、缺点

1. 腹膜透析的优点

(1)腹膜透析的技术相对简单,对患者和家属进行培训后,可在家中进行,时间更自由,甚至可以不影响正常工作时间。只需定期门诊复查。

(2)不需要建立血管通路、更无血管通路相关的并发症。更适合于自身血管条件不佳或有多次血管通路失败病史、血管资源耗竭无法再建立血液透析血管通路者。

(3)持续性溶质交换,血液渗透压变化平稳,心血管状态稳定,低血压、心律失常、肌肉痉挛发生率低,更适用于合并心血管疾病、特别是血流动力学不稳定的患者。有利于患者残余肾功能的保护。

(4)总体透析费用相对血液透析较低,更适合经济欠发达或交通不便地域,以及基层医疗单位开展。

2. 腹膜透析的缺点

(1)由于清除缓慢,不利于危及生命的高钾血症和肺水肿、药物中毒等的快速救治。

(2)腹透置管相关的并发症:如漏液、感染、打折、移位等导致腹透液引流不畅、引流疼痛等。

(3)长期腹透可能导致腹壁变薄和疝形成。

(4)腹透液中葡萄糖吸收过多引起代谢相关并发症如高血糖、高血脂症等。

(5)体表面积大、水盐控制能力差者随着残余肾功能丢失,难以达到透析充分。

总之,血液透析和腹膜透析各有优缺点,充分透析后都能够改善患者尿毒症症状,提高生活质量,延长生命。选择时应根据透析禁忌证、患者伴随疾病、残余肾功能、经济和交通便利条件、家庭支持情况、个人工作、生活特点和个人喜好等综合考虑,选择适合患者自身条件的替代治疗模式。

(王 磊)

第三节 开始肾脏替代治疗的时机

随着残余肾功能进行性不可逆减退,体内毒素蓄积、水、电解质、酸碱平衡紊乱以及各种并发症日益明显,适时启动肾脏替代治疗能有效避免或减轻肾外重要脏器损害,有利于更好地控制各种并发症的发生,降低住院率和死亡率,延长生命,提高生活质量。但是何时开始进行性肾脏替代治疗尚无统一的认识。

过早开始肾脏替代治疗,不仅会大幅度增加医疗费用,患者经济负担加重,同时对患者心理、情绪、工作、生活造成不利影响。更重要的是患者将面临相应的透析相关并发症如低血压、心律失常、血管通路相关并发症、感染、残余肾功能下降等。反之,过晚开始透析,患者可能会出现严重的尿毒症症状、体征和并发症,甚至危及生命,此时,患者全身状况差,透析并发症和死亡风险大大增加。

ESRD 患者何时开始透析取决于多方面因素。目前,关于透析的时机大致可分为两种:一是 CKD 病程进展中出现紧急并发症或因其他原因致使病情加重,肾功能急剧恶化,需要紧急开始肾脏替代治疗的情况;二是 CKD 缓慢进展,肾功能逐步进展,在出现明显尿毒症症状、并发症之前,择期开始肾脏替代治疗。

一、紧急开始肾脏替代治疗的时机

①利尿剂抵抗的容量超负荷。②严重高钾血症(血钾>6.5mmol/l)不仅是透析指征,更是急诊透析指征,在准备透析的同时,应积极进行内科常规降钾治疗。③代谢性酸中毒(pH<7.1),尤其伴有容量超负荷时静脉点滴碳酸氢钠有可能加重容量负荷的情况下,血液透析更为合适。④明显的尿毒症症状(恶心、呕吐、尿毒症神经病变、严重瘙痒等)、尿毒症心包炎、尿毒症脑病。⑤药物或毒物中毒等。

以上情况可危及患者生命,是肾脏替代治疗的绝对适应证,应考虑尽快进行肾脏替代治疗,其中,严重高血钾、酸中毒或急性肺水肿,是急诊透析的指征。

二、择期肾脏替代治疗的时机

终末期肾脏病患者通过肾脏替代治疗能够缓解病情,降低住院率和死亡率,延长生命,但是何时开始进行治疗尚无统一的认识。近年来的研究表明,在众多影响患者的预后因素中,开始透析时的临床状态尤其关键。

美国 K/DOQI 指南建议:一般来说,当残肾每周的 Kt/v<2.0 时,即 GFR<10.5ml/(min·1.73m^2)(相当于残肾尿素清除率为 7ml/(min·1.73m^2)、肌酐清除率(CCr)为 14(min·1.73m^2)时,应考虑开始透析。最近的临床实践指南越来越倾向于根据患者症状决定是否开始肾脏替代治疗,而不是根据 GFR:如果患者无水肿、体重稳定、营养状态良好、无尿毒症症状和体征时,可以暂缓开始肾脏替代治疗。

我国由于医疗和经济条件的限制,一般开始肾脏替代治疗较晚。目前多主张 CCr<10ml/min 或血肌酐≥8mg/dl 时,患者有明显的尿毒症症状,如乏力、恶心、呕吐等;药物难以控制的并发症如高血压、贫血、严重营养不良等;有明显的水钠潴留,如浮肿、血压升高、高容量性心力衰竭征兆;严重的电解质紊乱;如血钾>6.5mmol/L,或较严重的代谢性酸中毒,CO_2CP<15mmol/L,均应开始透析治疗。

总之,紧急开始肾脏替代治疗的时机是公认的;而择期开始的肾脏替代治疗时机尚缺乏令人信服的循证医学证据,决定是否替代治疗的影响因素众多,如年龄、是否合并糖尿病、个人意愿、社会经济状况、个人信仰、文化教育背景等。此外,临床医师也不能仅仅依靠血肌酐、CCr 或 eGFR 的某一个数值来判定,应根据患者肾功能进展程度、全身整体状况、尿毒症并发症控制情况、水、电解质酸碱平衡状态等综合判定。主张从容的、适时进入肾脏替代治疗,避免因出现绝对透析适应证(即危及生命的并发症)后才开始透析,提前做好患者健康宣教、血管通路准备工作,减少或完全避免中心静脉置管。

（王　磊）

第四节　血　液　透　析

一、血管通路建立

血管通路是指把血液从体内引出进入体外循环,再回到体内的血液出入途径。建立和维护良好的血液透析的血管通路是保证透析治疗顺利进行和充分透析的前提条件。一个理想的血管通路应当能够为血液透析提供足够的血流量、通畅率高、使用时间长、并发症少(例如感染、狭窄、血栓、动脉瘤和肢体缺血等发生率低)。

血液透析常用的血管通路主要有:中心静脉导管(包括隧道式和非隧道式导管)、自体动静脉内瘘(AVF)和人造血管动静脉内瘘(AVG)。由于 AVF 与其他血管通路比较具有建立相对容易、长期通畅率高、并发症少、维护费用相对低等特点,各国指南均建议首选 AVF 作为维持性血液透析的血管通路,其次选择 AVG,尽量避免应用中心静脉导管。根据患者病情的需要和血液净化方式,血管通路分为紧急透析(临时性)的血管通路和维持性(相对永久性)血管通路。

(一)紧急血管通路建立

1. 紧急血管通路　顾名思义,是指患者未建立或尚无可用的血管通路,而又需要尽快进行血液透析治疗时建立的血管通路。具有操作简单、建立迅速、并发症相对少,一经建立即刻能够使用的特点。主要包括动静脉直接穿刺(已经不建议应用)和(非隧道式/隧道式)中心静脉导管。导管一般是双腔结构,透析时分别连接透析管路的动静脉端。

(1)适应证:①各种原因所导致的有透析指征的急性肾衰竭。②慢性肾衰竭尚未建立永久性血管通路或内瘘成熟前需要紧急透析;或慢性肾衰竭患者内瘘血栓形成或感染需临时通路过渡。③腹膜透析、肾移植术后等因病情需要临时紧急血透。④需要进行血浆置换治疗、血液灌流、免疫吸附、血脂吸附等其他血液净化治疗的患者。

若预计双腔导管使用时间超过 3 周,建议采用隧道式导管。

(2)禁忌证:无绝对禁忌证。相对禁忌证:①严重的出、凝血障碍。如置管前血小板计数$<50×10^9/L$、INR>1.5。②上腔静脉、无名静脉和锁骨下静脉血栓形成或损伤。③穿刺部位存在感染或烧伤。④患者躁动或不能合作。

2. 置管部位选择　根据患者病情状况(如严重出血倾向、心衰等)、插管目的、预计使用的时间、插管操作者的个人经验等因素合理选择置管部位和导管类型。并建议在 B 超引导下进行穿刺置管,可明显减少置管并发症。

一般选择较大的中心静脉进行穿刺,如颈内静脉、股静脉和锁骨下静脉。终末期肾脏病患者可以优先选择右侧颈内静脉,其次是右侧颈外静脉,左侧颈内、外静脉,股静脉,上述血管不能使用时才考虑锁骨下静脉。

3. 非隧道式和隧道式导管的选择　非隧道式导管随着留置时间延长,血栓和感染概率增加,仅用在急症血液净化和血液净化持续时间有限(预计时间<3 周)的患者;因影响下肢活动,股静脉导管更适合卧床患者;近期或以后准备行肾移植,应避免股静脉留置导管。股静脉置管留置时间为 1 周。

带有涤纶套隧道式导管,可通过皮下隧道固定,可以留置数月甚至数年。适用于肢体血管条件差,无法建立自体动静脉内瘘患者;心功能较差不能耐受动静脉内瘘分流的患者;近期准备进行肾移植术的患者;因各种原因需暂停腹透、用血液透析过渡的腹膜透析患者;合并有其他系统的严重疾患,预期生命有限的患者。

4. 置管时患者体位 颈内静脉采取头低脚高位(Trendeleburg 体位),股静脉置管采取穿刺侧下肢外展外旋位。

5. 中心静脉留置导管相关并发症 即刻并发症:误伤动脉、气胸、血胸、空气栓塞、静脉或心脏穿孔、心脏压塞、心律失常等。

远期并发症:血栓形成、感染、血管狭窄、动静脉瘘等。导管感染危害巨大,可导致菌血症、脓毒症、感染性心内膜炎、化脓性关节炎等,应早期识别、早期处置。

6. 注意事项 ①置管前仔细评估患者凝血功能状态、抗凝剂应用、心肺功能等情况。②建议 B 超引导下穿刺、置管。整个操作过程应在心电监护下完成,以便及时发现和处理置管过程发生的恶性心律失常。③严格遵循最大化无菌操作原则。④颈内静脉置管后常规胸部 X 线检查,了解导管尖端位置和有无胸腔积血、气胸等并发症。⑤建议置管后至少 2 小时后再进行血液净化治疗。

（二）动脉静脉内瘘的建立

由于 AVF 与其他血管通路比较,具有更高的通畅率、更少的并发症、更少的相关干预、更低的医疗花费等优点。国内外关于血液透析用血管通路指南均建议,AVF 是维持性血液透析患者首选血管通路。其次选择人工血管动静脉内瘘,尽可能避免中心静脉导管在长期血液透析治疗中的应用。

1. 自体动脉静脉内瘘的建立

(1)概念:自体动静脉内瘘成形术是通过外科手术,吻合患者的外周动脉和浅表静脉,使得动脉血液流至浅表静脉,浅表静脉动脉化(静脉增粗、增厚、血流量增加)达到血液透析所需的血流量要求、并便于血管穿刺,从而建立血液透析体外循环。

(2)适应证:自体动静脉内瘘成形术适用于慢性肾衰竭选择血液透析为肾脏替代治疗方式的患者。

(3)绝对禁忌证:①四肢近端大静脉或中心静脉存在严重狭窄、明显血栓或因邻近病变影响静脉回流。②患者前臂 ALLEN 试验阳性,禁止行前臂动静脉内瘘端端吻合。

(4)不建议进行自体动静脉内瘘成形术的情况:①预期患者存活时间短于 3 个月。②血流动力学不稳定,心力衰竭未控制。③手术部位存在感染。④同侧锁骨下静脉安装心脏起搏器导管。⑤外周动静脉纤细、术后预计内瘘成熟困难或容易形成血栓者。

(5)AVF 建立时机:由于内瘘建立后最好在 8~12 周后开始穿刺使用,以便提供足够的瘘成熟时间和可能需要的进一步干预治疗,确保透析开始时通路条件已经就绪。因此,2014 年中国血液透析用血管通路专家共识建议:如果患者选择血液透析作为肾脏替代治疗方式,当预计半年内需进入血液透析治疗时,或者 GFR<15ml/(min·1.73 m^2)、血肌酐>6mg/dl(528μmol/L),建议将患者转诊至血管通路医师接受相关评估,有计划地建立内瘘。如果尿毒症症状明显,支持治疗难以控制,建议更早些实施 AVF 手术。

(6)AVF 建立的原则:先上肢后下肢;先远端后近端;先非惯用侧后惯用侧。AVF 制作部位顺序,通常是腕部自体内瘘(桡动脉-头静脉,贵要静脉-尺动脉);前臂转位内瘘(桡动脉-贵要静脉转位、肱动脉-贵要静脉转位、肱动脉-头静脉转位);肘部自体内瘘(肱动脉-头静脉、肱动脉-肘正中静脉、肱动脉-贵要静脉)。

(7)术前评估:充分详细的术前评估有助于术者判断患者即将进行的血管通路方式、时机、可能的术后并发症、初级通畅率等,一般由血管通路专业医师完成。

(8)血管吻合方式:静、动脉三种吻合方式(端侧、端端、侧侧吻合)中,推荐端侧吻合。吻合口6~8mm。具体手术步骤参见相关专业书籍。

(9)AVF成熟的标志:内瘘血流量>500ml/min,血管内径>5mm,距皮肤表面深度<6mm、可供穿刺的血管长度至少6cm。

(10)AVF并发症:内瘘狭窄、窃血综合征、充血性心力衰竭、感染、肿胀手综合征、动脉瘤等。其中内瘘狭窄是内瘘的主要并发症,术后早期出现,多是有血栓形成,与血管吻合技术、吻合的静脉或中心静脉狭窄、血管痉挛、有效循环血容量低、低血压、休克等因素有关。晚期狭窄可以是血栓形成,也可以出现非血栓性狭窄(血管内膜增生),主要与反复穿刺、血管内膜损伤、管腔发生纤维化缩窄、血流动力学改变等有关,透析低血压、透中高超滤率、血红蛋白过高、压迫时间过长等情况将增加内瘘血栓形成概率。

2. 人造血管动脉静脉内瘘的建立　人造血管动静脉内瘘是通过使用人造血管分别与患者自体动脉和静脉吻合形成内瘘。目前最常用的非生物性血管材料为膨体聚四氟乙烯(E-PTFE),取材容易,形状及口径容易控制,生物相容性好,容易穿刺,是目前应用最广泛的人工血管,但价格较昂贵。

(1)适应证:①上肢血管纤细不能制作自体动静脉内瘘。②由于反复制作内瘘或患者基础疾病导致上肢动静脉血管耗竭或上肢自身血管严重破坏。

(2)禁忌证:四肢近端大静脉或中心静脉存在严重狭窄、明显血栓。

(3)建立部位:吻合的配对动、静脉多采用上肢血管。一般选择非惯用侧前臂的桡动脉和贵要静脉或肱动脉至贵要静脉,移植血管与动脉和静脉间做端-侧吻合。也可在上臂及下肢行血管移植。

(4)建立时机:可在预计进入透析治疗前至少4~6周建立。

(5)并发症:AVG与AVF的并发症类似,包括血栓形成、感染、窃血、动脉瘤、静脉高压、血清肿、心力衰竭及局部出血。相比于AVF,血栓形成、感染及血清肿更常发生于AVG。

(6)术后注意事项:术后监测同AVF,术后常规使用抗生素7~10天,可常规口服肠溶阿司匹林抗凝治疗。对于高凝状态患者,也可皮下注射低分子肝素。抬高术侧肢体,避免压迫,人造血管一般在4~6周血清性水肿消退后、能够触到人造血管走形后开始穿刺使用。

二、血管通路的维护

血液透析血管通路(包括AVF、AVG和中心静脉导管)是透析患者的生命线,通路成功建立后可能出现的感染、血栓、狭窄等各种并发症是影响血管通路使用寿命的重要因素,日常进行精心维护可有效地减少并发症发生。对血管通路的维护需要医、护、患和患者家属的共同参与。

(一)中心静脉双腔导管的维护

1. 针对患者的维护内容

(1)颈内静脉置管后,头部可自然活动,不影响日常生活,但不可过度活动以防出血或导管脱出。

（2）保持置管处敷料清洁干燥,如有潮湿或污染及时换药更换无菌敷料。

（3）涉及任何导管操作前均应戴口罩。

（4）中心静脉导管只在进行血液净化治疗时应用,并由血液净化专科护士进行操作,禁止进行输液、输血、抽血等用途。

（5）做好个人卫生,保持导管穿刺处干燥、清洁,日常关注体温变化,尤其关注升高的体温与透析有无关系。如有发热、寒战、导管周围红肿、疼痛或渗液等情况,立即就医。

（6）如患者沐浴,可外购人工肛袋,密封置管处,浴后检查敷料是否污染,必要时换药。

2. 针对医护人员的维护

（1）经常性的对使用导管的患者及其家属进行通路保护方面的宣教,指导患者学会保护导管的正确方法。

（2）每次透析前对导管进行必要的评估,包括:评估导管(非隧道式)留置的必要性;评估导管皮肤出口、隧道有无红肿、压痛、分泌物;评估导管位置、固定及敷料粘贴情况;导管回抽血液是否通畅、注入液体是否有阻力。

（3）导管皮肤出口处每周换药2~3次,碘伏或安尔碘消毒后以透气敷料覆盖。

（4）进行导管相关操作严格无菌原则,如洗手、工作人员应佩戴口罩、帽子、无菌手套,取下导管肝素帽后立刻连接注射器,避免管腔暴露于空气中的时间过长。

（5）回抽导管内封管的肝素溶液,观察有无凝血块,当回抽不畅时,严禁用力推注。

（6）掌握正确的封管方法,肝素封管时采取脉冲注入式方法,先夹闭夹子,后停止注入,管腔内保持正压状态。

（7）禁止通过导管进行药物注射或输液。

（8）临床出现不能解释的寒战、发热,尤其是透析过程中出现,应高度怀疑导管相关血流感染。及时进行血常规、血培养检查并可同时进行经验性抗生素封管和全身使用抗生素。

（二）动脉静脉内瘘的维护

1. 自体动脉静脉内瘘的维护

（1）针对患者进行的内瘘维护内容:①对患者强调内瘘对其生命的重要性,内瘘可能发生的并发症及临床表现,急性并发症的院外应急处理。②新建内瘘术后进行适当的锻炼可促进内瘘尽快"成熟"。在术后1周内且伤口无感染、无渗血、愈合良好的情况下,术侧手部可适当做握拳及腕关节运动,以促进血液循环,防止血栓形成。术后2周可在上臂捆扎止血带或血压表袖套,术侧手做握拳或握球锻炼,每次3~5分钟,每天可重复10~20次。③教会患者自我检查内瘘的方法,每日进行3~4次检查,熟悉自身内瘘动静脉吻合口位置、走形、震颤、杂音情况,一旦发现内瘘处疼痛、震颤、杂音减弱或消失应立即就医。告之患者内瘘溶栓时间窗,4~6小时内溶栓成功率高,超过12小时溶栓效果差,24小时以上溶栓基本无效。④保持内瘘侧手臂的皮肤清洁,每次透析前用肥皂水清洗干净。透析后无菌敷料覆盖4小时以上,避免接触到水。⑤透析后掌握正确的压迫止血方法,压迫时间个体化,以不出血的最短时间为宜,如压迫时间过长,应向医生反映情况,查找原因,必要时减少抗凝剂用量。⑥如穿刺处发生血肿,内瘘处硬结,可应用多磺酸黏多糖乳膏(喜辽妥)涂擦按摩,每日2次,每次15~20分钟。⑦内瘘侧上肢禁止测量血压、输液、抽血、测量体温,非内瘘侧上肢表浅静脉尽量避免穿刺、输液、抽血,尽量应用手背静脉进行上述操作。⑧避免内瘘侧手臂外伤,如出现动脉瘤时可适当佩戴松紧适宜的护腕。

（2）针对医护人员的内瘘维护内容：①掌握内瘘成熟的判定。②每次进行穿刺时常规检查,血管管壁的弹性、有无发红、淤血、血肿、渗出、硬结等,触摸血管走形及震颤强弱,评价瘘管是否通畅。③内瘘穿刺使用:遵循无菌原则;选择正确的动静脉穿刺点,避免瘘口 3cm 以内穿刺。建议行绳梯式穿刺,穿刺部位轮流更换,两个穿刺点距离至少 1cm。禁止区域穿刺法,对于可穿刺范围有限的患者可以实行扣眼穿刺技术,但是应警惕感染的可能。新建内瘘初期穿刺,建议使用小号（17G 或 16G）穿刺针,血流量不宜过高（200~250ml/min）。④穿刺和透析中如果发生血肿应及时处理:立即拔针压迫止血,并用冷敷加快止血,透中、透后观察血肿范围有无扩大,改变抗凝策略。

2. 人造血管动脉静脉内瘘的维护　人造血管动静脉内瘘的维护可参考自体动静脉内瘘维护内容,但是需注意的是:血清性水肿是常见并发症,多在术后 1~3 天开始出现,持续 3~6 周消退,一般毋需特殊处理。在 4~6 周血清性水肿消退后开始穿刺使用。不必进行促进成熟的锻炼。

术后 1 周内血透肝素抗凝,可能加重血清性水肿,可根据条件选用局部枸橼酸盐抗凝、低分子肝素抗凝或采用无抗凝透析。

人工血管内瘘与自体动静脉内瘘不同,管壁纤维受损后不能自行修复,仅靠管周结缔组织增生填充,正确掌握人工血管内瘘的穿刺方法和相关护理对于防止并发症,延长使用寿命非常重要。

三、血液透析原理和方案概述

血液透析（hemodialysis,HD）是救治急、慢性肾衰竭的有效治疗方式之一。是通过血管通路将患者血液引出体外,通过透析膜（一种半透膜）将血液和透析液这两部分液体分开并进行跨膜物质交换,清除体内代谢废物,纠正电解质和酸碱失衡,同时清除体内过剩的液体,最终患者机体内环境接近正常,达到治疗目的。

（一）透析原理

血液透析的主要目的是清除毒素和机体多余的水分,调整电解质、酸碱平衡,其基本原理是通过弥散（diffusion）、对流（convection）及吸附（absorption）清除血液中的毒素;通过超滤（ultrafiltration）清除体内潴留的水分。

1. 弥散　是常规血液透析时清除溶质的主要机制。溶质依靠浓度梯度从高浓度一侧向低浓度一侧转运,此现象称为弥散。血液透析时透析器中透析膜内侧有血液流动,透析膜外侧有透析液流动,尿毒症时积聚的小分子物质（分子量<300D）如尿素、肌酐等经过透析膜,自浓度高的血液一侧向浓度低的一侧透析液移动,并随透析液的排除被清除。另一方面,机体所需要的某些物质如缓冲碱（碳酸氢盐）等可自浓度高的透析液一侧经过透析膜弥散进入浓度低的血液一侧。

2. 对流　是溶质通过半透膜的另一种方式。在跨膜压作用下,液体从压力高的一侧通过半透膜向压力低的一侧移动,液体中的溶质也随之通过半透膜,这种方式即为对流。不同溶质通过透析膜的速率不同,取决于膜的筛选系数、膜孔径、溶质分子量大小、跨膜压高低等因素。

3. 吸附　为溶质吸附至透析膜表面,是溶质清除的第三种方式。但吸附只对某些溶质起作用,透析膜的吸附能力与溶质浓度关系不大,而与溶质与膜的化学亲和力及透析膜的表面积大小有关。

4. 超滤 是透析清除体内多余水分的主要机制。液体在静水压力梯度或渗透压梯度作用下通过半透膜的运动称为超滤。透析时,超滤是指水分从血液侧向透析液侧移动,主要靠从血液侧到透析液侧的静水压;反之,如果水分从透析液侧向血液侧移动,则称为反超滤。

(二)血液透析方案概述

血液透析方案的制定应由肾科专业医师完成。制定方案前应全面了解病情,进行详细体检及有关化验检查;明确患者心功能、肾功能状况及并发症、出、凝血状态、容量负荷等情况,根据患者病情及条件选择合适的血管通路和透析方式。签署血液透析知情同意书,告之血液透析相关并发症。

1. 首次透析患者(诱导透析期) 透析前常规检查感染指标(肝炎、艾滋病和梅毒血清学指标),分配患者进入相关治疗区域和指定的透析机。

诱导透析目的是减少透析中因毒素快速清除、渗透压及酸碱变化对体内血流动力学和液体分布等的影响,使患者能够逐渐适应透析治疗。

方法:首次透析2~3小时,血流速150~200ml/min;透析器面积不宜过大,每日一次,3次以后可转入常规透析。单次透析尿素下降率30%~40%即可,避免失衡综合征并发症。

根据患者酸碱状况和血清电解质水平制定透析液处方(碱基和离子浓度)。

制定抗凝方案:根据患者凝血状态、近期手术外伤病史和抗凝药物适应证及禁忌证选择抗凝方法,如普通肝素、低分子肝素、局部枸橼酸抗凝、阿加曲班、无抗凝剂等方法。

设定合理的透析超滤量(脱水量):根据患者容量状态、心肺功能、血流动力学指标和残余肾功能设定,单位时间内超滤量(超滤率)越大,低血压等并发症发生率越高。必要时可减少每次透析脱水量,增加透析频率,逐渐达到理想的"干体重"。

2. 维持透析期 经过诱导透析阶段(一般3~5次透析),可进入相对稳定的常规透析阶段,每次透析前均应进行症状和重点体征评估,有无出血倾向、透析间期体重增长、血管通路状况、并定期进行多种血液生化检查,根据患者症状和体征以及上述监测结果调整透析处方。

使用中心静脉导管透析的患者,时机成熟时尽快建立长期血管通路,首选自体动静脉内瘘,其次是人工血管内瘘。

确定抗凝方案(同上)。

设定合理的透析超滤量(脱水量),一般可根据患者透析前体重减去干体重计算,如果透析中患者进食、水、补液或有引流、呕吐、如厕等情况,应在原计划脱水量基础上酌情加减。

干体重设定:干体重是针对透析患者的特有名词,指身体内无多余水分潴留同时又无缺水时的体重,是透析后患者不出现症状或低血压,患者所能耐受的最低体重。首先根据患者的原有体重,营养状况,水钠潴留征象,尿量及患者的感觉症状,初步估算干体重,通过透析超滤脱水及限制透析间期体重的增长(以每天体重的增长不超过1千克为度)逐步达到干体重。干体重是制定每次透析超滤量的重要依据之一,也是评价透析充分性的重要指标。目前比较准确的干体重估算可采取如下方法:用生物阻抗光谱学的方法测定机体组成;超声进行透析后下腔静脉直径测量及塌陷指数测定;透析过程中血容量监测等。

透析中常规进行血压、心率等检测,观察并记录透析机相关的治疗参数,观察有无透析急性并发症如低血压、高血压、首用综合征、肌肉痉挛、心律失常等,及时进行相应处理。

(王 磊)

第五节 腹膜透析

一、腹膜透析原理和方案概述

腹膜透析（PD,简称腹透）是终末期肾脏病患者肾替代治疗的主要方式之一。腹膜透析与血液透析相比有很多优点,能更好地保护残存肾功能、血流动力学更稳定、毋需抗凝、安全简便、易于操作、费用较低等,日渐被越来越多的终末期肾脏病患者所接受。

腹膜透析是应用腹膜作为透析膜,来清除体内的代谢废物、毒素以及多余的水分,纠正酸中毒和电解质紊乱。腹膜是天然半透膜,其表面积与体表面积接近,其上有丰富的毛细血管,当在腹腔内注入透析液时,腹膜毛细血管内血浆中的毒素和其他物质可以借助溶质浓度梯度弥散进入腹腔内的透析液中,而多余的水分则借助渗透梯度,通过渗透和超滤的原理,自血管内移入透析液中,通过不断更换新鲜透析液即可达到清除毒素、纠正电解质紊乱和多余水分的目的,同时通过透析液补充人体必需的物质。

与血液透析不同,腹透是一种居家的透析方式。腹膜透析分为手工透析和机器透析两种。持续性不卧床腹膜透析（CAPD）是目前最常用的手工腹膜透析方式。开始腹膜透析前,需要先通过手术将一根柔软且有韧性的硅胶管插入腹腔最低处,保证液体可以进出腹腔,然后进行透析。利用重力将腹膜透析液（简称腹透液）灌入腹腔,当腹透液在腹腔内存放了一段时间后（通常为 4~6 小时）,将含有毒素和多余水分的旧的腹透液排出,然后注入新的腹透液存腹,开始新一轮腹膜透析。腹膜透析液的一次灌入和排出称为换液,患者或家属经过短期培训后,在家自行换液,通常每天换液 3~4 次,每次 2L 透析液存腹。每次换液需 30 分钟左右。白天透析液每次存腹 4~5 小时,晚上腹腔保存 8~10 小时。除换液时间外,患者可以继续日常生活和工作。许多人将交换安排在三餐前后和晚上睡觉前。每天交换的透析液剂量、次数取决于残存肾功能、腹膜功能和机体需求,由医生来制定。

二、腹膜透析置管及导管维护

腹膜透析导管是腹透患者的生命线,选择合适的置管位置,使用正确的置管方式,建立流畅的透析通路,是保证腹膜透析成功的基础关键环节。

腹透导管的选择:Tenckhoff 直管是目前应用最广泛的长期腹透导管,是硅胶材料的双涤纶套的腹膜透析管,腹膜透析管的腹内段具有一定数量的侧孔。其他可供选择的导管还包括 Tenckhoff 卷曲管、鹅颈直管、鹅颈卷曲管等。当前研究显示,没有哪一种导管在减少导管相关并发症方面优于其他导管。

腹膜透析管的置管方式:包括外科直视手术切开法、盲穿法置管、腹膜镜置管,其中以手术切开法最为常用。手术时,深部涤纶套被置于腹直肌内,皮下涤纶套置于皮下隧道段、距出口 2~3cm 处,起到固定腹透管,以及预防出口感染扩散至皮下隧道甚至腹腔内导致隧道感染、腹膜炎。

腹透置管术的术前准备:置管术前,需要全面评估患者的腹部情况（特别是腹部手术史、疝、胃肠道疾病史等）及心肺功能,是否合并疝,以及老年患者能否独立完成换液操作等;需要与患者及家属谈话沟通、签署知情同意书;进行血常规、出凝血功能检查;备皮、选择腹膜透析导管,确定并标记置管位置和出口位置;还需要进行充分的肠道准备,包括排尿、排便,便秘者须做灌肠等通便处理。手术前常规使用抗生素预防感染,一代头孢菌素和万古霉素均可以作为术前预防性抗生素使用,并在手术前1小时内静脉输注。

腹透置管术的术后处理:①尽可能在PD置管术2周后开始腹膜透析。如果在这期间需要紧急透析,可以采用仰卧位、小剂量透析液进行透析;②在手术当日及围术期内,应至少每周一次使用1.5%腹膜透析液注入和引流一次,以避免纤维蛋白或血凝块阻塞腹透管,并减少大网膜粘连的可能,必要时可在透析液内加入肝素;③指导患者在围术期避免导致腹壁紧张的动作,如咳嗽等,以降低腹腔内压力、减少渗漏的可能;④加强腹透管的出口护理,注意局部固定、避免牵拉,培训患者正确的出口护理方法;⑤注意保持排便通畅,避免透析管移位及网膜包裹。

三、CAPD治疗的优缺点

腹膜透析有很多优点,由于其是腹膜持续缓慢进行透析的过程,接近正常生理状态,因此患者无明显自觉症状,内环境相对稳定,对血流动力学影响小,尤其适于心、脑血管疾病者。腹膜透析有利于保护残存肾功能,已有研究显示,在透析开始的前3年,由于有效保护了残存肾功能,接受腹膜透析患者的生存质量优于血液透析患者。此外,腹膜透析毋需血管通路和穿刺;不需应用抗凝药,因此减少了出血的风险。由于对中分子毒素清除效果好,因此,在贫血纠正和血压控制方面均好于血液透析。其操作简单易学,经简单培训之后即可由家属或本人操作,患者不必频繁往返于医院与家之间,尤其适于居住地离医院较远、活动不便者。此外透析时间安排较灵活,生活相对自由,且费用相对经济。

但是,腹膜透析也有其缺点,由于腹透是一种居家自助式治疗,如操作中不注意无菌技术,有感染的可能,容易发生腹膜炎、出口感染、隧道感染。由于腹透液中的葡萄糖被人体吸收,可能引起血糖升高、血脂升高、体重增加等。此外,经腹膜透析会丢失营养物质如蛋白质、氨基酸、维生素等,因此如果患者进食情况差,尤其在腹膜炎的情况下,可能引起营养不良。

四、CAPD的适应证与禁忌证

绝大部分慢性肾衰竭患者既适合做腹透,也适合做血透。大多数患者可以接受腹膜透析治疗,只有少数人不适合:①腹腔感染等所致腹膜广泛粘连或纤维化;②严重肺功能不全;③多囊肾、多囊肝等造成腹腔容积显著减少;④腹壁广泛感染、严重烧伤或皮肤病。腹膜透析尤其适用于心血管疾病、糖尿病患者、老年人及儿童、血管通路难以建立者、长期卧床、行动不便者等。

五、腹膜透析患者管理中的注意事项

(一)加强对腹膜透析患者的管理

慢性肾衰竭会引起全身各系统的合并症,如不及时控制,将会影响患者的生存质量,降低生存率,因此,绝不能认为只要插了管开始腹膜透析后,医生定期开药就行了。腹膜透析患者的管理并非一劳永逸,需要持之以恒。一方面,必须加强对患者的随访,可以通过专职护士的电话随访和定期门诊随访两种形式来了解病情。通过定期的化验检查了解其肾衰竭

合并症如贫血、钙磷代谢紊乱、营养不良等的发生情况及控制情况;定期进行透析充分性检查如 Kt/V、肌酐清除率,检查腹膜转运特性如腹膜平衡试验(PET)等,以调整腹膜透析处方;糖尿病患者还要注意控制血糖。目前持续质量改进(CQI)已被广泛应用于腹膜透析患者的管理中,明显提高了患者的管理质量。

(二)重视专职腹透护士在腹膜透析患者管理中的作用

管理腹膜透析患者是一项需要细心与耐心的工作。专职护士在协助医生改进患者生存质量方面扮演了重要角色,如负责患者培训、电话随访、门诊随访、家访甚至营养指导、心理指导等多项工作。在 2006 年英国腹透协会的护理指南中指出,每 25 例腹透患者建议配备一个专职护士。在 2012 年卫生部《腹膜透析操作规程》中明确要求:门诊随访患者在 20~30 例以上要求配备 1 名腹透专职护士,每增加 50 例患者增加 1 名专职护士。

(三)提高对腹膜透析患者再培训的认识

当顺利进行一段时间的腹膜透析后,患者和家属对最初培训时接受的无菌操作技术的关注渐渐淡薄,从而可能导致腹膜炎的发生率增加。因此,定期再培训是减少相关感染并发症的重要一环。

六、家庭腹膜透析常见的问题

在家庭腹膜透析中最常碰到的问题就是腹膜炎的发生。应该告诉患者如果发现腹透液浑浊,出现腹痛,伴或不伴有发热,就要高度怀疑发生腹膜炎的可能。这时应该立刻打电话给透析中心的医护人员,并将引流出的腹透液带来做化验,如果确认发生腹膜炎,则应在医生的指导下及时开始治疗。另外,也常碰到血性腹透液、腹透液中出现絮状物、腹透管功能异常如灌入和(或)引流障碍等情况。一旦出现任何异常,应立即联系透析中心的医护人员,进行及时诊治。

当前,我国大部分地区接受血液透析的患者比腹膜透析多,但在一些国家和地区,如香港,约 80% 以上的患者选择腹膜透析治疗。如果给予合理的处方,腹膜透析和血液透析的治疗效果非常相似。我们的经验表明,腹膜透析是一种门诊治疗,但是有很强的治疗延续性,因此,需要给予病房式的管理。患者每月需要到医院随诊一次,由专职腹透护士进行全面评估,定期抽血、留尿、透析液等化验,监测贫血、钙磷、营养等指标,根据上述结果,医生将进行治疗效果的评价和相应的处方调整。

如果我们加强对患者的管理并促进其自我管理,腹膜透析患者可以拥有和正常人一样的生活质量。许多患者通过治疗已经重返工作岗位,体现自身价值。因此,作为肾内科医生,更应该掌握腹膜透析的应用,帮助患者选择适合自己的透析方式,加强对腹膜透析患者的管理,制订个体化透析方案,从而提高其生存质量。

(赵慧萍)

第六节　肾　移　植

一、肾移植概述

肾移植是终末期肾脏病(ESRD)患者除透析治疗外的一种肾替代治疗方法,是指将配型合适的健康者肾脏或尸体肾脏通过手术移植给肾衰竭的患者。成功的肾移植会恢复正常的肾功能(包括内分泌和代谢功能),是当前最理想的肾脏替代治疗手段。移植肾可由尸体或亲属供肾,如兄弟姐妹或父母等,亲属肾移植的效果更好。根据供肾来源不同分为自体肾移植、同种肾移植和异种肾移植。移植患者与透析患者相比,所受的限制更少,生活质量更高。大多数患者比透析时感觉更好,更有体力。肾移植后需要长期使用免疫抑制剂,以防排斥反应。由于肾源匮乏,尿毒症患者通常先接受透析治疗,等待肾移植。

1954 年 12 月,美国外科医师 Joseph Murry 在同卵孪生兄弟间成功进行了世界首例同种异体肾移植,开辟了器官移植的新纪元。近年来随着外科手术技术的提高、组织配型的应用、免疫抑制药物的改进以及器官保存技术的进步,肾移植的肾脏存活率和患者存活率日益提高。据美国器官资源共享网络(UNOS)的统计,截至 2012 年末,全球主要器官移植累积总数达到 1 396 738 例,其中肾移植累积例数居首位,达 966 286 例,移植肾最长存活时间达 54 年(亲属活体肾移植)。目前肾移植 1 年存活率在 90% 以上,尸体肾移植半数存活期为 10.9 年,活体肾移植半数存活期为 17.9 年。

二、肾移植指征

肾移植是终末期肾脏病最理想的治疗方法,故原则上各种肾脏疾病进展至终末期阶段,经一般治疗无效,或各种原因导致的不可逆肾衰竭,均可行肾移植。但为了提高肾移植存活率,临床上选择合适的患者较为严格,实际工作中应参考患者年龄、原发病种类、机体状态和供肾因素等多方面具体情况而定。

1. 年龄　肾移植没有具体的年龄上限,只要患者的机体状态能够耐受手术,就可以接受肾移植。与介于这两极年龄之间的其他年龄患者相比,非常年幼(<5 岁)和非常高龄的患者其个体和移植肾的生存均更差。由于免疫抑制治疗并发症导致的死亡或非移植相关并发症,肾移植效果差。

2. 原发疾病　在评价慢性肾衰竭患者是否适合行肾移植时,原发病也应考虑,因为某些原发病可以在移植肾复发。

3. 肾移植的禁忌证

(1)当肾脏疾病是由全身疾患所引起的局部表现时,不能考虑肾移植,因为这一疾病将蔓延到移植的肾脏。如淀粉样变性、结节性动脉周围炎和弥漫性血管炎等。

(2)全身严重感染、肺结核、消化性溃疡和恶性肿瘤患者,不能考虑肾移植,除非这些疾病得到有效控制。因在移植后应用免疫抑制剂和类固醇时,疾病将迅速恶化。

三、移植肾功能丢失

移植肾功能丢失(即移植肾失功)是肾移植最常见的并发症。美国移植器官共享网络的登记数据显示,接受活体供肾者,其 1 年和 3 年的移植肾存活率平均为 93% 和 86%;而接受尸体供肾者,其 1 年和 3 年的移植肾存活率则分别为 96% 和 87%。

(一) 移植肾失功分类

根据移植后的时间可将移植肾失功划分为移植后即刻失功、移植后早期(移植后不到 3 个月)失功和移植后晚期(移植后 3 个月或更长时间)失功。

1. 移植后即刻失功　即移植物功能延迟恢复(DGF),指移植后肾衰竭持续存在,表现为移植后最多日尿量少于 1200ml，或 48 小时内血清肌酐下降<10%，主要原因是缺血后急性肾小管坏死（ATN）。缺血时间超过 24 小时或环孢素的治疗剂量超过 10mg/（kg·d），ATN 的发生增加。也可能是发生了超急或加速的排斥反应。

2. 移植后早期失功　移植后的前 3 个月内，移植肾脏原有功能的患者发展为肾功能不全，称为移植后早期失功。其原因有多种，常见原因：急性排斥反应（最常见）、钙调神经磷酸酶抑制剂、血栓性微血管病、尿路梗阻、有效循环血容量减少造成的肾灌注下降、感染、复发或再发的肾脏病。

3. 移植肾晚期慢性失功　目前虽然器官移植的短期预后得到了显著改善，但移植肾的长期存活率与环孢素时代以前无显著差别，多数患者移植肾的慢性损害仍在发生和发展，最终造成多数移植肾功能丧失，重新进入透析或需要再次移植。许多患者接受肾移植术后几年出现慢性进展性移植肾病，此称为移植肾晚期慢性失功。移植肾晚期慢性失功原因很多，主要有慢性排斥反应、慢性环孢素肾毒性、血压控制不良引起的高血压性肾硬化、慢性尿路梗阻、复发或再发的肾脏病等。

（二）移植肾失功原因

下文中将重点介绍原有肾病复发及排斥反应。

1. 原有肾病复发　移植后再发肾小球疾病被认为是移植肾失功的主要原因之一。所有肾小球肾炎都被认为可以在移植肾复发，但是不同肾小球肾炎的复发率和临床表现、进展不同，临床表现包括镜下血尿、蛋白尿和肾病综合征。

（1）局灶节段性肾小球硬化（FSGS）：FSGS 肾移植后原发病在移植肾的复发率较高，据报道达 30%~50%，大约半数的复发会导致移植肾功能丧失。如果第一次移植肾由于 FSGS 复发而失功，则第二次移植肾复发 FSGS 的风险更高。FSGS 复发的临床表现为移植后立即出现的大量蛋白尿或移植术后晚些时候出现中等量的蛋白尿。尚无公认有效的治疗方法。

（2）膜增生性肾小球肾炎（MPGN）：I 型 MPGN 移植后发生复发较常见，复发率可达到 70%，其中约 1/3 造成移植肾功能丧失，移植后几乎所有的 II 型 MPGN 都有组织学上的复发，但是有临床表现者少见。

（3）膜性肾病：膜性肾病的常见原因是病毒感染和恶性肿瘤，治疗这些疾病可减少继发性膜性肾病复发的风险。膜性肾病再发率约 10%。由于再发导致的移植肾功能丧失不常见。

（4）抗肾小球基底膜（GBM）病：50% 的抗 GBM 病患者在肾移植后即出现组织学异常，血浆中可检测出抗 GBM 抗体。手术时间宜选择疾病静止期和血浆中抗 GBM 抗体阴性持续 12 个月，以减少移植后抗 GBM 病的复发。

（5）狼疮性肾炎：近十几年来狼疮性肾炎疗效较前有了很大的提高，但仍有一定程度的患者会发生肾功能损害。狼疮活动期间，患者一般情况差，死亡率亦高，故手术时间应选择狼疮静止 6~9 个月后。麦考酚酸酯对复发性狼疮性肾炎是否有效仍在研究中。新发狼疮导致移植肾失功的发生率是 2%~4%。

（6）抗中性粒细胞胞质抗体（ANCA）肾炎：目前人们对 ANCA 相关小血管炎肾损害已有相当的认识，并制定了有效的治疗方案，但一些患者仍不可避免地会发生移植肾功能损害。有研究对 127 例患者进行随访 4~89 个月后，发现 17% 的患者血管炎复发，其中 3 例出现肾脏病的临床表现,2 例移植肾失功。移植前应对患者进行特异性 c-ANCA 或 p-ANCA 检测,分疾病亚型,测定移植前、移植肾时 ANCA 效价。如果明确诊断,则待疾病得到控制后再考虑移植手术。这类患者移植后复发肾病对环磷酰胺治疗普遍敏感。若患者肾组织病理活检发现新月体形成或 ANCA 效价高时,需要联合应用环磷酰胺+血浆置换或静脉注射免疫球蛋白等治疗。

(7)IgA 肾病和过敏性紫癜肾炎:IgA 肾病的临床复发非常少见。过敏性紫癜肾炎组织学复发率达 1/3~3/4,但临床复发率较低。一般建议在新的紫癜停止出现至少 6~12 个月后行肾移植。

(8)溶血尿毒综合征:该病移植后复发率 1%~25%。在原病症状完全消失前行肾移植、亲属活体供肾、使用环孢素等可能与复发率增高有关。

2. 排异反应　排异反应是目前导致移植肾丧失功能的主要原因,是受者体内免疫系统针对移植物抗原发生的细胞和体液免疫反应,同时激活了非特异性免疫系统,如不及时阻止,将以移植物功能丧失为结局。按照发生时间、发病机制、病理及临床进展的不同,分为超急性排异反应、加速性排异反应、急性排异反应以及慢性排异反应。

(1)超急性排斥反应:超急性排斥反应是最急剧、后果最严重的排斥反应,发生率为 1%~5%。它多发生在术中或移植后数分钟至数小时内,一般发生在 24 小时内,个别可延迟至 48 小时。表现为移植肾变为花斑色,体积增大,色泽由鲜红出现紫纹,进而呈暗红,乃至呈紫褐色并失去光泽,无尿,少数出现寒战、高热。为不可逆的排斥反应。目前尚无有效的治疗方法,只能行移植肾切除。

(2)加速性排斥反应:多发生在肾移植术后 2~5 天内,移植后肾功能逐渐恢复中突然出现尿量的减少或无尿,移植肾区疼痛,原已下降的血肌酐又迅速升高,排斥反应程度剧烈,病程进展快,移植肾功能常迅速丧失,严重时移植肾破裂出血。出现此类排斥病情严重,治疗困难,治疗逆转率约为 30%。

(3)急性排斥反应:是临床上最常见的一种排斥反应。可发生于肾移植术后的任何时间,但多发生在移植后的 3 个月内,其中第 1 个月内最常见。典型表现为:发热、尿少、血压升高、血肌酐上升、移植肾胀痛。临床上治疗方法有甲泼尼龙冲击治疗、抗体治疗和血浆置换等。急性排斥反应如果及时发现及时治疗,90%以上患者可以治愈。

(4)慢性排斥反应:是指免疫因素介导的移植肾功能缓慢减退,一般发生在肾移植 3~6 个月后,肾功能呈缓慢减退,血肌酐进行性升高,是影响移植肾成活和患者长期存活的主要因素之一。慢性排斥反应目前尚无明确有效的治疗方法,对慢性排斥反应的预防更加重要。

四、肾移植后常用药物及其浓度监测

肾移植术后合理应用免疫抑制剂的目的是防止排斥反应及提高人/肾生存率。然而免疫抑制剂在抑制免疫的同时由于免疫抑制过度带来了感染、肝肾不良反应、肿瘤等严重并发症。如何选择理想的免疫抑制方案,免疫抑制剂应该如何调整,有关免疫抑制剂应服用多大剂量,应该维持多高的谷值浓度,对肾移植患者至关重要,已成为影响移植肾长期存活至关重要的因素。目前,肾移植后常用的免疫抑制剂为硫唑嘌呤、环孢素 A、吗替麦考酚酯(霉酚酸酯)、他克莫司、雷帕霉素等化学免疫抑制剂、生物制剂类免疫抑制

剂。根据不同个体对不同的免疫抑制剂耐受情况、经济承受能力等来选择不同的药物组合。

肾移植后的用药原则通常以钙神经蛋白抑制剂为主的基础用药(环孢霉素和 FK-506),吗替麦考酚酯(霉酚酸酯)和硫唑嘌呤都有骨髓抑制作用,皮质类固醇也是基本用药。环孢霉素(或 FK-506)+吗替麦考酚酯(霉酚酸酯)(或硫唑嘌呤)+皮质类固醇的三联用药是维持免疫抑制的常用方案。详见表 3-16-6-1。

表 3-16-6-1　肾移植常用免疫抑制药物

	作用机制	副作用	用药指导	药物浓度监测及意义
硫唑嘌呤(AZA)	体内硫唑嘌呤转换为 6-巯基嘌呤,干扰 DNA 合成,也通过将共刺激信号转化为凋亡信号参与免疫抑制。与环孢素相比具有成本较低和肾毒性较小的优点	主要以肝功能损害、造血系统损害和感染为主		
环孢素 A(CsA)	钙神经蛋白抑制剂,肾移植免疫抑制剂联合用药中的核心药物之一	肝肾损害、低蛋白血症、震颤、厌食、恶心、呕吐、高血压等过度免疫抑制相关的并发症:机会性感染、肿瘤等	用量遵嘱,空腹(餐前 1 小时或餐后 1~2 小时),每 12 小时 1 次	环孢素药物浓度与免疫抑制作用的强度密切相关,也与毒副作用的肝肾损害程度几乎成正比,因而必须进行浓度监测
吗替麦考酚酯(霉酚酸酯)(MMF)	是霉酚酸(MPA)前体,霉酚酸能抑制嘌呤合成关键酶——次黄嘌呤核苷酸脱氢酶。大规模临床试验显示,吗替麦考酚酯(霉酚酸酯)预防肾移植急性排斥优于硫唑嘌呤,硫唑嘌呤联合钙神经蛋白抑制剂可以提高移植物和受者生存率,减少早期和晚期排斥反应。MMF 由于使用简单,毋需监测,无器官毒性和心血管危险,在临床中广泛替代硫唑嘌呤	胃肠道反应(腹泻)和血液系统损害(贫血和白细胞减少症),可能增加巨细胞病毒疾病的发病率	1g,每日 2 次,对移植肾功能不全的患者需要谨慎用药,一般不宜超过 2g/日。对于存在活动性胃肠道病变的患者,应用 MMF 需要格外慎重。开始 MMF 治疗的 1 年内,应定期测定白细胞计数,如果出现低中性粒细胞血症,MMF 需要减量或停药。怀孕妇女不应服用	在肾移植中,MMF 常与环孢素和皮质激素联合用药,但不宜与 AZA 联合用药。在肾移植中单次或多次服用 MMF,不影响环孢素或 FK506 的药代动力学特性。但在接受 MMF 和泼尼松治疗的肾移植患者中,环孢素治疗可降低 MPA 的谷值

续表

	作用机制	副作用	用药指导	药物浓度监测及意义
他克莫司（FK506、普乐可复）	钙神经蛋白抑制剂，是大环内酯类抗生素，具有较强的免疫抑制特性，其体外抑制 T 淋巴细胞强度是 CsA 的 10～100 倍，预防各种器官移植所出现的排斥反应的效果优于 CsA	肝肾毒性、神经毒性、震颤、头痛、失眠、恶心、呕吐、高血糖、高血压和精神症状等	1. 用量遵嘱，每 12 小时 1 次 2. 按时、空腹服药，餐前 1 小时或餐后两小时，间隔时间 > 8h（早 6 时～晚 8 时） 3. 慎用西柚汁	术后早期维持在 9～15ng/ml，3～6 个月维持在 5～9ng/ml，6 个月后维持在 5ng/ml。浓度低于 5ng/ml 易发生排斥反应，高于 5ng/ml 有较大的肾毒性和神经毒性。FK506 药物浓度测定可以帮助临床指导用药，具有个体差异小，预知口服吸收情况等优点
雷帕霉素（西罗莫司）	雷帕霉素是大环内酯类新型免疫抑制剂，抑制 Ca^{2+} 依赖性和 Ca^{2+} 非依赖性 T、B 淋巴细胞增殖活化，不结合钙调节磷酸酶，避免了钙调节磷酸酶抑制剂的肾毒性 雷帕霉素有很好的抗排斥作用，且与环孢素 A 和他克莫司等免疫抑制剂有良好的协同作用，是一种疗效好，低毒，无肾毒性的新型免疫抑制剂	高血脂症、口腔溃疡、血小板减少、白细胞减少、伤口愈合延迟。联合环孢素可能增强环孢素的肝毒性	1. 空腹（餐后一到两小时），用量遵嘱，Qd。（注：与环孢素 A 或他克莫司服用时，应间隔 4 小时） 2. 口服液不能直接接触口腔，可用橙汁（慎用西柚汁）或温水稀释 3. 避光保存于 2～8 度冰箱内，药瓶打开后置于 20 度以下环境	浓度:6.5～15ng/ml 西罗莫司联合环孢素和普乐可复用药既可以减小药物剂量，减轻毒性反应，又可以避免因单独给药剂量不足而诱发的排斥反应，增强免疫抑制效果；西罗莫司可治疗一定类型的肿瘤，延长肿瘤复发的时间

（赵慧萍）

229

第四篇 慢性肾脏病常用药物汇总

药物治疗是 CKD 患者的主要治疗手段之一。药物治疗应当强调早期、综合、可持续性及个体化防治等原则。同时，要重视 CKD 患者的药代动力学和药效动力学可能发生的变化。尤其是在肾小球滤过滤（GFR）中重度下降（CKD 3b~5 期）时，以及 CKD 5 期患者应用透析治疗时，患者的药代动力学变化则更为显著，此时多种药物的剂量可能需进行适当调整，大多数需要减量，以保证药物的安全性与疗效。

第一章

免疫抑制类药物

第一节 肾上腺皮质激素类药物

肾上腺位于双肾上极，由皮质和髓质构成，皮质从外向内分为球状带、束状带及网状带，分别分泌盐皮质激素（醛固酮）、糖皮质激素（氢化可的松）和雄激素。糖皮质激素属于类固醇激素，是肾脏病治疗中的常用药物，用于抑制免疫和炎症。糖皮质激素的副作用：感染、库欣综合征、青光眼、水钠潴留、高血压、高血脂、血糖升高、消化道出血、骨质疏松、肌病、中枢神经系统症状（如失眠、欣快）、月经不调、肾上腺皮质功能不全等。在肾脏病治疗中不应宽泛地使用糖皮质激素，而应严格地掌握其适应证。在应用糖皮质激素过程中应注意结合患者具体情况选择恰当的药物种类及剂型，在同时使用多种药物时应注意药物间的相互影响，严密监测不良反应，并积极采取防治措施。

一、肾上腺皮质激素（泼尼松）

别名或商品名：强的松。

药理作用：本品具有抗炎及免疫抑制作用，能抑制结缔组织的增生，降低毛细血管壁和细胞膜的通透性，减少炎性渗出，并能抑制组胺及其他毒性物质的形成与释放。本品还能促进蛋白质分解转变为糖，减少葡萄糖的利用，因而使肝糖原增加，尿中可出现糖尿。还可使胃液分泌增加，增进食欲。当严重中毒感染时，与大量抗菌药物配合使用，可有良好的降温、抗毒、抗休克及促进症状缓解的作用。

不良反应：①医源性肾上腺皮质功能亢进症。②诱发或加重感染，降低机体的防御能力。③恶心、腹上区不适,甚至诱发或加重消化道溃疡病,引起出血或穿孔。④长期大量应用可发生欣快、激动及失眠,个别可诱发精神病倾向,儿童可引起惊厥;癫痫患者可诱发癫痫发作。⑤妊娠头 3 个月可能引起畸胎等。妊娠后期大量应用糖皮质激素,可抑制胎儿下丘脑-垂体,引起肾上腺皮质萎缩,出生后产生肾上腺皮质功能不全。⑥长期应用之,可引起肾上腺皮质萎缩和功能不全,突然停药,可发生严重肾上腺皮质危象状态。

注意事项:①避免长期超生理剂量使用。②感染时需合并强有力抗生素。③溃疡患者慎用。④有精神病倾向、精神患者及癫痫患者慎用或不用。⑤应用糖皮质激素期间不建议使用疫苗。⑥长期应用停药必须逐步减量,以防止停药反应。⑦本品盐皮质激素活性很弱,故不适用于原发性肾上腺皮质功能不全症。⑧一般外科患者尽量不用,单纯疱疹性或溃疡性角膜炎禁用。

用法与用量:成人常规剂量:口服给药,10~60mg/d,可根据实际情况增减。免疫性疾病:40~60mg/d,病情稳定后可减量。过敏性疾病 20~40mg/d,症状减轻后减量,每隔 1~2 日减5mg。器官移植排斥术后,60mg/d,后逐渐减量。急性白血病、恶性肿瘤 60~80mg/d,症状缓解后减量。因肾病通常需要长期使用,为减少对肾上腺皮质的抑制,一般选择晨起顿服。

二、泼尼松龙

别名或商品名:醋酸泼尼松龙、醋酸强的松龙。

药理作用、不良反应、注意事项参见泼尼松。该药可直接发挥效应,毋需经过肝脏转化。

三、甲泼尼龙

别名或商品名:美卓乐、甲强龙、醋酸甲基强的松龙

药理作用:本品基本作用同泼尼松,抗炎作用较强,对钠潴留作用微弱。

剂型、剂量:针剂,20mg(1ml);500 mg(1ml)。

用法与用量:成人 0.5~1g/d,3 天为一疗程,必要时一周后可重复一疗程。

不良反应:同泼尼松。

注意事项:同泼尼松,但不良反应更剧。

（于　媛）

第二节　细胞毒药物

一、环磷酰胺(cyclophosphamide)

别名或商品名:CTX。

药理作用:细胞周期非特异性药物。主要通过与 DNA 交联,少数与 RNA 交联而破坏细胞的转录与翻译过程。本药可以减少 T 细胞和 B 细胞从而抑制细胞和体液免疫。

剂型、剂量:片剂,50mg;针剂,200mg(2ml)。

用法与用量:①1~2mg/(kg·d),分 2 次口服;②每月静脉输注 0.6~0.8g,连续 6 次后,每 2~3 个月 1 次;③累积剂量 8~10g。

不良反应:①骨髓抑制,主要为白细胞减少。②化学性膀胱炎。③恶心、呕吐及厌食,偶

致胃肠黏膜溃疡病、出血。④脱发,偶见皮肤色素沉着及过敏性湿疹。⑤长期应用,男性可致睾丸萎缩及精子缺乏;妇女可致闭经、卵巢纤维化或致畸胎等。可能诱发肿瘤。⑥偶见影响肝功能,出现黄疸及凝血酶原减少。

注意事项:①避免长期超生理剂量使用。②静脉注射时避免渗液。③肝功能不良者慎用。④与泼尼松、苯巴比妥及氯霉素等合用可增强或减弱本品的疗效。

二、环孢菌素(cyclosporin,CsA)

别名或商品名:环孢霉素 A,山地明,田可,新赛斯平。

药理作用:本品具有免疫抑制作用,主要作用于 T 淋巴细胞,抑制分泌白介素等淋巴因子,降低机体的免疫功能,但骨髓抑制作用不强。

不良反应:常见有肾脏毒性、肝脏毒性、高血压、中枢神经系统功能紊乱及胃肠功能失调等。

剂型、剂量:口服液剂 50ml(5g);胶囊剂 25mg,50mg;注射剂 0.25g/支。

用法与用量:①CsA 治疗肾病综合征(nephrotic syndrome, NS)时,成人起始剂量一般为 4～5mg/(kg·d)。儿童起始剂量为 150mg/(m^2·d),最大剂量不超过 200mg/(m^2·d)。治疗前 Scr 已不正常者,若认为需要使用时,起始治疗剂量应为 2.5mg/(kg·d)或以下。使用 CsA 时若 Scr 较基础值升高 30%,则应考虑减量[每次调整 0.5～1mg/(kg·d)]。②应综合考虑使用药物剂量与血药浓度两个参数指导剂量调整,成人 5mg/(kg·d),儿童 200mg/(m^2·d)时,即使血药浓度低,增加 CsA 剂量也会增加毒性。CsA 血药浓度在正常治疗范围内并不能排除发生肾毒性的可能性。③使用 CsA 时,应调整血胆固醇在 6.5mmol/L 以下,胆固醇水平正常时 CsA 用量为 4～5mg/(kg·d);血胆固醇在 7.8 mmol/L 时,则很难达到有效组织浓度。④CsA 治疗 NS 时疗程为 3～6 个月,少数患者可用小剂量[≤3mg/(kg·d)]CsA 长期维持,CsA 治疗 NS 时可有治疗后效应(停药或减量后出现的疗效)。

注意事项:①本品慎与具有肾脏毒性的药物合用,若确必须,应随时调整剂量。②具有肝脏酶诱导作用的药物如苯巴比妥、利福平等会降低本品的血浆中浓度。③酮康唑、两性霉素、红霉素及钙离子通道阻滞剂会增加本品血药浓度。④与其他免疫抑制药物联合使用时,须减低剂量。⑤对环孢菌素类过敏者,孕妇及哺乳妇女禁用。严重肝、肾功能损害者忌用或慎用。⑥实施血药浓度监测,并适时调整剂量是减少不良反应的有效措施。

三、麦考酚吗乙酯

别名或商品名:霉酚酯,MMF。

药理作用:本品为嘌呤合成抑制剂。口服吸收后在体内水解转化为活性代谢物霉酚酸(MPA),通过非竞争性抑制嘌呤合成途径中次黄嘌呤核苷酸脱氢酶的活性,阻断淋巴细胞内鸟嘌呤核苷酸的合成,使 DNA 合成受阻,从而抑制 T 和 B 淋巴细胞的增殖反应,抑制 B 细胞抗体形成和细胞毒 T 细胞的分化。

剂型、剂量:胶囊剂,250mg。

用法、用量:专家建议成人推荐始用剂量为 1.5g/d,个别体重超大或病情严重者可予 2.0g/d,每天分两次空腹服用。诱导治疗期为 3 至 6 个月,以后逐渐减量。维持剂量不应小于 0.75g/d。维持治疗时间过短(如 6 个月)则停药后易复发,在停用 MMF 后可继续其他免疫抑制剂维持。

不良反应:可见厌食、腹泻、食管炎、胃炎、胃肠道出血、呼吸困难。偶见血小板减少、贫血及中性粒细胞减少。可致皮肤疱疹病毒和巨细胞病毒感染。

注意事项:①用药开始时应每 2 周监测血常规、肝功能。用药过程中如无副作用出现,应每月定期检查血常规和肝功能。出现轻度异常时应至少每周检查 1 次,直至恢复正常后再改为每月 1 次。半年内无副作用可每 3 个月检查一次。②MMF 一般需与激素合用,除非对激素有禁忌证者可考虑单用 MMF,但单用 MMF 的疗效有待进一步临床观察。激素在合用 MMF 时,其剂量有可能比单用激素稍小或减量稍快。③MMF 不能与硫唑嘌呤合用。但 MMF 停药后继用硫唑嘌呤是可行的(序贯治疗)。④在临床上应避免在缺乏病理诊断或在非难治性肾病综合征时即将 MMF 作为第一线用药倾向。⑤在肾功能损害时[GFR<25ml/(min·1.73m²)],MMF 剂量应减少。⑥孕妇及哺乳妇女禁用。⑦进食可降低本品的血浆峰值近 40%,故应空腹服药。

四、来氟米特

别名或商品名:爱若华。

药理作用:本品为人工合成的异噁唑衍生物类抗炎及免疫抑制剂。本品在体内迅速转化成活性代谢产物 A771726,后者通过抑制 IL-2 刺激后 T 细胞中酪氨酸的磷酸化作用,阻断嘧啶核苷酸的生物合成,抑制 T、B 淋巴细胞及非免疫细胞的增殖。

剂型、剂量:片剂,10mg。

用法:来氟米特的负荷剂量为 50~100mg/d 连续 3 天,维持剂量 20~30mg/d。如果副作用不能耐受可以降至 10mg/d。老年人和肾功能不全者不需调整剂量。

不良反应:可见厌食、腹泻、恶心、呕吐等胃肠道反应。其他尚有肝酶上升、皮疹、脱发、口腔溃疡、白细胞减少、致畸胎等不良反应。

注意事项:①孕妇、哺乳期妇女禁用。②密切监测肝功能。

五、硫唑嘌呤

别名或商品名:依木兰。

药理作用:本品具有嘌呤拮抗作用,故可抑制免疫活性细胞 DNA 的合成,从而抑制淋巴细胞的增殖,即阻止抗原敏感性淋巴细胞转化为免疫母细胞,产生免疫抑制作用。本品对 T 淋巴细胞的抑制作用较强,较小剂量即可抑制细胞免疫,抑制 B 淋巴细胞的剂量要比抑制 T 细胞的剂量大得多。

剂型、剂量:口服液剂,50ml(5g);胶囊剂,50mg。

用法、用量:自身免疫性疾病,开始 1~3mg/(kg·d),疗效明显时应将剂量减至最小有效维持剂量。患者 GFR>50ml/(min·1.73m²)者不需调整剂量;而 GFR 在 10~50ml/(min·1.73m²)之间则应用正常剂量的 75%;GFR<10ml/(min·1.73m²)者剂量减半。

不良反应:①骨髓抑制;②肝脏毒性;③胃肠道反应;④变态反应;⑤肾功能异常、胰腺炎、脱发、黏膜溃疡、腹膜出血、视网膜出血、肺水肿等。

注意事项:①硫唑嘌呤不应与烷化剂合用,不然可增加血液系统副作用和增加恶性肿瘤发生的危险。②治疗的前 4 周应每 2 周监测血常规和肝功能,以后每 4 周监测 1 次。如白细胞计数<$3.0×10^9$/L 则应停药。

（于 媛）

第三节 生 物 制 剂

新型生物制剂主要是指以炎症过程或免疫反应中的特定分子或受体为靶目标的单克隆抗体或天然抑制分子的重组产物。迄今为止，国际上应用生物制剂探索治疗肾小球疾病的研究中，以抗 CD20 单抗-利妥昔单克隆抗体（rituximab）为主，其他如 B 细胞激活因子（B cell activating factor，BAFF）特异性抑制-贝利木单克隆抗体（belimumab）、肿瘤坏死因子-α（tumor necrosis factor-α，TNF-α）拮抗剂-英夫利昔（infliximab）、补体 C5 的单克隆阻断剂-依库丽单克隆抗体（eculizumab）。

一、抗 CD20 单克隆抗体

目前应用较广的是利妥昔单克隆抗体。利妥昔单克隆抗体是一种人鼠嵌合单克隆抗体。美国 FDA 批准的治疗范围包括非霍杰金淋巴瘤、类风湿关节炎、系统性红斑狼疮、抗中性粒细胞胞质抗体（anti-neutrophil cytoplasmic antibodies，ANCA）相关性血管炎等自身免疫性疾病。目前在很多病理类型肾脏疾病［如膜性肾病、狼疮肾炎（lupus nephritis，LN）、混合型冷球蛋白血症、肾小球轻微病变（minimal change disease，MCD）、局灶节段性肾小球硬化症（focal segmental glomerular sclerosis，FSGS）等］上亦有应用。

二、BAFF 特异性抑制剂

贝利木单克隆抗体是人 IgG1 单克隆抗体，可特异性结合和阻断 BAFF 的生物活性。贝利木单克隆抗体的安全性、耐受性、免疫原性及药代动力学已在系统性红斑狼疮的 I 期临床试验中进行研究，其不良反应发生率与安慰剂组相当，CD 20（+）B 细胞较安慰剂组明显下降，疾病的活动性在治疗前后并无明显变化。但是 II 期临床试验中血清学指标活跃的狼疮患者在治疗后疾病活动性明显改善，目前 III 期临床试验正在进行中。

三、TNF-α 拮抗剂

TNF-α 在系统性红斑狼疮、LN 和 IgA 肾病小管间质纤维化的发病过程中有一定作用，目前已获准上市的 TNF-α 靶向生物制剂有英夫利昔（infliximab）、依那西普（etanercept）和阿达木单克隆抗体（adalimumab），但在肾脏病中的研究相对较少且治疗效果不肯定，有待进一步较大规模的随机对照临床试验。

（于 媛）

第二章

降 压 药 物

第一节　肾素-血管紧张素-醛固酮系统拮抗剂

RAAS 拮抗剂包括 ACEI 和 ARB。

一、ACEI

ACEl 通过抑制血管紧张素 Ⅱ 生成、阻断 RAAS 作用,及抑制缓激肽降解、增强缓激肽效应,而广泛应用于肾脏病治疗。

（一）适应证

1. 降低系统高血压　持续性高血压促进肾损害进展,引起严重心、脑血管并发症。对肾脏病患者合并的高血压(包括原发性高血压及肾实质性高血压)应积极治疗,并力争达标。尿蛋白<1g/d 时。血压应降至 130/80mmHg(平均动脉压 97mmHg);尿蛋白>1g/d 时,血压应降至 125/75 mmHg(平均动脉压 92mmHg),其中收缩压治疗达标尤其重要。此时,ACEI(或血管紧张素 Ⅱ 受体阻滞剂,ARB)应为首选降压药。

2. 减少尿蛋白排泄　蛋白尿,尤其大量蛋白尿有不少危害,能促进肾损害进展,应积极治疗。ACEI 能通过多种机制如改善肾小球内高压、高灌注、高滤过及改善肾小球滤过膜选择通透性而减少尿蛋白排泄。蛋白尿较重时 ACEl 降尿蛋白效果往往更显著,应尽量将尿蛋白减少至正常或最低水平。

3. 延缓肾损害进展　ACEI 除能通过上述作用保护肾脏外。还能通过减少肾脏细胞外基质蓄积(减少产生,促进降解),拮抗肾小球硬化及肾间质纤维化而延缓肾损害进展。

ACEI 针对上述第 2、3 适应证发挥的疗效,部分为非血压依赖性效应,因此,这两个适应证对无高血压的肾脏病患者也适用。

（二）使用方法

ACEI 类药均需从低剂量开始应用。然后逐渐加量至起效,老年人尤应如此,避免过度降血压。

1. 降低高血压　若非血压极高需迅速降压,一般宜首选长效 ACEI 治疗。用 ACEI 降血压时. 需限制食盐入量。

2. 减少尿蛋白及延缓肾损害进展　为有效减少尿蛋白排泄及延缓肾损害进展,ACEI 常需较大剂量(比降血压所需用量大)或联合应用血管紧张素 Ⅱ 受体阻滞剂,且用药时间要久

（常需数年），同时应限制饮食中蛋白质及盐摄入量。

（三）副作用

1. 咳嗽 此可能与激肽酶被抑制相关，血中缓激肽、前列腺素及 P 物质浓度增高引发咳嗽。严重者应停服 ACEI 改用血管紧张素 Ⅱ 受体阻滞剂。

2. 血清肌酐增高 用药头两个月血清肌酐（Scr）可轻度上升（升幅<30%），为正常反应，勿停药；但是，如果用药过程中 Scr 上升过高（升幅>30%~50%），则为异常反应，提示肾缺血。出现后一情况时应停用 ACEI，并努力寻找肾缺血病因设法解除，假若肾缺血能被纠正且 Scr 恢复正常，则可再用 ACEI。否则，不宜再用。

3. 血钾升高 此与醛固酮被抑制相关，肾功能不全时尤易发生。血钾过高即应停用 ACEI。并按高钾血症处理原则及时治疗。

4. 其他 偶有变态反应（神经血管性水肿、皮疹）及血象异常（白细胞减少等），出现时应停用 ACEI。

（四）注意事项

1. 服用 ACEI 期间应密切监测 Scr 及血钾变化 用药头 2 个月，宜每 1~2 周监测 1 次；若无异常变化，以后可酌情延长监测时间，发现 Scr 或血钾异常增高需及时处理。

2. 双通道制剂的选择 Scr<265μmol/L（3mg/dl）的肾功能不全患者，可以应用 ACEI，但宜选用双通道（肾及肝）排泄药物，并据肾功能不全程度适当减量。Scr>265mol/L 时，是否仍能应用 ACEI 认识尚未统一。有资料报道，此时应用（尤其原已用 ACEI 者继续应用）ACEI 仍能有效地延缓肾损害进展；不过，ACEI 用量需相应减少，必须度警惕高钾血症发生。

3. 肾动脉狭窄慎用 双侧肾动脉狭窄患者禁用 ACEI；单侧肾动脉狭窄对侧肾功能正常患者可用 ACEI，但需从最小量用起，并应密切监测血压及 Scr 变化。

4. 脱水患者禁用 ACEI 并用利尿剂时，应避免过度利尿脱水导致 Scr 异常升高。

5. 孕妇禁用 ACEI，以免影响胎儿发育。

6. 注意血液透析对药物的清除 血液透析患者用 ACEI 治疗高血压时．需注意所用 ACEI 药物的蛋白结合及表观分布容积。蛋白结合率低及表观分布容积小者易被透析清除，需透析后给药。此外，用某些透析器（如 AN69 中空纤维透析器等）进行透析时，服用 ACEI 可能诱发变态反应，也应注意。

7. 可能影响 EPO 效果 ACEI 与红细胞生成素（，EPO）并用时，有可能影响 EPO 疗效；非甾类抗炎药与 ACEI 并用，可能影响 ACEI 降压疗效，并导致 Scr 异常升高，均需注意。

二、ARB

ARB 与 ACEI 在基本作用相类似，主要效应都是阻断肾素-血管紧张素系统（renin angiotensin system，RAS）。血管紧张素 Ⅱ 存在两种主要受体：1 型受体（AT1）和 2 型受体（AT2），AT1 受体介导的主要效应包括血管平滑肌收缩、细胞的增殖与肥大及细胞外基质增多等，而 AT2 则具有对抗 AT1 效应的作用，即降压和抗增殖、抗纤维化等作用。ARB 又称 AT1 受体阻滞剂，通过选择性阻断 AT1 发挥其药理作用。ARB 对肾脏的作用主要包括：①有效降低系统高血压和球内高压，扩张出球小动脉>扩张入球小动脉；②减少尿蛋白；③抑制细胞增殖、肥大，抑制炎症反应；④减少肾小球细胞外基质（ECM）蓄积。肾脏局部的 RAS 系统在肾脏损伤机制中亦发挥重要作用，有研究提示肾组织局部的 Ang Ⅱ 浓度可能远高于血中水平。

不良反应与注意事项:ARB 在肾脏病领域往往为大剂量、长疗程使用,主要副作用为低血压、肾小球滤过率(GFR)下降及高钾血症。在临床使用时应注意:监测立、卧位血压;脱水患者禁用;孕妇禁用;用药后 7~10 天复查肾功能和电解质;与 NSAIDs 类药物合用时尤应注意监测肾功能。

三、ACEI 与 ARB 的比较

ARB 与 ACEI 生理作用的区别与其功能的异同详见表 4-2-1-1 和表 4-2-1-2。正是由于两者各自的特点,一般认为 ACEI+ARB 联用可更完全地阻断 RAS 途径。常用 ARB 药物:目前常用 ARB 包括氯沙坦(50~100mg/d)、缬沙坦(80~240mg/d)、伊贝沙坦(150~600mg/d)、替米沙坦(40~80mg/d)、坎地沙坦(16~32mg/d)。

表 4-2-1-1 ACEI 与 ARB 生理作用的区别

ACEI	ARB
作用在 ACE 水平	作用在 Ang II 受体水平
只阻断 Ang II 的经典合成途径	同时阻断经典和非经典途径
不影响 AT_2 受体	增加 AT_2 受体的作用
阻断缓激肽灭活	对缓激肽无作用
副作用:干咳、血管神经性水肿	副作用少

注:ACEI:血管紧张素转换酶抑制剂;ARB:血管紧张素受体阻滞剂;ACE:血管紧张素转换酶;Ang II:血管紧张素 II

表 4-2-1-2 ACEI 与 ARB 疗效的比较

	ACEI	ARB
降低醛固酮	++	+
降低纤溶酶原活化抑制剂 I	++	±
降低转化生长因子 β1	+	+
增加缓激肽	++	−
增加肾素水平	+	+
增加 Ang II 水平	-	+

注:ACEI:血管紧张素转换酶抑制剂;ARB:血管紧张素受体阻滞剂;Ang II:血管紧张素 II

四、翻倍剂量与联用

在肾脏病治疗中,降压并非唯一治疗目标,更重要的是肾脏保护。在这方面,目前已有大量证据表明较大剂量 ARB 或与 ACEI 联用肾保护作用加强,所以有专家主张使用翻倍剂量或联用,但前提是严密监测不良反应。

(于 媛)

第二节 钙离子通道阻滞剂

与 ACEI 和 ARB 相比,钙离子通道阻滞剂类降压药因其确切的降压效果、较少的副作用

和禁忌证在肾实质性高血压广泛应用。根据其化学结构和药理作用可分为二氢吡啶类与非二氢吡啶类。近年来国内、外大型临床试验及高血压防治指南均建议,合理选择长效控释(或缓释)剂型的二氢吡啶类 CCB 能产生相对平稳和持久的降压效果,并可有效降低因高血压引发的各种并发症。

一、CCB 在慢性肾脏病高血压治疗中的地位

1. 配伍 ACEI 或 ARB,使血压控制达目标值。CCB 是联合用药治疗慢性肾脏病合并高血压最常用的选择之一。

2. 如果存在 ACEI 或者 ARB 使用禁忌时,应选用 CCB。

二、CCB 在慢性肾脏病高血压治疗中的优势

1. CCB 可以与各类抗高血压药(包括 ACEI、ARB、β-受体阻滞剂、利尿剂等)联合使用增强降压疗效,临床上具有较广的应用价值。

2. 降压效果明确、迅速、有效,无种族、年龄差别,个体差异较小。疗效不受食盐摄入量的影响,尤其适用于老年收缩期高血压患者。

3. 适用于肾动脉狭窄、老年等高危人群。耐受性好,对钾、尿酸、脂质及糖的代谢无不良影响。可以用于合并糖尿病、呼吸系统疾病、外周血管疾病以及脂质紊乱的慢性肾脏疾病患者。

4. CCB 在终末期肾衰竭的治疗中有重要的作用　①在肾功能受损时,毋需减低长效CCB 剂量。②具有减轻血管钙化、抗动脉粥样硬化的作用,在减少心脑血管并发症方面有一定优势。③可纠正因使用红细胞生成素引发的高血压。④实验研究显示 CCB 可能具有非血流动力学的肾脏保护作用,可拮抗或预防肾脏缺血再灌注损伤、造影剂及环孢素 A 导致的肾损害等。

三、CCB 的使用方法

长效 CCB 是缓慢发挥作用的,应从小剂量开始逐渐加量,服药 1 周左右开始出现降压作用,最大降压效果多在用药 4~6 周后出现。除非血压极高需要迅速降压,否则应逐渐将血压降至目标水平以下,以便充分评估患者对药物的反应,依据个体情况进行调整。老年人尤其如此,应避免降压过度。临床常用的主要有:硝苯地平控释片(拜新同),30~60mg/d,整片吞服;苯磺酸氨氯地平片(络活喜),起始剂量为 5mg,每日 1 次,最大剂量为 10mg,每日 1次;左旋氨氯地平(施慧达),2.5~5mg,每日 1 次;非洛地平缓释片(波依定),5~10mg,每日 1 次;拉西地平(司乐平、乐息平),2~4mg 每日 1 次,必要时可以增加至 6mg/d。

四、CCB 的不良反应

1. 踝部水肿、皮肤潮红、头痛　这些不良反应可能与用药过程中外周血管扩张有关,在女性患者更多见,效应与用量大小有关。绝大多数症状是轻到中度,为一过性,继续用药可自行消失,难以耐受的患者需停用。

2. 心悸　与二氢吡啶类 CCB 的药理作用有关,其发生率与用药剂量有关。症状严重的患者不宜继续服用。

3. 肝酶升高　CCB 可引起丙氨酸氨基转移酶、天门冬氨酸氨基转移酶、碱性磷酸酶和血清胆红素的一过性升高,见于治疗后 2~3 周,一般不会导致停药。有引起胆汁淤积性黄疸的报道,可能是一种特异性反应,也可能存在过敏机制。

4. 其他　发生率低的不良反应有嗜睡、心动过缓、齿龈增生、便秘、尿频、肌肉疼痛和抽搐等,偶有变态反应(神经血管性水肿、皮疹)、血象异常(粒细胞减少、血小板减少),必要时需停药。

五、CCB 使用的注意事项

1. CCB 对系统血压的有效控制可以克服其扩张肾脏入球小动脉的弊端,即充分降压达目标值后,并不造成肾小球的高滤过、高灌注,从而使肾小球内的血流动力学变化得到改善,达到保护肾脏的作用。CCB 与 ACEI 联合应用可起到互补效果,发挥更大的肾脏保护作用。

2. CCB 长效制剂为特殊控释剂型(如硝苯地平控释片),不能咀嚼或掰碎后服用。

3. 心肌梗死急性期、心源性休克、颅内出血与脑卒中急性期颅内压增高患者禁用 CCB。合并有严重心力衰竭患者应慎用 CCB。

4. CCB 的扩血管作用是逐渐产生的,但与其他外周血管扩张药物合用时仍需谨慎,避免口服后出现血压急剧降低,特别是有严重主动脉瓣狭窄的患者。

5. CCB 主要在肝脏代谢,严重肝功能不全患者应慎用。

6. 维持性血液透析患者应用 CCB 时,需注意药物的蛋白结合率和表观分布容积。长效制剂透析后毋需补充给药。

(于　媛)

第三节　α 受体阻滞剂

一、特拉唑嗪

别名或商品名:泰乐、高特灵。

药理作用及用途:选择性突触后 α_1 受体阻滞药,降压作用持续时间较长。本品还可以抑制去羟肾上腺素所致的前列腺组织痉挛,从而改善前列腺肥大患者的尿流动力学及临床症状。

剂型、剂量::胶囊剂 1mg/粒,片剂 2mg/片。

用法、用量:初始剂量为睡前服用 1mg,以后根据情况逐渐增加剂量。常用维持量 2~4mg/d。

不良反应:常见体虚无力、心悸、恶心、外周水肿、眩晕、嗜睡、鼻充血、鼻炎和视觉模糊等。

注意事项:①已知 α 肾上腺素受体阻滞剂敏感者禁用。②加用噻嗪类利尿药或其他抗高血压药时应减少本品用量。③建议不用于排尿晕厥史的患者。④用药中断数天,应重新使用初始剂量方案治疗。⑤孕妇禁用,哺乳期妇女应停止哺乳。

二、乌拉地尔

别名或商品名:利喜定、亚宁定。

药理作用及用途:α肾上腺素受体阻断药,具有外周和中枢双重降压作用。用于治疗高血压危象、重度和极重度高血压、难治性高血压及控制围术期高血压。也用于充血性心力衰竭、肺水肿。

剂型、剂量:注射剂 25mg,5ml/支。

用法、用量:静脉注射:缓慢静脉注射 10~50mg 本品,降压效果在 5 分钟内即可显示,若效果不满意可重复用药。持续静脉点滴或使用输液泵:将本品 250mg 加入静脉输液中,如生理盐水、5%或 10%葡萄糖。输入速度根据患者血压调整,初始输入速度可达 2mg/min,维持给药的速度为 9mg/h。

不良反应:可能出现头痛、头晕、恶心、呕吐、出汗、烦躁、乏力、心悸、心率不齐、上胸部压迫感或呼吸困难等症状,个别患者口服后出现血小板计数减少、皮疹、瘙痒等。

注意事项:①对本品成分过敏者、主动脉峡部狭窄或动静脉分流患者、孕妇和哺乳妇女禁用。②老年患者慎用,缺乏儿童使用本品的资料。③本品不能与碱性溶液混合,否则会产生沉淀或浑浊。④暂不提倡与血管紧张素转换酶抑制剂合用。

(于　媛)

第四节　β受体阻滞剂

一、β受体阻滞剂概述

β受体阻滞剂根据其发展历程分为三代。第一代:非选择性竞争性阻断 β_1、β_2 肾上腺素能受体。常用药物为普萘洛尔(心得安)和噻吗洛尔。此类药物负性肌力作用较强,慢性心力衰竭患者耐受性较差,目前已较少应用。第二代:选择性地阻断 β_1 肾上腺素能受体。常用药物为美托洛尔(倍他乐克)、阿替洛尔(氨酰心安)、比索洛尔(康可)等。此类药物在慢性心力衰竭时使用有一定耐受性。以上两代 β受体阻滞剂的主要缺点是:长期使用后可增加心脏的后负荷,减少肾脏血流灌注与尿钠排泄,并可加重胰岛素抵抗,升高血浆甘油三酯水平,降低糖耐量及 HDL-C 水平。因此,在 CKD 患者中,特别是在存在代谢综合征的糖尿病肾病患者中的临床应用受到一定限制。第三代:是一种具有特殊化学结构的单一化合物性质的药物,可同时选择性阻滞 α1 受体,非选择性阻滞 β_1 和 β_2 受体,即 α/β受体阻滞剂。常用药物为卡维地洛、阿罗洛尔、拉贝洛尔。三者 α受体和 β受体阻滞作用的比例有所不同,而其各自的口服及静脉制剂间的阻滞比例同样存在差异(表 4-2-4-1)。β受体阻断可使心率减慢、心排血量降低、心耗氧量降低致血压下降,而 α受体阻断使外周血管阻力降低、冠脉阻力减小,同时,能激活脂蛋白酶活性来抵消 β受体阻滞剂对它的抑制作用。因此,α/β受体阻滞剂在协同降压的同时,其不良反应可因同时存在另一受体的阻滞效应而减轻,使其既具有扩张血管、降低周围血管阻力、减少心排血量、抑制肾素释放的作用,同时又具备抑制反射性心动过速、改善胰岛素抵抗、不加重脂代谢紊乱等优点。

表 4-2-4-1　α/β 受体阻滞剂种类及特征

项目	拉贝罗尔	卡维地洛	阿罗洛尔
亲脂性	是	是	1/2
非选择性(β_1/β_2)	否	否	是
心选择性(β_1)	否	否	否
α_1 阻断	是	是	是
α 受体/β 受体阻滞比(口服)	1:3	1:12	1:8
半衰期	6~8 小时	7~10 小时	约 10 小时
对胰岛素敏感性影响	→	↑	↑
对血清甘油三酯影响	→	↓	↓
对血清 HDL-C 影响	→	↑	↑
高钾血症	是	否	否
对肾脏影响			
肾血管阻力	→	↓	↓
肾血流	→	↑	↑
肾小球滤过率	→	↑	↑

注:→,保持同剂量药物使用;↑,增加药物使用;↓,减少药物使用;HDL-C,高密度脂蛋白胆固醇。

二、常用 β 受体阻滞剂的使用方法

美托洛尔(商品名倍他乐克),口服开始 25~50mg/次,2~3 次/日,以后按需要渐增加至 50~100mg/次,2~3 次/日;缓释片 1 次/日,晨服,可先掰开服用,但不能咀嚼或压碎,剂量应个体化,避免发生心动过缓。卡维地洛(达利全),25mg/片,建议从低剂量开始,逐渐加量,缓慢调整,调整速度因人而异;推荐餐中服药。阿罗洛尔(阿尔马尔),10mg/片,成人口服 10mg/次,2 次/日。

三、常见不良反应

1. 中枢神经系统　头晕、头痛、乏力,嗜睡、抑郁、睡眠紊乱、感觉异常。

2. 心血管系统　治疗早期偶尔有心动过缓、直立性低血压,很少有晕厥。少数患者服用 α/β 受体阻滞剂后出现四肢冰冷、发绀、脉搏消失,还可加重患者的间歇性跛行,因此,有外周血管疾病的患者(特别是合并外周动脉狭窄和闭塞的糖尿病肾病患者)应慎用。个别患者出现房室传导阻滞和心力衰竭加重。

3. 呼吸系统　偶可诱导有哮喘或呼吸困难倾向的患者发病。

4. 消化系统　偶见胃肠不适(如腹痛、腹泻、恶心等)。

5. 低血糖。

6. 泌尿生殖系统　排尿障碍、性功能减退。

7. 皮肤　少见变态反应性皮疹,个别患者可出现荨麻疹、瘙痒、扁平苔藓样皮肤反应。可能会发生银屑样皮肤损害或使原有的病情加重。

8. 眼　可有眼干症状;罕见视觉障碍及眼部刺激感。

9. 其他　偶见四肢疼痛、口干。

四、禁忌证

1. 心功能Ⅳ级(纽约心脏病协会分级)的失代偿心力衰竭,需使用静脉正性肌力药者。

2. 哮喘、伴或不伴有支气管痉挛的慢性疾病者。

3. 严重肝功能障碍的患者。

4. 二~三度房室传导阻滞、严重心动过缓(心率<50次/分)或病态窦房结综合征(包括窦房阻滞者)。

5. 心源性休克高风险者(年龄>70岁、基础收缩压<110mmHg、心率>110次/分等情况同时存在者)(1mmHg=0.133kPa)。

6. 明显低血压(收缩压<85mmHg)或伴低心排血量状态(如末梢循环灌注不良)者。

7. 对该药物过敏的患者。

五、注意事项

1. α/β受体阻滞剂与洋地黄类药物均能减慢房室传导速度,故对已用洋地黄者应慎用该药。

2. α/β受体阻滞剂治疗伴有缺血性心脏病、系统性血管病变和(或)充血性心力衰竭的患者时,可引起一过性肾功能障碍,但较罕见。故此类患者在增加药物剂量时,应密切监测肾功能,如发生肾功能持续减退,则应减少该类药物剂量或停药。

3. 有支气管痉挛倾向者使用该药可能会增加呼吸道阻力,诱发呼吸窘迫。因此开始用药及增加剂量期间应严密观察患者的呼吸状况,在治疗中如发现支气管痉挛表现者应及时减少药物的用量或者停药。

4. 手术者、长时间禁食者及末梢血液循环障碍者(雷诺综合征、间歇性跛行等)、有严重过敏史和正在接受脱敏治疗者需慎用。长期给药时须定期检查肝、肾功能及心率、血压、心电图等。出现心动过缓及低血压者须减量或停药,必要时可使用阿托品治疗。

5. 儿童、孕妇和哺乳期妇女用药:人体研究尚不充分,其安全性尚待评估,因此,上述群体用药应慎重。

6. 老年高血压患者应用α/β受体阻滞剂必须考虑患者的年龄、体重、肝肾功能,采用个体化剂量,并逐渐、缓慢增加至负荷剂量。

(于 媛)

第五节 其 他

一、复方利血平片

别名或商品名:复方降压片。

用法、用量:口服1~2片/次,3次/日。

不良反应:较少见。

注意事项:本药为复方制剂,所含成分:每片含利血平0.031 25mg,双肼屈嗪3.125mg,氢氯噻嗪3.125mg,异丙嗪2.083mg,维生素B₁、维生素B₆、泛酸钙各1mg,氯化钾30mg,三硅酸镁 30mg。请避免重复用药。

二、复方利血平氨苯蝶啶

别名或商品名：北京降压 0 号。

药理作用：本品为复方制剂，具有降压和轻度镇静作用，治疗轻、中度高血压。

用法、用量：口服常用量 1 片/次，1 次/日。维持量 1 片/次，2~3 次/周。

不良反应：偶尔引起恶心、头胀、乏力、鼻塞、嗜睡等。

注意事项：①本品每片含利血平 0.1mg，硫酸双肼屈嗪 12.5mg，氢氯噻嗪 12.5mg，氨苯蝶啶 12.5mg。②活动性溃疡忌用。③胃和十二指肠溃疡者慎用。

三、吲达帕胺

别名或商品名：纳催离、寿比山。

药理作用及用途：本品具有利尿和钙拮抗作用，对血管平滑肌有较高选择性，可阻滞钙离子内流，使外周血管阻力下降，产生降压效应，对血管平滑肌的作用大于利尿作用。还能减少血管壁对血管加压素胺样物质的敏感性而发挥长效降压作用。

剂型、剂量：普通片剂 2.5mg/片，缓释片 1.5mg/片。

用法、用量：口服 2.5mg/d，早晨服用。缓释片 1.5mg/次，1 次/日。

不良反应：个别有头痛、眩晕、胃肠道反应、失眠、低血钾、直立性低血压、血糖升高，罕见血细胞和血小板减少、高钙血症，少见皮疹、瘙痒等变态反应。

注意事项：①对磺胺药过敏者、严重肾衰竭、肝性脑病或严重肝功能衰竭、低钾血症者禁用。②糖尿病、肝功能不全、痛风或高尿酸血症、电解质紊乱者慎用。③孕妇和哺乳妇女应避免服用本品。④用药期间定期检查血糖、尿素氮、尿酸、血压、血钠、血钾和血钙。⑤本品的药物相互作用较多，应用时仔细阅读说明书。

（于　媛）

第三章

抗贫血药物

第一节　红细胞生成刺激因子

用于治疗慢性贫血的基因药物包括重组人促红细胞生成素(rHuEPO)、EPO类似物和持续性红细胞生成受体激动剂,这些制剂被统称为红细胞生成刺激制剂。rHuEPO是临床上治疗肾性贫血的主要药物。

重组人红细胞生成素别名或商品名:利血宝、罗可曼、济脉欣、益比奥。

药理作用及用途:本品与红系祖细胞表面受体结合,促进红系祖细胞增殖、分化,释放入血进而转化为成熟红细胞。用于肾功能不全所致的肾性贫血、艾滋病或经治疗引起的贫血、恶性肿瘤伴发的贫血及风湿性贫血等,还可用于外科围术期的红细胞动员、早产儿贫血。

剂型、剂量:注射剂1500U/瓶,2000U/瓶,3000U/瓶,4000U/瓶,10 000U/瓶

用法、用量:治疗肾性贫血的初始剂量:皮下给药剂量:100~120IU/(kg·w),每周2~3次。静脉给药剂量:120~150IU/(kg·w),每周3次。治疗过程中需根据红细胞压积或血红蛋白水平调整剂量。①初始剂量选择要考虑患者的贫血程度和导致贫血的原因,对Hb<70g/L的患者,应适当增加初始剂量;②对于非透析患者或残存肾功能较好的透析患者,可适当减少初始剂量;③对于血压偏高、伴有严重心血管事件、糖尿病的患者,应尽可能从小剂量开始使用rHuEPO。

不良反应:常见血压升高、心动过速、头痛、胃痛、水肿、疲乏、恶心、呕吐等。偶见皮疹、一过性脑缺血或脑血管意外。

注意事项:①未控制的高血压患者、孕妇及哺乳期妇女、对本品过敏者禁用。②用药期间应补充铁剂。③叶酸或维生素 B_{12} 缺乏可降低其疗效,亦需要补充。④慢性肾衰竭患者出现铝中毒时应增加EPO用量。⑤用药过程应随时监测血压、血细胞比容、血清铁与转铁蛋白饱和度及肾功能等。

（于　媛）

第二节　缺氧诱导因子稳定剂

药理作用:是一种缺氧诱导因子脯氨酰基羟化酶抑制剂(HIF-PHI),通过抑制缺氧诱导因子脯氨酰基羟化酶,使HIF稳定存在或上调,临床上用于治疗贫血。

剂型、剂量:胶囊,20mg/粒、50mg/粒。

用法、用量：Ⅱ期临床试验显示该药耐受性好，可使 Hb 浓度显著升高，可同时降低血清铁调素（hepcidin）水平。目前正在中国进行的Ⅲ期临床试验中，对于 3~5 期非透析依赖性慢性肾病且合并有贫血的受试者，纠正贫血时方案为：给药频率 3 次/周，之后 3 次/周，2 次/周，1 次/周。

目前正在中国进行的另一项Ⅲ期临床试验中，对于新开始透析治疗的患者，整个治疗期间都按 3 次/周给药，除要求给药量<60mg/周外，根据体重确定初始用药剂量：45~60kg，70mg；60~90kg，100mg；90~160kg，150mg；根据血红蛋白水平调整给药剂量。

不良反应：目前的临床研究关于不良反应的报道有腹泻、恶心、鼻咽炎、外周性水肿、高钾血症、头痛及高血压、上呼吸道感染；已知的风险有心率出现非严重性加快；潜在的风险有红细胞生成过度，肝酶水平升高，急性胰腺炎。

注意事项：FG-4592 是目前正在进行研究的产品；该药忌用于已知对 HIF-PHI 类药物或者对制剂中任何成分存在过敏的患者；FG-4592 存在导致他汀类药物血浆浓度水平升高的风险，合用时建议调整他汀类药物的最高日给药剂量；磷酸盐结合剂（比如司维拉姆）因可能与 FG-4592 发生药物相互作用，因此可降低 FG-4592 的有效性。

（于　媛）

第三节　铁　制　剂

一、琥珀酸亚铁

别名或商品名：速力菲。

剂型、剂量：片剂，0.1g/片

用量用法：口服：成人预防量 0.1~0.2g/次，1 次/日；治疗量 0.1~0.2g/次，3 次/日；小儿每日 9~18mg/kg，分 3 次口服。饭后服用。

不良反应及注意事项：个别患者可能出现恶心、呕吐、腹泻等胃肠道反应。宜饭后服用。服时忌茶，以免被鞣质沉淀而无效。

二、多糖铁复合物

别名或商品名：力蜚能。

剂型、剂量：0.15g/粒。

用法、用量：口服成人每日 1 次，每次口服 0.15~0.3g。

不良反应：较少出现胃肠刺激或便秘。

注意事项：①血红蛋白沉着症及含铁血黄素沉着症禁用此药。②维生素 C、枸橼酸、氨基酸、糖和乙醇等促进铁的吸收。③鞣酸盐、磷酸盐、茶叶和含鞣质较多的中药不利于铁的吸收。四环素、青霉胺等药物可与铁剂形成不溶性络合物而影响吸收。

三、蔗糖铁

剂型、剂量：注射剂，5ml、100mg/支。

用法、用量：①若患者 TSAT<20% 和（或）血清铁蛋白<100μg/L，需静脉补铁 100~

125mg/周,连续 8~10 周。②若患者 TSAT≥20%,血清铁蛋白水平≥100ng/ml,则每周 1 次静脉补铁 25~125mg。③若血清铁蛋白>500pg/L,补充静脉铁剂前应评估 EPO 的反应性、Hb 和 TSAT 水平以及患者临床状况。此时不推荐常规使用静脉铁剂。

不良反应:罕见变态反应,偶见金属味、头痛、恶心、腹泻、低血压、肝酶升高、呼吸困难、肺炎、咳嗽、瘙痒等,极少出现副交感神经兴奋、胃肠功能障碍、肌肉痛、风疹、四肢肿胀,在输液的部位发生静脉曲张及静脉痉挛。

注意事项:①本品禁用于非缺铁性贫血、铁过量或铁利用障碍者及已知对单糖或二糖铁复合物过敏者。②有支气管哮喘、铁结合率低和(或)叶酸缺乏症的患者,应特别注意变态反应或过敏样反应的发生。③有严重肝功能不良、急性感染、有过敏史或慢性感染的患者在使用本品时应小心。④如果本品注射速度太快,会引发低血压。⑤本品不能与口服铁剂同时使用,口服铁剂的治疗应在注射完本品的 5 天之后开始服用。

四、右旋糖酐铁

别名或商品名:科莫非。

剂型、剂量:注射剂,2ml、100mg/支。

用法、用量:同蔗糖铁。

不良反应:主要为变态反应,常见皮肤瘙痒、呼吸困难,一般出现在给予试验剂量时间内。其他可见胸痛、恶心、低血压,淋巴结肿大、腹泻、潮红等。

注意事项:①本品禁用于非缺铁性贫血、已知对铁剂过度敏感、代偿失调的肝硬化、传染性肝炎、急慢性感染及特应性变态反应患者。②本品可降低口服铁的吸收,故不能与口服铁剂同时使用。

（于　媛）

第四章

治疗矿物质和骨代谢异常的药物

第一节 磷 结 合 剂

一、氢氧化铝

剂型、剂量:片剂,0.3g/片。

用法、用量:口服每次 2~3/片,每日 3 次,餐中嚼碎服用。

不良反应:服用后容易便秘,长期服用易有铝中毒现象。老年人长期服用,可致骨质疏松。

注意事项:①不要与运动饮料、柠檬汁等一起服用,以避免铝的吸收中毒。②肾功能不全患者长期应用可能会有铝蓄积中毒,出现精神症状。

二、碳酸钙

别名或商品名:协达利。

剂型、剂量:片剂,500mg/片(每片含钙 200mg)。

用法、用量:每次 1~3 片,每日 1~3 次,随餐嚼服。根据血钙和血磷调整药物剂量。

不良反应:可引起嗳气、便秘。尿钙或血钙浓度过高者、洋地黄化患者忌用。

注意事项:①血钙或尿钙浓度过高者,有肾结石病史患者及正在服用洋地黄类药物者禁用。②心肾功能不全者慎用。③维生素 D、雌激素、避孕药能增加钙的吸收。④本药可增加含铝抗酸药中铝的吸收量。⑤与含钾药物合用,可能引起心律失常的发生。

三、醋酸钙

别名或商品名:醋酸钙颗粒。

剂型、剂量:颗粒剂,200mg/包(每包含钙 50mg)。

用法、用量:每日 1~3 次,每次 1~2 包,每日不超过 6 包。

不良反应:可见嗳气、便秘、腹部不适,大剂量服用可见高钙血症:表现为厌食、恶心、呕吐、便秘、腹痛、肌无力、心律失常以及骨石灰沉着等。

注意事项:①血钙或尿钙浓度过高者,有肾结石病史患者禁用。②不宜与奶制品同服。③心肾功能不全者慎用。

四、司维拉姆

别名或商品名:磷能解。

药理作用:司维拉姆是首个人工合成的非铝非钙型磷结合剂,属阴离子结合树脂,主要成分为盐酸多聚丙烯胺,高度亲水性,口服后在胃肠道内膨胀成数倍于原体积的凝胶。生理pH下其所含胺基几乎全部质子化,通过离子氢键与磷酸盐结合,在胃肠道不被吸收而随粪便排出。

剂型、剂量:片剂,400mg 或 800mg/片。

用法、用量:血磷水平 1.78~2.42mmol/L,盐酸司维拉姆 800mg 口服,3 次/天;若患者血磷值高于 2.42mmol/L,盐酸司维拉姆 1600mg 口服,3 次/天,均餐中服用。根据血磷调整药物剂量。

不良反应:胃肠道反应,表现为便秘、腹胀、恶心等。本药可以降低血中碳酸氢根浓度,间接影响血中电解质平衡,导致代谢性酸中毒。

注意事项:对低血磷、大肠阻塞以及对该药成分过敏的患者禁用。司维拉姆有盐酸和碳酸制剂,由于盐酸制剂可加重酸中毒,目前已少用。

五、碳酸司维拉姆

别名或商品名:诺维乐。

药理作用:碳酸司维拉姆是一种不会被人体吸收的聚合物,不含金属及钙。它携带多个胺基,由一个碳原子与聚合物骨架连接。这些胺基会在肠道内部分质子化,并以离子交换和氢键与磷酸分子结合。碳酸司维拉姆通过结合胃肠道中的磷,降低其吸收,达到降低血磷浓度的效果。

剂型、剂量:片剂,800mg/片。

用法、用量:推荐剂量为每日 3 次,每次 0.8g 或 1.6g。

不良反应:最常见的治疗相关性严重不良反应有胆红素血症、转氨酶升高、肝细胞损害以及恶心和呕吐。

注意事项:对诺维乐过敏者禁用。

六、碳酸镧

别名或商品名:福斯利诺。

剂型、剂量:咀嚼片,规格为 250mg、500mg、750mg、1g。

用法、用量:该品应随餐或于餐后立即服用。推荐初始剂量为一日 750~2250mg,每隔2~3 周逐步增加剂量,直至达到血清磷酸盐的目标水平。常规维持剂量:1500~3000mg/d,分次给药。最大剂量:3750mg/d。进餐时或餐后服用(进餐时或餐后立即嚼碎后服用,不要整个吞服。

不良反应:最常见的为胃肠道反应,如恶心、呕吐、腹胀、便秘、食欲减退等。

注意事项:①碳酸镧过敏者禁用,过敏体质者慎用。②停止治疗后,镧从血浆中清除的半衰期为 53 小时。

（于　嫒）

第二节 胃肠道磷吸收阻滞剂

一、活性炭

别名或商品名:爱西特。

药理作用:本品具有巨大的比表面积,能有效地从胃肠道中吸附肌酐、尿酸等有毒物质,使这些毒性物质不在体内循环,而从肠道中排出体外,使体内肌酐、尿酸积存量降低。有体外实验表明该药需要跟钙剂同用才有吸附磷的效果。

剂型、剂量:片剂,0.3g/片。

用法、用量:口服,成人一次3～10片,一日3次。

不良反应:①可出现恶心。②长期服用可出现便秘。

注意事项:①本品能吸附并减弱其他药物的作用,影响消化酶活性。②服药期间若出现便秘,可用中药大黄饮片或番泻叶2～6g,浸泡代茶饮即可缓解。

二、烟酰胺

烟酰胺是烟酸的代谢物,可以通过减少胃肠道磷的吸收降低血磷。在透析患者中进行的探索性研究发现缓释剂型的烟酸(Niaspan)的最终耐受剂量在1000mg/d以上。这些透析患者接受缓释烟酸治疗12周,可以显著降低血磷并升高其血清高密度脂蛋白胆固醇。随机安慰剂对照试验也发现烟酰胺可以显著降低血磷,其副作用与安慰剂组类似。烟酰胺用于降低血磷的有效性和安全性尚需要进一步研究。

烟酸

别名或商品名:本悦。

药理作用:属于维生素B类,在体内转化为烟酰胺,再与核糖腺嘌呤等组成辅酶Ⅰ和辅酶Ⅱ,是脂质、氨基酸、蛋白、嘌呤代谢,组织呼吸的氧化作用和糖原分解所必需的物质。

剂型、剂量:普通片剂,50mg/片;缓释片,500mg/片。

用法、用量:用于糙皮病,普通片剂口服50～100mg/次,3次/d。用于高血脂症,普通片剂口服,开始0.1g/次,3次/日,4～7日后,0.1g～0.2g/次,3次/日;缓释片口服,第1～4周0.5g/次,1次/日,5～8周,1g/次,1次/日。

不良反应:①烟酸有扩血管作用,治疗量时可引起潮红热感、晕厥。②高剂量时有皮肤干燥、瘙痒、色素沉着过度、腹部痛性痉挛、腹泻、恶心、呕吐、厌食、消化性溃疡、黄疸、肝功能损害、高血糖、高尿酸。

注意事项:有动脉出血、青光眼、高尿酸血症、低血压、溃疡病史、糖尿病、痛风、肝功损害者慎用。

（于 媛）

第三节 维生素D及其衍生物

活性维生素D及其类似物在CKD患者中主要用于治疗SHPT,也用于补充肾病综合征时骨化三醇的丢失,以及配合肾上腺皮质激素的使用,预防骨质疏松。近年来已有多项研究表明使用活性维生素 D 及其类似物治疗能改善 CKD 患者维生素 D 缺乏、纠正 SHPT,并能降低患者死亡率、改善患者预后。但是,活性维生素 D 及其类似物又会升高血钙、血磷水平,所以使用时要注意监测血钙、血磷等指标。目前治疗 CKD 患者 SHPT 常用的活性维生素 D 及其类似物有以下几种:阿法骨化醇、骨化三醇、帕立骨化醇。帕立骨化醇是一种选择性维生素 D 受体激动剂,对甲状旁腺亲和力高于肠道,因而对肠道吸收钙的影响更小。与骨化三醇和阿法骨化醇相比,帕立骨化醇降低 PTH 的疗效与其相似。

一、阿法骨化醇(1α 骨化醇)

别名或商品名:阿法迪三。

药理作用:CKD 患者肾组织 1α-羟化酶减少,服用本品后经肝脏羟化转化为维生素 D_3 的活性代谢物 $[1\alpha,25-(OH)_2D_3]$,通过提高维生素 D_3 活性代谢物的水平,从而增加钙、磷酸盐的吸收,促进骨矿化,降低血浆甲状旁腺激素水平,同时减少骨钙消溶。临床用于改善维生素 D 代谢异常(见于 SHPT、甲状旁腺功能低下、抗维生素 D 佝偻病和骨软化症)所致的症状(如低钙血症、抽搐、骨痛及骨损害);还用于骨质疏松症。

剂型、剂量:片剂或胶丸,0.25μg/片(粒)。

用法、用量:口服给药。肾功能不全时血液透析患者:1~4μg/次,1 日 1 次或每周 3 次间断口服,可有效控制或预防低钙血症、继发性甲状旁腺功能亢进症及骨骼改变。通常初始给予低剂量,然后根据临床反应逐渐加量。肾功能不全时腹膜透析患者:在进行持续腹膜透析时,为控制继发性甲状旁腺功能亢进,2~5μg/次,每周 2 次,联用碳酸钙(使用钙浓度为 1mmol/L 或 1.25mmol/L 的透析液以维持正钙平衡)。肾功能不全时透析前患者:初始 1 日 0.25μg,随后根据血清钙浓度及 iPTH 水平调整剂量(自 1 日 0.25μg 增至 1 日 1~2μg),对控制继发性甲状旁腺功能亢进、改善骨损害有效。

不良反应:长期大剂量服用或有肾损伤的患者可能出现恶心、头昏、皮疹、便秘、厌食、呕吐、腹痛等高血钙征象。

注意事项:①禁用于高钙血症,高磷酸盐血症,高镁血症。②给药期间监测血钙值。

二、骨化三醇

别名或商品名:罗钙全(胶丸),溉纯(注射剂)

药理作用:本品是维生素 D_3 活性型制剂,能促进肠道对钙的吸收和促进骨形成,使血钙值正常化。本品适用于治疗透析患者的低钙血症。它能明显地减低许多患者已升高的 PTH 水平。肾科主要用于以下几个方面,要根据用药目的采用不同的剂量和用法:①补充肾病综合征时骨化三醇的丢失;②配合肾上腺皮质激素,预防骨质疏松;③治疗继发性甲状旁腺功能亢进症。

剂型、剂量:胶丸,0.25μg/粒;注射剂 1ml/1μg,1ml/2μg。

用法、用量:成人口服 0.25μg/次,2 次/天,随血钙调整。注射剂,推荐剂量是 0.5μg(0.01μg/kg),每周 3 次,隔天 1 次。本品可作为静脉推注,在透析后从血液透析导管给予。如果不能观察到理想的生化指标和临床反应,每隔 2 周至 4 周可增加剂量 0.25 至 0.5μg。在增加剂量期间,至少每星期检测两次血清钙和磷水平,一旦发现高钙血症,应该立即停药直到血钙恢复正常。大多数透析患者对 $0.5\sim3.0\mu g(0.01\sim0.05\mu g/kg)$，每周 3 次的剂量有效。

不良反应：口服剂型用药过量可致高血钙综合征和钙中毒；偶见急性症状包括食欲减退、头痛、呕吐和便秘；慢性症状包括营养不良、感觉障碍、发热、尿多、脱水、发育停止等症状；有维生素 D 中毒迹象的患者禁用。注射液最频繁发生的不良反应是高钙血症（治疗 4 周后约为 35%）；发生率较低的不良反应包括：头痛、恶心、呕吐、便秘、下腹疼痛性痉挛、瘙痒、结膜炎、激动、肢端疼痛、恐惧、尿频、失眠、肝酶升高、碱性磷酸酶升高、高镁血症、高磷酸盐血症、淋巴细胞增多、血细胞比容升高、中性粒细胞增多、血红蛋白升高。

注意事项：①禁用与高钙血症有关的各种疾病者。②孕妇、哺乳妇女和儿童不宜使用。③骨化三醇促进胃肠道钙和磷的吸收，口服用药过程中应监测血钙和血磷；注射剂维持治疗期间，定期检查血清钙、磷、镁和碱性磷酸酶以及 24 小时尿钙尿磷排量。④用本品治疗期间，血清钙（mg/dl）与血清无机磷的乘积不允许超过 70。⑤有研究表明，1-α 骨化醇与骨化三醇效果相似。

三、帕立骨化醇

别名或商品名：胜普乐（Zemplar）

剂型、剂量：胶囊，$1\mu g$，$2\mu g$，$4\mu g$；注射液，$1ml/5\mu g$，$2ml/10\mu g$。

药理作用：本药为 19-去甲-1,25-二羟基维生素 D_2，是骨化三醇的类似物，属维生素 D 类抗甲状旁腺药，供静脉或口服用。本药通过选择性激活维生素 D 的反应途径，抑制甲状旁腺激素的合成和释放，从而降低 PTH 水平。其抑制血 PTH 的疗效与均等剂量的骨化三醇同样有效。在安慰剂对照的研究中，本药诱导高钙血症和高磷血症的倾向降低。健康成人志愿者口服帕立骨化醇的生物利用度为 73%，药物在体内蛋白结合率为 99%，主要经过肝脏代谢，在部分 CKD 患者中少量药物还可通过肾脏途径代谢。该药不会被透析清除，故透析患者剂量不需调整。

用法、用量：口服给药：初始剂量根据基础 iPTH 水平而定。①一日 1 次给药。如基础 iPTH 不超过 500pg/ml，则初始剂量为 1 次 $1\mu g$；如基础 iPTH 超过 500pg/ml，则初始剂量为 $2\mu g$/次。②一周 3 次给药，不超过每 2 日 1 次的给药频率。如基础 iPTH 不超过 500pg/ml，则初始剂量为 $2\mu g$/次；如基础 iPTH 超过 500pg/ml，则初始剂量为一次 $4\mu g$。给药期间根据 iPTH 水平，间隔 2～4 周调整剂量。静脉注射：成人患者本品推荐的起始剂量为 $0.04\sim0.1\mu g/kg(2.8\sim7\mu g)$，单次注射，给药频率不超过隔日 1 次，可在透析过程中的任何时间给药。一旦确定了剂量，血清钙和磷应该至少每月检测 1 次。推荐每三个月检测 1 次血清 iPTH。在帕立骨化醇剂量调整期间，可能需要更加频繁地进行实验室检查。

不良反应：虽然其对胃肠道作用较弱，高钙副作用较骨化三醇少见，但仍应注意治疗有关的最常见的不良反应——高钙血症。心血管系统可见心肌病、心肌梗死、胸痛、高血压、低血压（包括直立性低血压）、晕厥等。代谢与内分泌系统可见酸中毒、脱水、高钙血症、高磷血症、低钾血症。呼吸系统可见支气管炎、肺炎、鼻炎、鼻窦炎、鼻出血、咳嗽（罕见干咳）。肌肉骨骼系统可见关节炎、骨和（或）关节雅司病损害、背痛、小腿痛性痉挛。泌尿生殖系统可见肾功能异常、泌尿道感染。免疫系统可见细菌或真菌感染、药物变态反应（瘙痒、皮疹、风疹、面部和口部水肿等）。神经系统可见衰弱、头痛、眩晕、头昏目眩（5%）、抑郁、神经障碍。胃肠道反应可见腹痛、腹泻、直肠病、恶心、呕吐、口干燥症。皮肤偶见皮疹（四肢），可见皮肤溃疡。眼可见弱视、视网膜疾患。

注意事项：①对本药过敏、高钙血症、维生素 D 中毒者禁用。②孕妇、哺乳妇女慎用。③过度地抑制甲状旁腺激素可能导致血清钙水平升高并可能引起代谢性骨病。④需对患者进行监测并进行个体化剂量调整，以达到合适的生理终点。⑤如果出现具有临床显著意义的高钙血症，而患者正在接受某种含钙的磷结合剂，则应减少含钙的磷结合剂的剂量或中止使用含钙的磷结合剂。⑥慢性高钙血症可能与全身性的血管钙化和其他软组织钙化的发生有关。

（于　媛）

第四节　钙敏感受体激动剂

盐酸西那卡塞（Cinacalcet）别名或商品名：盐酸西那卡塞片。

作用机制：调节甲状旁腺钙受体的行为，通过增强受体对血流中钙水平的敏感性，降低甲状旁腺激素水平；同时伴有钙、磷和钙-磷乘积的下降，可能与骨骼高转运状态好转有关。

剂型、剂量：片剂，每片 30mg、60mg、90mg。

用法、用量：口服给药，应整片吞服，不能掰开，与食物同服或餐后短时间内服用，剂量应个体化。用于透析 CKD 患者的继发性甲状旁腺功能亢进，推荐开始剂量为每日 1 次，每次 30mg，1 周内检测血钙和血磷水平，1~4 周检测 iPTH 水平。每日剂量调整为 60mg、90mg、120mg、180mg 的时间均不得少于 2~4 周。患者 iPTH 浓度应控制在 150~300pg/ml。

不良反应：最常见的为恶心和呕吐，其他不良反应还有腹泻、肌痛、眩晕、高血压、无力、食欲减退、胸痛。本品过量可引起低钙血症，表现为感觉异常、肌痛、抽筋、手足抽搐。

注意事项：①本品生殖毒性分级为 C，只有当对母体的益处高于对胎儿的危险时方可用于孕妇。②本品可引起癫痫发作，用药期间应严密监测血浆钙浓度，尤其是有癫痫病史的患者。③本品可引起低钙血症，治疗开始时应每周监测血钙水平，治疗剂量确定后每月监测一次。④中度至重度肝功能不全患者治疗期间应进行监护。⑤儿童用药安全性尚未评价。⑥本品过量可引起低钙血症，应严密观察低钙血症的临床症状并采取对症治疗。由于本品血浆蛋白结合率高，透析治疗无效。⑦本品应 15~30℃ 保存。

（于　媛）

第五章

纠正电解质紊乱及调节酸碱平衡的药物

第一节　碳　酸　氢　钠

碳酸氢钠片

剂型、剂量:片剂,0.5g/片

用法、用量:口服,1 次 1~2 片,每日 3 次。根据酸中毒情况上调药物剂量。

不良反应:中和胃酸时所产生的二氧化碳可能引起嗳气,继发性胃酸分泌增加。

注意事项:对本品过敏者禁用,过敏体质者慎用。

(于　媛)

第二节　电　解　质　溶　液

碳酸氢钠注射液

剂型、剂量:注射剂:5%,250ml/瓶。

用法、用量:代谢性酸中毒,静脉滴注,所需剂量按下式计算:补碱量(mmol)=(−2.3−实际测得的 BE 值)×0.25×体重(kg),或补碱量(mmol)=(正常的二氧化碳结合力(CO₂CP)−实际测得的 CO₂CP(mmol))×0.25×体重(kg)。除非体内丢失碳酸氢盐,一般先给计算剂量的 1/3~1/2,4~8 小时内滴注完毕。心肺复苏抢救时,首次 1mmol/kg,以后根据血气分析结果调整用量(每 1g 碳酸氢钠相当于 12mmol 碳酸氢根)。碱化尿液,成人:口服首次 4g,以后每 4 小时 1~2g;静脉滴注 2~5mmol/kg,4~8 小时内滴注完毕。

不良反应:①大量静注时可出现心律失常、肌肉痉挛、疼痛、异常疲倦虚弱等,主要由于代谢性碱中毒引起低钾血症所致。②剂量偏大或存在肾功能不全时,可出现水肿、精神症状、肌肉疼痛或抽搐、呼吸减慢、口内异味、异常疲倦虚弱等。主要由代谢性碱中毒所致。③长期应用时可引起尿频、尿急、持续性头痛、食欲减退、恶心呕吐、异常疲倦虚弱等。

注意事项:①静脉应用的浓度范围为 1.5%(等渗)至 8.4%。②应从小剂量开始,根据血中 pH 值、碳酸氢根浓度变化决定追加剂量。③短时期大量静脉输注可致严重碱中毒、低钾血症、低钙血症。当用量超过每分钟 10ml 高渗溶液时可导致高钠血症、脑脊液压力下降甚至颅内出血,此在新生儿及 2 岁以下小儿更易发生。故以 5% 溶液输注时,速度不能超过每分钟 8mmol 钠。但在心肺复苏时因存在致命的酸中毒,应快速静脉输注。④下列情况慎用:少尿或无尿,因能增加钠负荷;钠潴留并有水肿时,如肝硬化、充血性心力衰竭、肾功能不全、妊娠高血压综合征;原发性高血压,因钠负荷增加可能加重病情。⑤下列情况不作静脉内用药:代谢性或呼吸性碱中毒;因呕吐或持续胃肠负压吸引导致大量氯丢失,而极有可能发生代谢性碱中毒;低钙血症时,因本品引起碱中毒可加重低钙血症表现。

(于　媛)

第三节　聚苯乙烯磺酸钙

聚苯乙烯磺酸钙散剂

别名或商品名:可利美特。

剂型、剂量:散剂,5g/袋。

用法、用量:一般,成人每日口服 15~30g,分 2~3 次服用,将 1 次用量混淆于 30~50ml 水中口服。用量应视症状和血钾情况增减。

不良反应:①消化系统:便秘、恶心、呕吐、胃部不适、食欲减退,与山梨醇同服可减轻便秘。②电解质:可有低钾血症发生,注意观察病情,定期测定血清电解质。

注意事项:①低血钾、高血钙患者禁用;下列患者禁与山梨醇同服:不耐果糖者、1,6-二磷酸果糖缺乏、甲醇中毒等患者。②为防止过量给药,应在给药同时监测血清钾和血清钙的浓度,当血清钾浓度低于 4~5mmol/L 时应停药。③甲状旁腺功能亢进患者及多发性骨髓瘤患者应慎用。④由于降低血清钾的效果,可能增强洋地黄中毒作用,合用时应慎重给药。⑤钾中毒严重的病例(>6.5mmol/L),并伴心电图改变时,只用该药是不充分的,需应用其他降钾措施。⑥有高葡萄糖苷水平的患者,血钾浓度降低过快可能发生威胁生命的不良事件,尤其对室性心动过速的患者。⑦服用时应使用低钾高热量饮食及控制酸中毒。

(于　媛)

第六章

治疗高尿酸血症的药物

第一节 苯 溴 马 隆

苯溴马隆片,商品名立加利仙。

使用方法:成人每次口服 50mg(1 片),每日 1 次,早餐时服用。服药 1 周后检查患者血清尿酸浓度,或可在治疗初期每日口服 100mg(2 片),早餐时服用,待血尿酸降至正常范围时改为每日 50mg(1 片),或遵医嘱。

不良反应:本品耐受性好,一般为轻度;偶有腹泻、胃部不适、恶心等消化系统症状;偶有风团、斑疹、潮红、瘙痒等皮肤过敏症;偶有谷丙转氨酶、天门冬氨酸氨基转移酶及碱性磷酸酶升高。

(于　媛)

第二节 别 嘌 醇

使用方法:口服,成人常用量初始剂量 50mg/次,1~2 次/日,每周可递增 50~100mg,至 200~300mg/日,分 2~3 次服。每 2 周测血和尿的尿酸水平,如已达正常水平,则不再增量,如仍高可再递增,但一日最大量不得大于 600mg。儿童治疗继发性高尿酸血症常用量:6 岁以内 50mg/次,一日 1~3 次;6~10 岁,100mg/次,一日 1~3 次,剂量可酌情调整。肾功能不全时的应用剂量:Ccr 为 10~20ml/min 时,1 日用量为 200mg;为 3~10ml/min 时,为 100mg;低于 3ml/min 时,用量为 1 次 100mg,给药间隔至少 24 小时。

不良反应:①胃肠道反应:可能会引起消化功能失调,如上腹痛、恶心、腹泻,很少因此而停药,饭后用药可减轻或避免消化系统的副作用。②皮疹:一般为丘疹样红斑、湿疹或痒疹。如皮疹广泛而持久,经对症处理无效并有加重趋势时必须停药。本品可导致剥脱性皮炎、中毒性表皮坏死松解症、重症多形红斑型药疹、药物超敏综合征等。因过敏发生率高,建议使用前进行相关基因检查。③罕见有白细胞减少、血小板减少、贫血、骨髓抑制,主要发生在肾功能不全患者中,如发生此类不良反应,均应考虑停药。④其他有脱发、发热、淋巴结肿大、肝毒性、间质性肾炎及过敏性血管炎等。

(于　媛)

第三节　非布司他

非布司他,商品名优立通。

使用方法:口服推荐剂量为40mg或80mg,每日一次。推荐起始剂量为40mg,每日1次。如果2周后,血尿酸水平仍不低于6mg/dl(约360μmol/L),建议剂量增至80mg,每日1次。肝功能不全者:轻、中度肝功能不全(Child-PughA、B级)的患者毋需调整剂量;尚未进行重度肝功能不全者(Child-Pugh C级)使用非布司他的疗效及安全性研究,因此此类患者应慎用非布司他。肾功能不全者:轻、中度肾功能不全(Ccr30~89ml/min)的患者毋需调整剂量;尚无严重肾功能不全(Ccr<30ml/min)患者的充足研究数据,因此此类患者应慎用非布司他。

不良反应:虚弱、胸痛、水肿、疲劳、情绪异常、步态障碍、流行性感冒症状、疼痛、口渴。

(于　媛)

第七章

利尿药物

第一节　噻嗪类利尿剂

噻嗪类利尿药主要作用部位是远曲小管的起始部。钠利尿作用较袢利尿剂为弱。临床常用的是氢氯噻嗪。

别名或商品名:双氢氯噻嗪,双氢克尿塞。

药理作用:本类药物作用机制主要抑制远端小管前段和近端小管(作用较轻)对氯化钠的重吸收,从而增加远端小管和集合管的 Na^+-K^+ 交换,K^+ 分泌增多。本品有利尿和轻度降压作用。

剂型、剂量:片剂,25mg。

用法:口服 25~50mg/次,每日 1~3 次。

不良反应:电解质紊乱,常见低钾血症,有时也合并低镁血症;高血糖;高尿酸血症;氮质血症;血氨升高。

注意事项:①长期服用注意及时补充钾盐及镁盐。②与降压药合用,利尿、降压作用均增强。③本品与锂盐合用,可提高锂盐血浓度,故合并应用时注意减少锂盐的剂量。

(于　媛)

第二节　袢利尿剂

临床上常用的袢利尿剂有呋塞米,其他如布美他尼及托拉塞米。袢利尿剂的主要作用部位在髓袢升支粗段。

一、呋塞米

别名或商品名:速尿。

药理作用:抑制肾小管髓袢升支髓质部及皮质部钠、氯的再吸收,因而尿中钠、钾与水的排出量增加而产生利尿作用。

剂型、剂量:片剂,20mg;针剂,20mg(2ml)。

用法:口服 10~40mg/次,每日 2~3 次;肌内注射 20~40mg/次;静脉注射 20~200mg/次,视疗效及肾功能而定。

不良反应:水和电解质紊乱,胃肠道反应如恶心、呕吐,高尿酸血症,耳毒症,偶见心律失常及皮疹、肝损伤等。

注意事项:①避免与氨基苷类抗生素及头孢噻啶等合用,以防耳及肾毒性。②本品与降压药合用可增强降压效果,但剂量宜减少。③当出现电解质紊乱时,宜采用间歇疗法用药1~3日,停药2~4日,用药期宜常规补钾,要稀释后缓慢静滴。应常规检查血中电解质浓度。

二、布美他尼

别名或商品名:利了,丁尿胺。

药理作用:本品为呋塞米衍生物,但利尿作用比呋塞米强20~40倍。某些肾功能不全者用呋塞米效果不佳时该药仍可有效。

剂型、剂量:片剂,1mg;针剂,0.5mg(2ml)。

用法:口服0.5~1mg/次,每日1~3次;肌内注射或静脉注射0.5~1mg/次,视疗效及肾功能而定。

不良反应:肾功能不全者大剂量用时可发生皮肤、黏膜、肌肉疼痛,多数轻微;少数男性患者可出现乳房发育;其他同呋塞米。

注意事项:同呋塞米。

三、托拉塞米

别名或商品名:特苏尼注射液。

药理作用:本品为磺酰脲吡啶类利尿药,作用于髓袢升支粗段,抑制Na^+-K^+-2Cl^-载体系统,使尿中Na^+、Cl^-和水的排泄增加,但对肾小球滤过率、肾血流量或体内酸碱平衡无显著影响。

剂型、剂量:注射剂:20mg/支,2ml/支。

用法、用量:一般初始计量5mg或10mg/d,缓慢静脉注射,也可用5%葡萄糖溶液或生理盐水稀释后静脉输注,如疗效不满意可以增加剂量至20mg/次,每日最大剂量为40mg,疗程不超过1周。肾脏疾病所致的水肿,初始计量20mg/d,以后可根据需要逐渐增加剂量,最大剂量100mg/d,疗程不超过1周。

不良反应:头痛、眩晕、疲乏、食欲减退、肌肉痉挛、恶心呕吐、高血糖、高尿酸血症、便秘和腹泻;长期大量使用可发生水和电解质平衡失调等,治疗初期和年龄较大的患者常发生多尿。

注意事项:①定期检查电解质(特别是血钾)、血糖、尿酸、肌酐、血脂等。②开始治疗前必须纠正排尿障碍。③肝硬化腹水患者慎用。

(于　媛)

第三节　螺　内　酯

别名或商品名:安体舒通。

药理作用:在肾远曲小管和集合管细胞的醛固酮受体部位发生竞争性拮抗,从而产生与醛固酮作用相反的排钠留钾作用。可使尿中钠、氯排出增加,钾排出减少。本品为留钾排尿的弱效利尿药。利尿作用不强,起效缓慢,对醛固酮增高的水肿患者作用较好。本品常与其他降压药合用治疗原发性高血压。

剂型、剂量:片剂,20mg;胶囊剂,20mg。

用法、用量:口服每次 20~40mg,每日 2~4 次,至少连服 5 日,以后酌情调整剂量。

不良反应:高血钾常见,可出现相应症状。长期应用男性可出现乳房增大、阳痿、女性可出现多毛、内分泌紊乱等症状。少数患者有轻度胃肠道症状。偶有头痛、发热、皮疹。

注意事项:①孕妇、哺乳期妇女、严重肝肾功能减退、少尿者、高钾血症患者慎用。②不宜与含钾药物或其他保钾利尿药合用。

(于 媛)

第八章

治疗和预防心脑血管疾病的药物

第一节 调脂药物

一、辛伐他汀

商品名或别名:舒降之,京必舒新。

剂型、剂量:片剂,20mg/片,40mg/片。

用法、用量:高胆固醇血症:始服量为每天 10mg,晚间顿服。对于胆固醇水平轻至中度升高者,始服剂量为每天 5mg。冠心病:始服量为每天晚上服用 20mg。

不良反应:胃肠道反应、疲乏、无力、头痛、瘙痒、横纹肌溶解、肌痛、肌无力、转氨酶和肌酸磷酸激酶增高。肾功能不全时剂量:轻中度肾功能不全时不必调整剂量,但当 Ccr 低于 30ml/min 时应减量,起始剂量为 5mg/d;当 1 日剂量超过 10mg 时应严密监测。

注意事项:①对本品任何成分过敏者、活动性肝炎或无法解释的持续血清转氨酶升高者、孕妇和哺乳期妇女禁用。②用药期间监测肝功能和肌酸激酶。如果有不明原因的肌痛、肌紧张或肌无力、特别是伴有不适和发热时应停药。③与抗凝药合用,增强其作用,引起出血。④与环孢素 A、红霉素、吉非贝齐、免疫抑制剂、烟酸合用可增加肌溶解和急性肾衰竭的机会。

二、氟伐他汀钠

商品名或别名:来适可。

剂型、剂量:胶囊剂,20mg/粒。

用量用法:20~40mg/d,每日 1 次,傍晚或睡前顿服。肾功能不全时剂量:对轻至中度肾功能不全的患者毋需调整剂量。严重肾功能不全的患者不能用本药治疗。

不良反应:常见消化不良、恶心、腹痛等胃肠道症状。另外,头痛、失眠、肝酶升高亦常见,偶见肌酸磷酸激酶升高。其他同辛伐他汀。

注意事项:对本品过敏者、活动性肝病或血清转氨酶持续升高者禁用,孕妇和哺乳妇女不应使用。其他同辛伐他汀。

三、阿托伐他汀钙

别名或商品名:阿乐,立普妥。

剂型、剂量:片剂,10mg/片,20mg/片。

用法、用量:口服 10mg/次,1 次/日。肾功能不全时剂量:肾脏疾病既不会对本药血药浓度产生影响,也不会对其降脂效果产生影响,所以毋需调整剂量。

不良反应:常见便秘、胃肠胀气、消化不良、腹痛,偶见血清转氨酶、磷酸激酶轻度升高。同辛伐他汀。

注意事项:①对本品过敏者、活动性肝疾病或血清转氨酶持续升高者,孕妇和哺乳妇女禁用。②用药期间监测肝功能和磷酸肌酸激酶(CPK)。如果有不明原因的肌痛、肌紧张或肌无力、特别是伴有不适和发热或 CPK 水平明显升高,确诊或怀疑为肌病时应停药。③本品与地高辛同时给药时,地高辛稳态血药浓度可增加 20%,服用地高辛的患者应注意监测地高辛浓度。④本品与红霉素同用,可使本品血药浓度增加 40%。

四、非诺贝特

别名或商品名:力平之。

剂型、剂量:胶囊剂,0.2g/粒。

用量用法:0.2g/次,每日 1 次,进餐时服用。肾功能不全时剂量:起始剂量为 1 日 67mg,根据肾功能和血脂测定水平调整剂量。

不良反应:主要为消化道反应、皮疹、肌肉酸痛和转氨酶轻度升高。男子性功能障碍、脱发等。

注意事项:①肝肾功能障碍者、孕妇和哺乳妇女、胆石症禁用。②与抗凝药合用时,可增加抗凝血作用,合用时需测定凝血酶原时间,随时调整剂量。③用药期间定期检查血常规和肝功能。

（于　媛）

第二节　阿司匹林

别名或商品名:阿司匹林肠溶片,拜阿司匹灵。

剂型、剂量:片剂,100mg/片。

用法、用量:本品宜在饭后用温水送服,不可空腹服用。本品为肠溶片,必须整片吞服,除了在治疗急性心肌梗死时,为了能快速发挥药效,第一片药应捣碎或嚼碎后服用。降低急性心肌梗死疑似患者的发病风险:建议首次剂量 300mg,嚼碎后服用以快速吸收,以后每天 100~200mg。预防心肌梗死复发:每天 100~300mg。卒中的二级预防:每天 100~300mg。降低短暂性脑缺血发作及其继发脑卒中的风险:每天 100~300mg。降低稳定型和不稳定型心绞痛患者的发病风险:每天 100~300mg。动脉外科手术或介入手术后,如经皮冠脉腔内成形术,冠状动脉旁路术,颈动脉内膜剥离术,动静脉分流术:每天 100~300mg。预防大手术后深静脉血栓和肺栓塞:每天 100~200mg。降低心血管危险因素者(冠心病家族史、糖尿病、血脂异常、高血压、肥胖、抽烟史、年龄大于 50 岁者)心肌梗死发作的风险:每天 100mg。

不良反应:常见的不良反应为胃肠道反应,如腹痛和胃肠道轻微出血,偶尔出现恶心、呕吐和腹泻。胃出血和胃溃疡以及主要在哮喘患者出现的变态反应(呼吸困难和皮肤反应)极少见。有报道个别病例出现肝肾功能障碍、低血糖以及特别严重的皮肤病变(多形性渗出性红斑)。小剂量阿司匹林能减少尿酸的排泄,对易感者可引起痛风发作。极少数病例在长期服用阿司匹林(阿司匹林肠溶片)后由于胃肠道隐匿性出血导致贫血,出现黑便(严重胃出血的症状)。出现眩晕和耳鸣时(特别是儿童和老人)可能为严重的中毒症状。如果出现以上没有列举的可疑不良反应时,请及时告知医生或药剂师。一旦出现不良反应,应立即停药并通知医生,以便医生能判断不良反应的程度并采取必要的措施。

注意事项:①患哮喘、花粉性鼻炎、鼻息肉或慢性呼吸道感染(特别是过敏性症状)患者和对所有类型的镇痛药、抗炎药和抗风湿药过敏者,在使用阿司匹林(阿司匹林肠溶片)时有引起哮喘发作的危险(即镇痛药不耐受/镇痛药诱发的哮喘)。在用药前应咨询医生。对其他物质有变态反应如皮肤反应、瘙痒、风疹的患者同样也应在用药前咨询医生。②手术前服用阿司匹林(阿司匹林肠溶片)请通知医生和牙科医生。③长期大剂量服用阿司匹林(阿司匹林肠溶片)应在医生的指导下进行。下列情况应咨询医师,慎用本品:对其他镇痛剂、抗炎药或抗风湿药过敏,或存在其他变态反应;同时使用抗凝药物(如香豆素衍生物、肝素,低剂量肝素治疗例外);支气管哮喘;慢性或复发性胃或十二指肠病变;肾损害;严重的肝功能障碍。④少服或忘服阿司匹林(阿司匹林肠溶片)后,下次服药时不要服用双倍的量,而应继续按规定和医生的处方服用。⑤下列情况禁用阿司匹林肠溶片:对阿司匹林或其他水杨酸盐,或药品的任何其他成分过敏;水杨酸盐或含水杨酸物质、非甾体抗炎药导致哮喘的历史;活动性消化性溃疡;出血体质;严重的肾衰竭;严重的肝功能衰竭;严重的心功能衰竭;与甲氨蝶呤(剂量为15mg/周或更多)合用;妊娠的最后3个月。

(于 媛)

第三节 华 法 林

剂型、剂量:2.5mg/片,5mg/片。

用法、用量:华法林适用于预防和治疗血栓栓塞性疾病。参考剂量:口服第 1 日 0.5~2.0mg,次日起用维持量,每日 2.5~7.5mg,随后根据 INR 目标值范围调整剂量。INR 目标值范围通常为 2.0~3.0。2016 年欧洲心血管病协会指南及 2015 年中国心房颤动管理专家建议均未对合并 ESRD 及透析的人群做明确的抗凝推荐,而 2014 年美国心脏病学会/美国心脏协会/美国心律学会指南认为华法林(监测 INR2~3)可用于 ESRD 及透析患者抗凝治疗。不良反应:过量易致出血,早期可有淤斑、紫癜、牙龈出血、鼻出血、伤口出血经久不愈、月经过多等。不常见的不良反应有恶心、呕吐、腹泻、瘙痒性皮疹、变态反应和皮肤坏死。

注意事项:①有出血倾向者、重度肝肾疾患、活动性肺结核、充血性心力衰竭、重度高血压、亚急性细菌性心内膜炎、月经过多、先兆流产者慎用。②孕妇禁用。③用药期间应检查凝血试验项目。④注意本品与其他药物的相互作用。⑤本品可加重血管钙化。

(于 媛)

第九章

血糖调整药物

第一节　口服降糖药

一、双胍类

国内外指南均一致推荐二甲双胍作为 2 型糖尿病控制血糖的一线用药。临床常用的双胍类药物是二甲双胍。

商品名:格华止。

用法、用量:口服开始 0.25g/次,2~3 次/日,之后根据病情调整用量,一般 1~1.5g/d,不超过 2g/d,餐前服、餐中服药可减轻胃肠道反应。

不良反应:胃肠道反应、低血糖、头痛、头晕、胸部不适、体重减轻等。

注意事项:二甲双胍直接以原形经肾脏排泄,当肾功能损害时易发生二甲双胍与乳酸在体内蓄积,从而增加乳酸性酸中毒风险。二甲双胍用于 CKD3a 期患者时减量,当 GFR < 45ml/(min·1.73m^2)停用。

二、磺脲类

磺脲类降糖药物为胰岛素促泌剂,是目前国内外指南中推荐的控制 2 型糖尿病患者高血糖的主要用药。

(一)第一代磺脲类药物

第一代磺脲类药物(如氯磺丙脲、妥拉磺脲、甲苯磺丁脲)的药物原型及其活性代谢产物主要由肾脏排泄,在 CKD 患者应用时半衰期延长,低血糖风险明显增加,因此禁用于该类患者,目前此类药物在临床上已基本被淘汰。

(二)第二代磺脲类物

1. 格列本脲　商品名:优降糖。

剂型、剂量:片剂,2.5mg/片。

用法、用量:口服开始 2.5mg/次,1 次/日,后递增,每日最大用量不超过 15mg,餐前服用。

注意事项:格列本脲半衰期较长,其活性代谢产物 50% 经肾脏排泄,可在 CKD 患者体内积聚,可能引起严重的低血糖。格列本脲仅可用于 CKD1~2 期的患者;CKD3~5 期禁用。

2. 格列美脲　商品名:亚莫利。

剂型、剂量:片剂,2mg/片。

用法、用量:口服起始 1~2mg/次,1 次/日,根据病情调整维持剂量,一般不超过 6mg/d。

不良反应:低血糖、胃肠道反应、变态反应、视力改变、头痛、乏力等。

注意事项:代谢产物仍有降糖活性,代谢物及原型的 60% 经肾脏排泄。格列美脲用于 CKD1~2 期患者毋需调整剂量;CKD3a 期减量;CKD-3b~5 期禁用。

3. 格列吡嗪(商品名瑞易宁)和格列齐特(商品名达美康)

(1)格列吡嗪:商品名:瑞易宁。

剂型、剂量:为片剂,5mg/片,有普通片和控释片。

用法、用量:口服普通片剂 2.5~5mg/d,餐前 30 分钟服用,以后根据病情调整剂量,日剂量不超过 30mg;控释片 5mg/次,1 次/日,可根据病情调整,最大剂量为 20mg/d。

不良反应:恶心、呕吐、腹泻、腹痛、头痛、偶见低血糖,变态反应等。

(2)格列齐特:商品名:达美康。

剂型、剂量:缓释片,30mg/片。

用法、用量:口服 30~120mg/d,1 次/日,早餐时服用。首剂建议 30mg/d,如效果不佳,逐渐增至 60mg/d、90mg/d、120mg/d,每次增量间隔至少 1 个月。最大剂量不超过 120mg/d。

不良反应:低血糖、胃肠道反应、黄疸、肝功能异常、变态反应等。

注意事项:格列吡嗪和格列齐特的代谢产物均无降糖性,虽然主要经肾脏排泄,但低血糖风险小于格列本脲和格列美脲。格列吡嗪用于 CKD1~2 患者毋需调整剂量;3 期减量,4~5 期禁用。格列齐特用于 CKD1~2 期患者毋需调整剂量;在 CKD3a 期减量,CKD3b 期用药经验有限,需谨慎;CKD4~5 期禁用。

4. 格列喹酮 商品名:糖适平。

剂型、剂量:片剂,30mg/片。

用法、用量:口服餐前服用,15~30mg 开始,根据血糖水平调整剂量,日剂量不超过 180mg,分次服用。

不良反应:低血糖、胃肠道反应、肝功能异常、白细胞减少、头痛、皮肤过敏等。

注意事项:格列喹酮的代谢产物无降糖作用且大部分从粪便排泄,仅 5% 经肾脏排泄,受肾功能影响较小,但用于 CKD 患者的临床证据有限。格列喹酮可用于 CKD1~3 期的患且毋需调整剂量;4 期用药经验有限,需谨慎用药;5 期禁用。

三、格列奈类

格列奈类降糖药为非磺脲类胰岛素促泌剂,具有吸收快、起效快和作用时间短的特点,其低血糖的风险和程度较磺脲类药物轻。格列奈类主要代表药物为那格列奈和瑞格列奈。

1. 那格列奈 商品名:唐力。

剂型、剂量:片剂,120mg/片。

用法、用量:口服 60~120mg/次,3 次/日,餐前 15 分钟服用,应从小剂量开始,可根据病情逐渐加量。

不良反应:低血糖、恶心、头晕、肝功能异常、皮肤过敏等。

注意事项:那格列奈及其代谢产物 83% 经肾脏排泄,随着肾功能的降低,那格列奈的活性代谢产物水平增加,而瑞格列奈却未发现此现象。那格列奈用于 CKD1～3a 期患者时,毋需调整剂量;CKD3b～4 期减量;CKD5 期禁用。

2. 瑞格列奈 商品名:诺和龙。

剂型、剂量:片剂,0.5mg/片。

用法、用量:口服剂量因人而异,推荐起始剂量为 0.5mg/次,最大单次剂量为 4mg,应在餐前 30 分钟内或餐前即时服用。

不良反应:低血糖、胃肠道反应、皮肤变态反应、肝功能异常、视觉异常等。

注意事项:瑞格列奈及其代谢产物仅 8% 经肾脏排泄,在 CKD 患者体内无蓄积,瑞格列奈用于 CKD1～5 期的患者毋需调整剂量。

四、噻唑烷二酮类

噻唑烷二酮类为胰岛素增敏剂,主要代表药物为吡格列酮和罗格列酮,均经肝脏代谢,不增加低血糖风险。

1. 吡格列酮 商品名:艾汀。

剂型、剂量:片剂,15mg/片。

用法、用量:口服 15～45mg/次,1 次/日。

不良反应:可出现贫血,导致血容量增加、头痛、胃肠道反应、肌痛等。

注意事项:吡格列酮用于 CKD1～3a 期患者时,毋需调整剂量;CKD3b～5 期患者用药经验有限,需谨慎。

2. 罗格列酮 商品名:文迪雅。

剂型、剂量:片剂,4mg/片。

用法、用量:口服起始用量 4mg/d,单次或分 2 次口服;最大推荐量为 8mg/d,可单独或分两次给药。

不良反应:上呼吸道感染、头痛、外伤、水肿、背痛、乏力等。

注意事项:罗格列酮因增加心血管风险的安全性问题引起了国内外的警惕,目前美国 FDA 已严格限制其使用。

五、α-糖苷酶抑制剂

适用于饮食结构以碳水化合物为主且餐后血糖升高的患者,主要代表药物有阿卡波糖、伏格列波糖等。

1. 阿卡波糖 商品名:拜唐苹、卡博平。

剂型、剂量:片剂,50mg/片。

用法、用量:口服起始 25mg/次,2～3 次/日。以后逐渐增加至 50mg/次,3 次/日,一日剂量不宜超过 300mg。

不良反应:胃肠道反应、皮肤过敏、肝功异常、水肿等。

注意事项:随着肾功能的降低,阿卡波糖及其代谢产物的血药浓度显著增加。阿卡波糖可用于 CKD1～3 期患者;CKD4～5 期禁用。

2. 伏格列波糖 商品名:倍欣片。

剂型、剂量:片剂,0.2mg/片。

用法、用量:口服 0.2mg/次,3 次/日,餐前服(服药后立刻进餐)。

不良反应:低血糖、胃肠道反应、皮肤变态反应、头痛、头晕、乏力等。

注意事项:伏格列波糖可用于 CKD1~3 期患者;CKD4~5 期禁用。

六、DPP-4 抑制剂

这一类降糖药由于上市较晚,缺乏临床用药经验,因此用于合并 CKD 的患者时应酌情减量。

1. 西格列汀　商品名:捷诺维。

剂型、剂量:片剂,25mg/片,50mg/片,100mg/片。

用法、用量:成人常规口服给药,单用或与二甲双胍或噻唑烷二酮类联用,一次 100mg,一日 1 次。西格列汀用于 GFR$\geqslant$50ml/(min·1.73m^2)的 CKD 患者时无需调整剂量;GFR 在 30~50ml/(min·1.73m^2)时减量至 50mg,每日 1 次;GFR<30ml/(min·1.73m^2)时用药经验有限,减量至 25mg,每日 1 次。

不良反应:可见低血糖、鼻咽炎、上呼吸道感染、头痛、恶心、腹痛、腹泻。

2. 沙格列汀　商品名:安立泽。

剂型、剂量:片剂,5mg/片。

用法、用量:成人常规口服推荐剂量 5mg,每日 1 次,服药时间不受进餐影响。

不良反应:①主要为淋巴细胞减少,皮疹,血肌酐及磷酸肌酸激酶升高,上呼吸道及泌尿道感染,头痛,低血糖。②变态反应,沙格列汀不可用于对 DPP4 抑制剂存在严重变态反应的患者。③皮肤疾病,在糖尿病患者的日常管理中,建议观察皮肤是否存在水疱、皮疹和溃疡。

注意事项:沙格列汀用于 GFR$\geqslant$50ml/(min·1.73m^2)的 CKD 患者时无需调整剂量,当 GFR 在 30~49/(min·1.73m^2)时减量;CKD4~5 期患者禁用。

3. 维格列汀　商品名:佳维乐。

剂型、剂量:片剂,50mg/片。

用法、用量:成人当维格列汀与二甲双胍或噻唑烷二酮类药物合用时,维格列汀的每日推荐给药剂量为 100mg,早晚各给药一次,每次 50mg。当维格列汀与磺脲类药物合用时,维格列汀的推荐给药剂量为 50mg,每日清晨给药一次;在此类患者人群中,维格列汀每日 100mg 给药方案的疗效并不优于维格列汀每日 50mg 给药方案。不推荐使用 100mg 以上的剂量。尚未确立维格列汀与二甲双胍、噻唑烷二酮类药物或与二甲双胍、磺脲类药物合用每日三次治疗方案的安全性和有效性。佳维乐可以餐时服用,也可以非餐时服用。

不良反应:最常见的有头痛、鼻咽炎、咳嗽、便秘、头晕和增加出汗量等。低血糖的发生率与安慰剂相似。

注意事项:维格列汀用于 GFR$\geqslant$50ml/(min·1.73m^2)的 CKD 患者时毋需调整剂量,当 GFR<50ml/(min·1.73m^2)时禁用。

4. 利格列汀　商品名:欧唐宁。

剂型、剂量:片剂,5mg/片。

用法、用量:口服成人推荐剂量为 5mg,每日 1 次。本品可在每天的任意时间服用,餐时或非餐时均可服用。利格列汀用于 CKD1~4 期患者时毋需调整剂量,5 期患者用药经验有限。

不良反应:①用利格列汀治疗患者报道≥5%并常比用安慰剂治疗患者更多的不良反应包括鼻咽炎。②利格列汀和磺酰脲类联用治疗患者与安慰剂和磺酰脲联用治疗患者比较低血糖症报道更为常见。③随机化至利格列汀患者更常报道胰腺炎。

(于　媛)

第二节　胰　岛　素

胰岛素制剂按照剂型不同,可分为速效胰岛素、短效胰岛素、中效胰岛素、预混胰岛素与长效胰岛素。胰岛素的规格有注射剂和注射用笔芯。胰岛素的给药方式主要是皮下注射,有时静脉给药或肌内注射。胰岛素的不良反应:低血糖症、变态反应、胰岛素抵抗等。注意事项:①用药期间应定期检查血糖、尿糖、尿常规、肾功能、视力、眼底、血压等。②应经常更换注射部位。

一、超短效(速效)胰岛素

包括诺和锐(门冬胰岛素),优泌乐(赖脯胰岛素),速秀霖(赖脯胰岛素)。超短效胰岛素15分钟起效,高峰30~60分钟,作用持续时间为2~4小时。可餐前即刻、餐后注射。

二、短效胰岛素

包括普通胰岛素,诺和灵R,优泌林R,甘舒霖R,重和林R。短效胰岛素30分钟起效,高峰2~4小时,作用持续时间为6~8小时。可餐前半小时注射。主要用于控制餐后血糖。若静脉注射会即刻起作用,所以一般在糖尿病急性代谢紊乱时应用静脉滴注速效胰岛素。

三、中效胰岛素

中效胰岛素[中性鱼精蛋白锌(NPH)胰岛素],包括诺和灵N,甘舒霖N,优泌林N,重和林N。中效胰岛素1~3小时起效,高峰6~12小时,作用持续时间为18~26小时。可餐前半小时注射。主要用于控制空腹血糖及两餐间血糖。只能皮下注射。

四、预混胰岛素

预混胰岛素是短效胰岛素和中效胰岛素按一定比例制成的预混制剂。包括:诺和锐30,优泌乐25,诺和灵30R,优泌林70/30,甘舒霖30R,诺和灵50R,甘舒霖50R,重和林M30。可餐前半小时注射。

五、长效胰岛素(PZI)

包括甘精胰岛素(来得时),长秀霖、诺和平(地特胰岛素)。长效胰岛素作用平缓、持续时间长,一般3~8小时起效,高峰14~24小时,作用持续时间为28~36小时。可餐时注射。主要用途与中效胰岛素相似。只能皮下注射。

(于　媛)

参考文献

[1] 环孢素 A 在肾内科的应用专家协作组.环孢素 A 治疗肾小球疾病的应用共识.中华肾脏病杂志,2005,21(9):556-557.

[2] 《中国全科医学》编辑部.长效二氢吡啶类钙通道阻滞剂在慢性肾脏病高血压中应用的专家共识.中国全科医学,2006,9(20):1698.

[3] α 酮酸制剂在肾内科应用专家协作组.慢性肾脏病蛋白营养治疗共识.中华肾脏病杂志,2005,21(7):421-424.

[4] 陈灏珠,林果为,王吉耀.实用内科学.14 版.北京:人民卫生出版社,2015.

[5] 陈楠.ARB 与肾脏//中华医学会 2005 年中国高血压年会论文汇编.南京,2005,35-37.

[6] NKF-KDOQI 工作组,王海燕,王梅.慢性肾脏病及透析的临床实践指南.北京:人民卫生出版社,2003.

[7] 第八届中华肾脏病学会慢性肾脏病高血压治疗专家协作组.α/β 受体阻滞剂在慢性肾脏病高血压治疗中的实践指南.中华医学杂志,2013,93(48):3812-3816.

[8] 甘良英,左力.慢性肾脏病-矿物质骨异常药物治疗进展.中华临床医师杂志(电子版),2016,10(11):1590-1594.

[9] 甘良英.甲状旁腺激素及其检测方法新进展.中国血液净化,2016,15(5):266-268.

[10] 甘良英.慢性肾脏病患者血管及软组织钙化的评估.中国血液净化,2015,(8):448-450.

[11] 黄颂敏,刘先蓉.肾脏疾病鉴别诊断与治疗学.北京:人民军医出版社,2006.

[12] 纪冬,游绍丽,辛绍杰.《丙型肝炎防治指南(2015 年更新版)》要点解读.传染病信息,2016,29(1):20-23.

[13] 贾佑铎,郭兆安.慢性肾衰竭消化系统症状发病机制及治疗研究新进展.中国中西医结合肾病杂志,2014,(10):936-937.

[14] 江宇泳,刘洋,侯艺鑫.别嘌醇过量致超敏综合征合并肾功能不全急性加重死亡.药物不良反应杂志,2014,16 (5):307-309.

[15] 黎磊石,刘志红.血管紧张素转换酶抑制剂、血管紧张素受体拮抗剂与肾脏病的治疗.肾脏病与透析肾移植杂志,2003,12(1):44-45.

[16] 黎磊石,刘志红.中国肾脏病学.北京:人民军医出版社,2008.

[17] 李亚洁,曹秉振,马壮.实用内科危重症监护学.北京:人民卫生出版社,2009.

[18] 梁庆丰,秦正义,陈晓,等.慢性肾衰竭血液透析患者的胃排空.中国血液净化,2003,2(2):75-76.

[19] 林志彬,金有豫.医用药理学基础.5 版.北京:世界图书出版公司,2006.

[20] 刘宁,黄雯.尿毒症胃肠动力和胃肠激素水平变化.医学综述,2007,13(11):853-855.

[21] 刘森炎,梅长林.慢性肾脏病患者疫苗接种指南解读.中华肾脏病杂志,2009,25(11):878-881

[22] 陆再英,钟南山.内科学.7 版.北京:人民卫生出版社,2008.

[23] 吗替麦考酚酯在肾内科应用专家协作组.吗替麦考酚酯在肾内科应用的指导意见.中华肾脏病杂志,2004,20(5):385.

[24] 彭佑铭,陈娴.新型生物制剂在肾小球疾病中的应用.临床肾脏病杂志,2014,14(1):4-8.

[25] 任海滨,俞香宝,孙彬,等.53 例急性间质性肾炎临床病理分析.临床肾脏病杂志,2013,13:519-522.

[26] 郭震华.实用泌尿外科学.2 版.北京:人民卫生出版社,2013.

［27］王海燕.肾脏病临床概览.北京:北京大学医学出版社,2009.

［28］史明君,谢红浪.新型磷结合剂在慢性肾脏病中的应用.肾脏病与透析肾移植杂志,2011,20(6):559-564.

［29］四川美康医药软件研究开发有限公司.药物临床信息参考.成都:四川科学技术出版社,2005.

［30］苏涛,刘晓玲,张宜苗,等.汞中毒相关肾小球疾病的临床病理分析.中华肾脏病杂志,2011,27:333-336

［31］王春亭,王可富.现代重症抢救技术.北京:人民卫生出版社,2007.

［32］王海燕.肾脏病学.3版.北京:人民卫生出版社,2008.

［33］Jeremy Levy,Julie Morgan,Edwin Brown.牛津临床透析手册.2版.王梅,译.北京:人民卫生出版社,2006.

［34］王质刚.血液净化学.3版.北京,北京科学技术出版社,2015.

［35］袁惠琴,闫杰,于锋.2015年欧洲肝病学会丙型肝炎治疗指南推荐意见.中华临床医师杂志:电子版,
2015,9(15):2940-2952.

［36］张路霞,王梅,王海燕.慢性肾脏病基础上的急性肾功能衰竭.中华肾脏病杂志,2003,19(2):78-81.

［37］赵慧萍,孟宪文,隋准,等.维持性透析患者恶性肿瘤的发生情况与相关因素探讨.中国血液净化,2008,
7(2):71-74.

［38］郑法雷,章友康,陈香美,谌贻璞.肾脏病临床与进展.北京:人民军医出版社,2005.

［39］郭晓蕙.2型糖尿病合并慢性肾脏病患者口服降糖药用药原则中国专家共识.中华糖尿病杂志,2013,
21(10):865-870.

［40］王玉柱,叶朝阳,金其庄.中国血液透析用血管通路专家共识.中国血液净化,2014,13(8):549-558.

［41］中华人民共和国卫生部.血液净化标准操作规程2010版.北京:人民军医出版社,2010.

［42］中华医学会肝病学分会,中华医学会感染病学分会.慢性乙型肝炎防治指南(2015更新版).传染病信
息,2015,28(6):321-340.

［43］中华医学会肾脏病分会透析移植登记工作组,钱家麒,张伟明,等.1999年度全国透析移植登记报告.
中华肾脏病杂志,2001(2):77-78.

［44］中华医学会肾脏病学分会.长效二氢吡啶类钙通道卫滞剂在慢性肾脏病高血压中应用的专家共识.中
华医学信息导报,2008,23(7):22-22.

［45］中华医学会肾脏病学分会.重组人促红细胞生成素在肾性贫血中合理应用的专家共识.中国血液净化,
2007,6(8):440-443.

［46］王莉,李贵森,刘志红.中华医学会肾脏病学分会《慢性肾脏病矿物质和骨异常诊治指导》.肾脏病与透
析肾移植杂志,2013,22(6):554-559.

［47］祝小东,马迎春.慢性肾脏病患者甲状腺功能异常研究进展.临床内科杂志,2012,29(11):791-792.

［48］朱大年,王庭槐.生理学.8版.北京:人民卫生出版社,2013.

［49］葛均波,徐永健.内科学.8版.北京:人民卫生出版社,2013.

［50］张树基,罗明绮.水、电解质、酸碱平衡的判定与处理.北京:北京医科大学出版社,1998.

［51］Ana Figueiredo,Bak-Leong Goh,Sarah Jenkins,et al.CLINICAL PRACTICE GUIDELINES FOR PERITO-
NEAL ACCESS.Perit Dial Int,2010,30(4):424-429.

［52］Bakris GL,Wiir MR,Shanifar S,et al.Effects of blood pressure level on progression of diabetic nephropathy:
results from the RENAAL study.Arch Intem Med,2003,163(13):1555-1565.

［53］Bakris GL,Williams M,Dworkin L,et al.Preserving renal function in adults with hypertension and diabetes:a
consensus approach.National Kidney Foundation Hypertension and Diabetes Executive Committees Working
Group.Am J Kidney Dis,2000,36(3):646-661.

［54］Barry M.Brenner & Rector's the Kidney.9th ed.Philadelphia:Elsevier,2012,1101-1256.

［55］Bjornstad P,Cherney DZ,Snell-Bergeon JK,etal.Rapid GFR decline is associated with renal hyperfiltration
and impaired GFR in adults with Type 1 diabetes.Nephrol Dial Transplant,2015,30(10):1706-1711.

［56］Blank M L,Parkin L,Paul C,et al.A nationwide nested case control study indicates an increased risk of acute interstitial nephritis with proton pump inhibitor use.Kidney Int,2014,86(4):837-844.

[57] Brodsky SV,Nadasdy T,Rovin BH,et al.Warfarin-related nephropathy occurs in patients with and without chronic kidney disease and is associated with an increased mortality rate.Kidney Int,2011,80(2):181-189.

[58] Brodsky SV,Satoskar A,Chen J,et al.Acute kidney injury during warfarin therapy associated with obstructive tubular red blood cell casts:a report of 9 cases.Am J Kidney Dis,2009,54(61):1121-1126.

[59] Campbell G,Leiteh D,Lewington A,et al.Minimal change nephrotie syndrome due to occupational mercury vapor inhalation.Clin Nephrol,2009,72:216-219.

[60] Cruz DN,Goh CY,Marenzi G,et al.Renal replacement therapies for prevention of radiocontrast-induced nephropathy:a systematic review.Am J Med,2012,125(1):66-78.e3.

[61] Di MV,Carraro M,Bevilacqua E,et al.Warfarin related nephropathy:possible role for the warfarin pharmacogenetic profile.Clin Kidney J,2014,7(6):605-608.

[62] Feehally J,Floege J,Johnson RJ.Comprehensive clinical nephrology.3th ed.Mosby,Saunders,2007,198-379.

[63] Finkelstein FO,Shirani S,Wuerth D,et al.Therapy Insight:sexual dysfunction in patients with chronic kidney disease.Nat ClinPractNephrol,2007,3:200.

[64] Fogazzi GB,Ferrari B,Garigali G,et al.Urinary sediment findings in acute interstitial nephritis.Am J Kidney Dis,2012,60(2):330-332.

[65] George RA,Michael EB,Rosemary O.Drug dosing in dialysis patients.//William FO,Brian JGP,Mohamed HS.Dialysis and transplantation.Philadelphia:Sauders Company,2000,358-372

[66] Ghadiani MH,Besharati S,Mousavinasab N,et al.Response rates to HB vaccine in CKD stages 3 -4 and hemodialysis patients.J Res Med Sci,2012,17(6):527 -533.

[67] González E,Gutiérrez E,Galeano C,et al.Early steroid treatment improves the recovery of renal function in patients with drug induced acute interstitial nephritis.Kidney Int,2008,73(8):940-946.

[68] Holley JL,Schmidt RJ,Bender FH,et al.Gynecologic and reproductive issues in women on dialysis.Am J Kidney Dis 1997,29:685.

[69] James P A,Oparil S,Carter BL,et al.2014 Evidence-Based guideline for the management of high blood pressure in adults:report from the Panel Members Appointed to the Eighth Joint National Committee (JNC 8). JAMA,2014,311(5):507-520.

[70] Kalantar-Zadeh K,Mehrotra R,Fouque D,Kopple JD.Metabolic acidosis and malnutrition-inflammation complex syndrome in chronic renal failure.Semin Dial,2004,17(6):455-465.

[71] Kapoor KG,Bekaii-Saab T.Warfarin induced allergic interstitial nephritis and leucocytoclasticvasculitis.Intern Med J,2008,38(4):281-283.

[72] Group A W.Kidney disease:Improving global outcomes (KDIGO).KDIGO clinical practice guidelines for anemia in chronic kidney disease.Kidney International,2012,279-335.

[73] KDIGO Clinical Practice Guideline for Glomerulonephritis.Kidney International Supplements,2012,2:139-274.

[74] KDOQI:National kidney foundation II.Clinical practice gaildinesad clinic and practice recommendations for anemia in chronic kidney disease in adults.Am J Kidney Dis,2006,47(suppl 3):S16-S85.

[75] Kidney Disease Outcomes Quality Initiative (K/DOQI).K/DOQI clinical practice guidelines on hypertension and antihypertensive agents in chronic kidney disease.Am J Kidney Dis,2004,43(5 Suppl 1):S1-290.

[76] Kidney disease:improving global outcomes (KDIGO) blood pressure work group.KDIGO clinical practice guideline for the management of blood pressure in chronic kidney disease.Kidney inter.,Suppl.2012,2(5): 337-414.

[77] Kidney Disease:Improving Global Outcomes (KDIGO) CKD-MBD Work Group.KDIGO clinical practice guideline for the diagnosis,evaluation,prevention,and treatment of Chronic Kidney Disease-Mineral and Bone

Disorder（CKD-MBD）.Kidney Int Suppl,2009,（113）:1-130.

[78] Kidney Disease:Improving Global Outcomes(KDIGO).KDIGO clinical practice guidelines for the prevention, diagnosis,evaluation,and treatmentof hepatitis C in chronic kidney disease.Kidney IntSuppl,2008,(109):1 -99.

[79] Li PK,Szeto CC,Piraino B,et al.Peritoneal dialysis-related infections recommendations:2010 update.Perit Dial Int,2010,30(4):393-423.

[80] Li SJ,Zhang SH,Chen HP,et al.Mercury · induced membranous nephropathy:clinical and pathological features.Clin J Am Soc Nephrol,2010,5:439-444.

[81] Mak RH.Intravenous 1, 25dihydroxycholecalciferol corrects glucose intolerance in hemodialysis patients. Kidney Int,1992,41(4):1049-1054.

[82] McCullough PA,Wolyn R,Rocher LL,Levin RN,et al.Acute renal failure after coronary intervention:incidence,risk factors,and relationship to mortality.Am J Med,1997,103(5):368-375.

[83] Moll S.Huffman J.Cholesterol emboli associated with warfarin treatment.Am J Hematol,2004,77(2): 194-195.

[84] Newby LK,Jesse RL,Babb JD,et al.ACCF 2012 expert consensus document on practical clinical considerations in the interpretation of troponin elevations:a report of the American College of Cardiology Foundation task force on Clinical Expert Consensus Documents.J Am Coll Cardiol,2012,60(23):2427-2463.

[85] Nolan GE,Smith JB,Chavre VJ,et al.Spurious overestimation of plasma cortisol in patients with chronic renal failure.J Clin Endocrinol Metab,1981,52(6):1242-1245.

[86] Perazella MA.Diagnosing drug induced AIN in the hospitalized patient:a challenge for the clinician. Clin Nephrol,2014,81(6):381-388.

[87] Postorino M,Marino C,Tripepi G,Zoccali C.Prognostic value of the New York Heart Association classification in end-stage renal disease.Nephrol Dial Transplant,2007,22(5):1377-1382.

[88] Praga M,Sevillano A,Aun P,et al.Changes in the aetiology,clinteal presentation and management of acute interstitial nephritis,an increasingly common cause of acute kidney injury.Nephrol Dia Transplant,2015,30 (9):1472-1479.

[89] Rasic-Milutinovic Z,Perunicic-Pekovic G,Cavala A,et al.The effect of recombinant human erythropoietin treatment on insulin resistance and inflammatory markers in non-diabetic patients on maintenance hemodialysis.Hippokratia,2008,12(3):157-161.

[90] Raza MN,Hadid M,Keen CE,et al.Acute tubulointerstitial nephritis,treatment with steroid and impact on renal outcomes.Nephrology,2012,17(8):748-753.

[91] Sarin SK,Kumar M,Lau GK,et al.Asian-Pacific clinical practice guidelines on the management of hepatitis B:a 2015 update.HepatolInt,2016,10(1):1-98.

[92] Singh PA,Bobby Z,Selvaraj N,et al.An evaluation of thyroid hormone status and oxidative stress in undialyzed chronic renal failure patients.Indian J Physiol Pharmacol,2006,50(3):279-284.

[93] Stamp LK,Taylor WJ,Jones PB,et al.Starting dose is a risk factor for allopurinol hypersensitivity syndrome:a proposed safe starting dose of allopurinol.Arthritis Rheum,2012,64(8):2529-2536.

[94] Szczech LA,Granger CB,Dasta JF,et al.Acute kidney injury and cardiovascular outcomes in acute severe hypertension.Circulation,2010,121(20):2183-2191.

[95] Uptodate.Daniel Tarsy.Treatment of restless legs syndrome/Willis-Ekbom disease and periodic limb movement disorder in adults,2016.

[96] Uptodate.Julio A Chalela.Acute toxic-metabolic encephalopathy in adults,2016.

[97] Uptodate.Patrick J Hanly.Sleep disorders in end-stage renal disease,2016.

[98] van der Velde M,Matsushita K,Coresh J,et al.Lower estimated glomerular filtration rate and higher albumi-

nuria are associated with all-cause and cardiovascular mortality. A collaborative meta-analysis of high-risk population cohorts.Kidney Int,2011,79(12):1341-1352.

[99] Weber MA,Schiffrin EL,White WB,et al.Clinical practice guidelines for the management of hypertension in the community:a statement by the American Society of Hypertension and the International Society of Hypertension..Journal of Hypertension,2013,32(1):162-170.

[100] KDIGO 2017 Clinical Practice Guideline Update for the Diagnosis,Evaluation,Prevention,and Treatment of Chronic Kidney Disease-Mineral and Bone Disorder(CKD-MBD).Kidney Int Suppl,2017,7:1-59.

附 录

缩 略 词

β₂MG	β₂ 微球蛋白

A

AAMI	(美国)医疗器械促进协会
AASV	ANCA 相关性小血管炎
ABPM	动态血压监测
ACEI	血管紧张素酶抑制剂
ACR	尿微量白蛋白/肌酐
ADPKD	常染色体显性多囊肾病
ADP	二磷酸腺苷
ADV	阿德福韦酯
AKI	急性肾损伤
AFP	甲胎蛋白
ALT	丙氨酸氨基转移酶
ANA	抗核抗体
ANCA	抗中性粒细胞胞质抗体
ANP	心房脑钠肽
AnuA	抗核小体抗体
AOBP	自动示波血压
APD	自动腹膜透析
ARB	血管紧张素受体拮抗剂
AT-Ⅲ	抗凝酶Ⅲ
AVF	自体动静脉内瘘
AVG	人工血管动静脉内瘘
AZA	硫唑嘌呤

B

BAFF	B 细胞激活因子
BHS	英国高血压协会
BNP	B 型脑钠肽
BUN	血清尿素氮

C

CaSR	甲状旁腺钙敏感受体
CAPD	持续性不卧床腹膜透析
CCB	钙通道阻滞剂
CCPD	持续循环式腹膜透析
Ccr	内生肌酐清除率
CERA	持续性促红细胞生成素受体激动剂
CFU-E	红系集落形成单位
CKD	慢性肾脏病
CKD-MBD	矿物质及骨代谢异常
CKD ND	非透析 CKD
CK-MB	肌酸激酶-同工酶 MB
CHC	慢性丙型肝炎
CHF	充血性心力衰竭
CI	钙调神经磷酸酶抑制剂
COX-2	环氧合酶 2
CPK	磷酸肌酸激酶
CQI	持续质量改进
CRF	慢性肾衰竭
CRRT	持续性肾替代治疗
CsA	环孢素 A
CSN	中华医学会肾脏病学分会
cTNT	肌钙蛋白 T
cTNI	肌钙蛋白 I
CVD	心血管疾病
CysC	半胱氨酸蛋白酶抑制蛋白 C

D

DAPD	日间非卧床腹膜透析
DGF	移植物功能延迟恢复
DNP	抗脱氧核糖核酸核蛋白

DPP-4	1,6二肽基肽酶-4	ICU	重症监护病房
		ID	免疫双扩散法
E		IFA	间接免疫荧光法
EEG	脑电图	IIF	间接免疫荧光法
ED	勃起功能障碍	IL-1	白细胞介素-1
EIA	酶免疫分析法	iPTH	全段甲状旁腺素
ELISA	酶联免疫吸附试验	ISPD	国际腹膜透析学会
ENA 抗体	生理盐水可提取抗原抗体		
EPGA	嗜酸性粒细胞肉芽肿性多血管炎	**K**	
ERPF	肾有效血浆流量	KIM-1	肾脏损伤分子-1
ESRD	终末期肾脏病	KDIGO	改善全球肾脏病预后组织
ESA	红细胞生成刺激因子		
EPO	促红细胞生成素	**L**	
ETV	恩替卡韦	LDL-C	低密度脂蛋白胆固醇
		LH	黄体生成素
F		LN	狼疮肾炎
FDA	食品药品监督管理局		
FGFR	甲状旁腺成纤维细胞生长因子受体	**M**	
FGF-23	成纤维细胞生长因子-23	MCD	肾小球轻微病变
FSGS	局灶节段性肾小球硬化症	MDRD	肾病膳食改变研究
FSH	卵泡刺激素	MDD	重性抑郁
		MGRS	单克隆免疫球蛋白病肾损害
G		MGUS	意义未明的单克隆免疫球蛋白血症
GBM	肾小球基膜	MMC	移行性复合运动
GFR	肾小球滤过率	MMF	吗替麦考酚酯(霉酚酸酯)
GPA	肉芽肿性多血管炎	MMSE	简易精神状态检查表
		MPA	显微镜下型多血管炎
H		MPGN	膜增生性肾小球肾炎
HBV	乙型肝炎病毒		
HBsAg	乙型肝炎病毒表面抗原	**N**	
HBeAg	乙型肝炎病毒 e 抗原	NAG	N-乙酰-β-D-葡萄糖苷酶
HBVac	乙型肝炎疫苗	NCGN	少免疫沉积型节段坏死性新月体性肾炎
HCV	丙型肝炎病毒		
HD	血液透析	NIPD	夜间间歇性腹膜透析
HDL-C	高密度脂蛋白胆固醇	NKF	美国国家肾脏基金会
HIF	缺氧诱导因子	NGAL	中性粒细胞明胶酶相关脂质运载蛋白
HIF-PHI	缺氧诱导因子脯氨酰基羟化酶抑制剂	NO	一氧化氮
		NPH	中性鱼精蛋白锌
HUS	溶血性尿毒症综合征	NSAIDs	非甾体类抗炎药
I		**P**	
IBT	免疫印迹法		
ICD	植入型心律转复除颤器	PD	腹膜透析

PDGF	血小板源性生长因子
PET	腹膜平衡试验
PHD	脯氨酸羟化酶域
PLA2R 抗体	磷脂酶 A2 受体抗体
PLMS	睡眠中周期性肢体抽动症
PTH	甲状旁腺素
PRCA	纯红细胞再生障碍性贫血
PWV	脉搏波速度
PG	前列腺素
PZI	鱼精蛋白锌胰岛素

R

RAAS	肾素-血管紧张素-醛固酮系统
rHuEPO	重组人促红细胞生成素
RLS	不安腿综合征
RPGN	急进性肾小球肾炎
RRT	肾脏替代治疗

S

SHPT	继发性甲状旁腺功能亢进症
SLE	系统性红斑狼疮
SNS	交感神经系统

T

T1/2	半衰期
T3	游离三碘甲状腺原氨酸
T4	游离四碘甲状腺原氨酸
TDF	替诺福韦酯
THSD7A 抗体	血小板域蛋白 7A 抗体
TIA	短暂性脑缺血发作
TINU	肾小管间质性肾炎-眼色素膜炎
TMA	血栓性微血管病
TNF-α	肿瘤坏死因子-α
TSAT	转铁蛋白饱和度
t-PA	组织型纤溶酶原激活物
TTP	血栓性血小板减少性紫癜

U

UAER	尿白蛋白排出率
UNOS	美国器官资源共享网络
UVB	紫外线 B 光

V

VDR	维生素 D 受体